Prevención del ictus isquémico

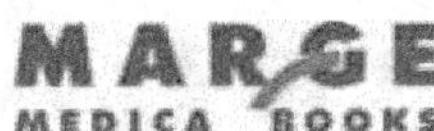

Prevención del ictus isquémico

Dr. Joan Montaner

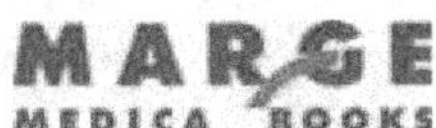

Colección: **AVANCES EN PATOLOGÍA NEUROVASCULAR**

PREVENCIÓN DEL ICTUS ISQUÉMICO
Editor: Dr. Joan Montaner

1.ª edición 2008

© *Copyright* de esta edición: ICG Marge, SL

Edita
ICG Marge, SL
Valencia, 558, ático 2.ª
08026 Barcelona (España)
Tel. +34-932 449 130
Fax +34-932 310 865
www.marge.es

Director editorial
Héctor Soler

Coordinación editorial y marketing
Ana Soto
Laura Matos

Producción editorial
Estela Serrano
Miguel Ángel Roig

Colaboración editorial
Anna Palacios
Rosa Grafisme

Impresión
Novoprint (Sant Andreu de la Barca)

ISBN: 978-84-92442-08-9
Depósito Legal: B-

Índice

Autores

Adrià Arboix
Unidad de Enfermedades Vasculares
Cerebrales
Servicio de Neurología
Hospital Universitari del Sagrat Cor
Universitat de Barcelona
Barcelona

Juan F. Arenillas
Unidad de Ictus
Servicio de Neurología
Hospital Clínico Universitario
Valladolid

Miguel Blanco
Servicio de Neurología
Unidad de Ictus
Hospital Clínico Universitario de Santiago
de Compostela
Santiago de Compostela

Ana I. Calleja
Unidad de Ictus
Servicio de Neurología
Hospital Clínico Universitario
Valladolid

Exuperio Díez-Tejedor
Servicio de Neurología
Unidad de Ictus
Hospital Universitario La Paz, UAM
Madrid

Roberto Elosua
Programa de Investigación en Procesos
Inflamatorios y Cardiovasculares
Unidad de Lípidos y Epidemiología
Cardiovascular
Grupo de Genética y Epidemiología
Cardiovascular
Instituto Municipal de Investigación
Médica (IMIM)
Parc de Recerca Biomédica (PRBB)
Barcelona

Israel Fernández-Cadenas
Servicio de Neurología
Laboratorio de Investigación Neurovascular
Institut de Recerca
Hospital Vall d'Hebron
Barcelona

Blanca Fuentes
Servicio de Neurología
Unidad de Ictus
Hospital Universitario La Paz, UAM
Madrid

Ariel Gómez
Servicio de Neurología
Hospital General Universitario de Albacete
Albacete

José Hermida
Servicio de Hematología
Clínica Universitaria de Navarra
Área de Ciencias Cardiovasculares
CIMA
Pamplona

Luis Idrovo
Servicio de Neurología
Unidad de Ictus
Hospital Universitario La Paz, UAM
Madrid

Rogelio Leira
Servicio de Neurología
Unidad de Ictus
Hospital Clínico Universitario de Santiago
de Compostela
Santiago de Compostela

Jaume Marrugat
Programa de Investigación en Procesos
Inflamatorios y Cardiovasculares
Unidad de Lípidos y Epidemiología
Cardiovascular
Grupo de Genética y Epidemiología
Cardiovascular
Instituto Municipal de Investigación
Médica (IMIM)
Parc de Recerca Biomèdica (PRBB)
Barcelona

Miguel Martínez
Servicio de Medicina Interna
Hospital Universitario de la Princesa
Madrid

Maite Mendioroz
Servicio de Neurología
Laboratorio de Investigación Neurovascular
Institut de Recerca
Hospital Vall d'Hebron
Barcelona

Joan Montaner
Servicio de Neurología
Laboratorio de Investigación Neurovascular
Institut de Recerca
Hospital Vall d'Hebron
Barcelona

Antonio Moscardó
Centro de Investigación
Hospital Universitario La Fe
Valencia

Víctor Obach
Unidad de Ictus
Instituto de Neurociencias
Hospital Clínic
Barcelona

José A. Páramo
Servicio de Hematología
Clínica Universitaria de Navarra
Área de Ciencias Cardiovasculares
CIMA
Pamplona

Ana B. Perona
Servicio de Neurología
Hospital General Universitario de Albacete
Albacete

Ana B. Redondo
Programa de Investigación en Procesos
Inflamatorios y Cardiovasculares
Unidad de Lípidos y Epidemiología
Cardiovascular
Grupo de Genética y Epidemiología
Cardiovascular
Instituto Municipal de Investigación
Médica (IMIM)
Parc de Recerca Biomèdica (PRBB)
Unidad Docente de Medicina Preventiva
y Salud Pública IMAS-UPF-ASPB
Barcelona

Marc Ribó
Unitat Neurovascular
Servicio de Neurología
Hospital Vall d'Hebron
Barcelona

Manuel Rodríguez-Yáñez
Servicio de Neurología
Unidad de Ictus
Hospital Clínico Universitario de Santiago
de Compostela
Santiago de Compostela

M.ª Teresa Santos
Centro de Investigación
Hospital Universitario La Fe
Valencia

Tomás Segura
Servicio de Neurología
Hospital General Universitario de Albacete
Albacete

Joaquín Serena
Servicio de Neurología
Institut d'Investigació Biomèdica de Girona
Hospital Universitari Doctor Josep Trueta
Girona

Cristina Sierra
Unidad de Hipertensión Arterial
Unidad de Geriatría
Servicio de Medicina Interna
Hospital Clínic
Universidad de Barcelona
Barcelona

Carmen Suárez
Servicio de Medicina Interna
Hospital Universitario de la Princesa
Madrid

Xavier Ustrell
Servicio de Neurología
Hospital Universitari Joan XXIII de
Tarragona
Tarragona

Juana Vallés
Centro de Investigación
Hospital Universitario La Fe
Valencia

Prólogo

Esta obra es el segundo título de la colección *Avances en patología neurovascular* y expone una visión multidisciplinar y muy actualizada de la prevención del ictus isquémico.

El libro ve la luz en un momento de gran preocupación por el auge de las patologías vasculares en las sociedades occidentales. De hecho, las enfermedades del sistema circulatorio constituyen la principal causa de muerte en España. Entre este grupo de enfermedades destaca el ictus, que puede producir un daño irreparable en el cerebro y constituye la primera causa de muerte entre las mujeres, además de ser también la primera causa de invalidez y la segunda de demencia.

En el libro revisamos los últimos datos de la epidemiología del ictus y sus factores de riesgo en nuestro medio. Si las previsiones de la Eurostat se cumplen, en el año 2050 la proporción de la población mayor de 65 años se aproximará al 30 %. Por lo tanto, si se mantienen las cifras de incidencia actuales, el ictus se convertirá en un problema sanitario de gran magnitud, debido al aumento de la prevalencia y al elevado coste que genera.

Ante estas cifras alarmantes, nos enfrentamos al reto de frenar el avance de la enfermedad neurovascular mediante estrategias de prevención. Esta obra pretende revisar todo el conocimiento en torno a la prevención primaria del ictus, con capítulos dedicados al control de factores de riesgo específicos como hipertensión arterial, diabetes y dislipemia. Además, también permitirá una actualización sobre el conocimiento de los nuevos factores de riesgo para los ictus identificados recientemente.

Asimismo, intentaremos resumir la evidencia sobre el arsenal terapéutico de que disponemos en prevención secundaria, indagar en la variabilidad de la respuesta a esos tratamientos y explorar los nuevos fármacos con los que contaremos en los próximos años para evitar un segundo ictus.

Por este motivo, para los expertos en el ictus, esta obra pretende ser una guía a través de la actualización de la evidencia y de los recientes ensayos clínicos en prevención del ictus. Además, se aborda el problema de la prevención por subtipos de ictus (aterotrombótico, cardioembólico, lacunar, componente genético…), aspecto muy interesante para otros especialistas del área de la medicina interna o de la atención primaria.

Puesto que se trata de la primera obra en español que está dedicada en exclusiva a la prevención del ictus isquémico, también puede ser de utilidad para residentes que entran en contacto con la patología neurovascular o estudiantes de medicina que deseen ampliar sus conocimientos en estos temas, situados entre la frontera de la medicina vascular y las neurociencias.

Los autores de la obra son clínicos e investigadores de reconocido prestigio internacional que trabajan en diversas áreas de la medicina relacionadas con la prevención del ictus (epidemiología, neurología, medicina interna, trombosis y hemostasis…) y que han sabido condensar la complejidad de cada uno de los capítulos, sistematizar la evidencia y hacer más sencilla, por tanto, la prevención del ictus isquémico.

Dr. Joan Montaner
Servicio de Neurología
Director del laboratorio de Investigación Neurovascular
Institut de Recerca
Hospital Vall d'Hebrón
Barcelona

Prevención del ictus isquémico

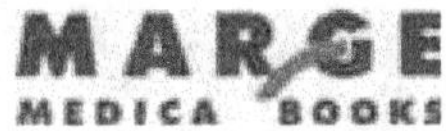

Capítulo 1. Epidemiología del ictus y sus factores de riesgo en España

A. B. Redondo,[1,2] R. Elosua,[1] J. Marrugat[1]

[1] Programa de Investigación en Procesos
Inflamatorios y Cardiovasculares
Unidad de Lípidos y Epidemiología Cardiovascular
Grupo de Genética y Epidemiología Cardiovascular
Instituto Municipal de Investigación Médica (IMIM)
Parc de Recerca Biomèdica (PRBB)
Barcelona

[2] Unidad Docente de Medicina Preventiva
y Salud Pública IMAS-UPF-ASPB

Dirección para correspondencia
Programa de Investigación
en Procesos Inflamatorios
y Cardiovasculares
Dr. J. Marrugat
jmarrugat@imim.es

1 Introducción

Las enfermedades del sistema circulatorio, formadas en su mayoría por la cardiopatía isquémica (CI) y la enfermedad cerebrovascular (EVC), suponen la primera causa de hospitalización y muerte,[1-4] y provocan un porcentaje elevado de discapacidad en los países industrializados.[5] Su incidencia y prevalencia aumentan con la edad.[6,7] A causa del progresivo envejecimiento de la población española, estas enfermedades continuarán encabezando el gasto sanitario, y sus repercusiones económicas, sociales y de salud pública tendrán un impacto sustancial en las próximas décadas.[5,8]

La EVC o ictus incluye un conjunto de patologías que alteran transitoria o definitivamente el funcionamiento de una o varias partes del encéfalo a causa de un trastorno circulatorio cerebral.[9]

2 Impacto de las enfermedades del sistema circulatorio

2.1 Posición de la enfermedad cerebrovascular dentro del grupo de enfermedades del sistema circulatorio

Aunque la mortalidad en España por enfermedades del sistema circulatorio ha descendido desde la década de 1970, todavía su índice es elevado. En el 2006 provocaron 120.760 muertes (55.433 en hombres y 65.327 en mujeres), lo que supone el 33 % de todas las defunciones (29 % en hombres y 37 % en mujeres) y constituyen la primera causa de muerte en España. Por sexos, fueron la primera causa en mujeres y la segunda en hombres, tras los tumores[1] (véase la figura 1).

En el 2006, la CI fue la primera causa individual de muerte entre los hombres, con 21.207 defunciones. En cambio, en las mujeres, lo fue la EVC con 19.047[1] (véase la figura 2).

La CI y la EVC suponen el 58 % de la mortalidad poblacional por enfermedad cardiovascular. Esta última representa cerca de la tercera parte (27 %). El porcentaje aumenta con la edad especialmente en las mujeres, de manera que las tasas específicas de mortalidad cardiovascular por grupo de edad constituyen la primera causa de muerte a partir de los 70 años[1] (véase la figura 3).

A partir de los 80 años, el número de mujeres fallecidas por EVC es muy superior al de hombres. Teniendo en cuenta que las mujeres albergan un menor riesgo coronario, su probabilidad de llegar a edades en las que la mortalidad por la enfermedad es más frecuente es mayor. Sin embargo, las tasas de mortalidad estandarizadas por edad son superiores en los hombres.

2.2 Impacto social de la enfermedad vascular cerebral

La EVC produce un impacto social importante, no sólo por las cifras de mortalidad sino por la gran demanda de servicios sanitarios que conllevan sus efectos invalidantes sobre más de treinta mil españoles cada año. De hecho, constituye la primera causa de invalidez y la segunda de demencia.[10] El 80 % de los enfermos que sobreviven a un ictus padecen secuelas físicas, el 45 % físicas y mentales y el 57 % mentales, con la consiguiente dependencia: el 80 % no pueden quedarse solos más de dos horas al día, el 93 % son dependientes para el aseo, el 87 % para vestirse y el 65 % para moverse.[5]

Los costes originados por esta enfermedad son difíciles de calcular, sobre todo si se tiene en cuenta que el 80 % de los afectados va a necesitar, en mayor o menor medida, cuidados informales de familiares o cuidadores. Es más, del total de los costes del ictus, el 77 % se destina a este tipo de cuidados.[8]

Estudios europeos han estimado que este coste asciende a 1.142 millones de euros, con un total de 80.102 afectados y un gasto medio anual por paciente de 13.383 €.[11]

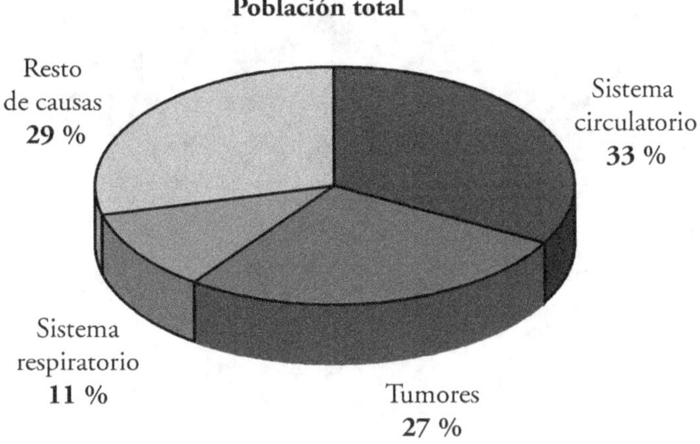

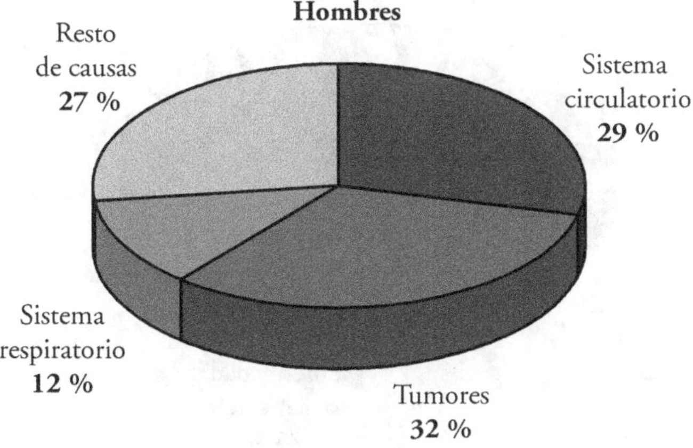

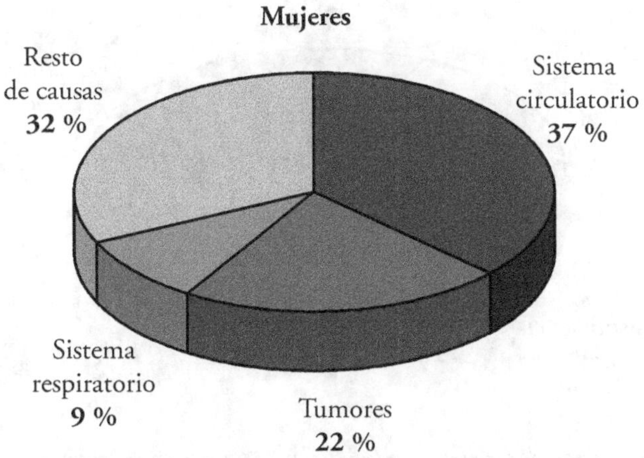

Figura 1. Proporción de muertes por los principales grupos de causas globales y por sexo en el 2006.

Población total

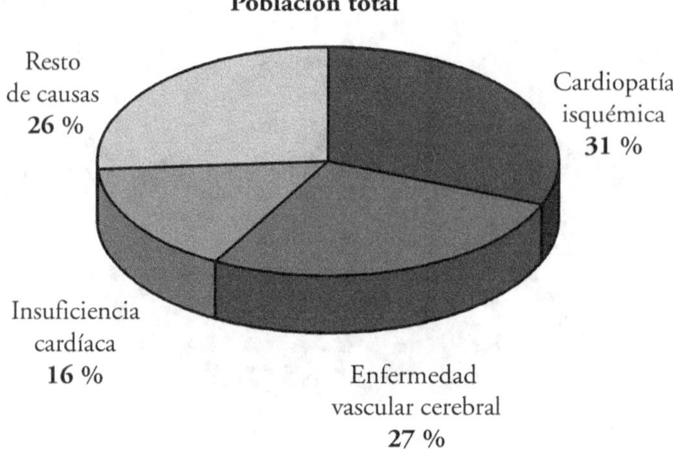

Hombres

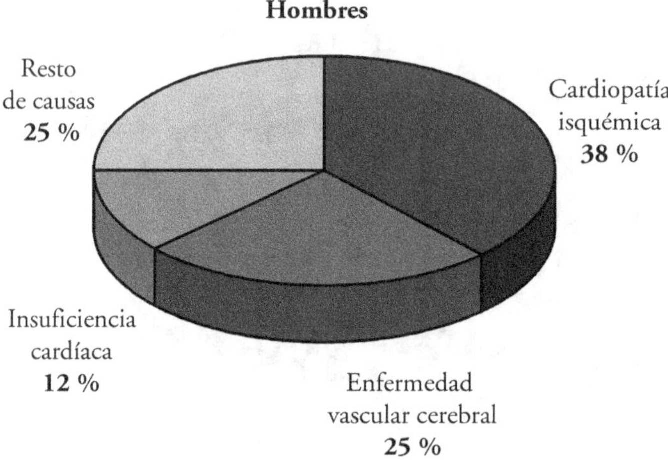

Mujeres

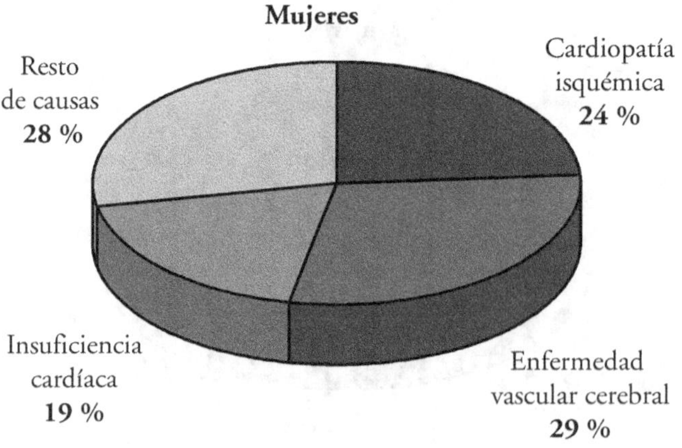

Figura 2. Proporción de las causas individuales de muerte en el grupo de enfermedades del sistema circulatorio global y por sexo en el 2006.

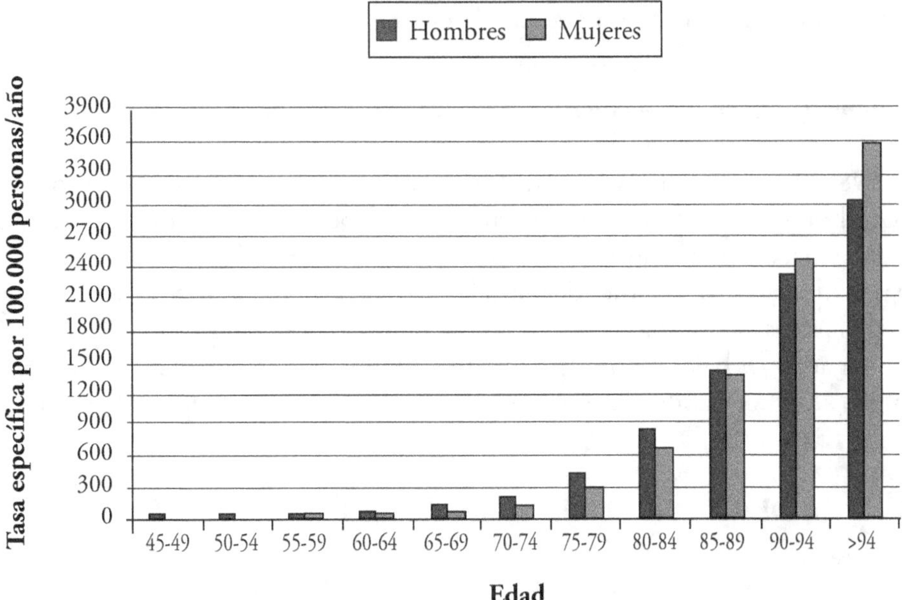

*Figura 3. Tasas específicas de mortalidad por enfermedad vascular cerebral
y por sexo en España en el 2005.*

Incluso se ha calculado que esta patología representa el 3-4 % del presupuesto anual de sanidad en algunos países. En España es de 15.268 € durante el primer año de la EVC.[12]

2.3   *Manejo hospitalario: unidades de ictus*

El ictus es la causa más frecuente de hospitalización y de estancia prolongada en los servicios de neurología. De hecho, los ingresos hospitalarios han aumentado de forma sostenida en los últimos años.

Las unidades de ictus –como sistema de atención urgente del ictus– basan su actuación en una atención protocolizada y especializada, que ha reducido considerablemente la gravedad de las secuelas y la mortalidad.[4] En consecuencia, ha habido un aumento de la prevalencia de la enfermedad, que es de un 7,5 % en la población mayor de 65 años;[13] por el otro, se ha visto reducido el gasto medio por ingreso hospitalario y los indicadores de calidad asistencial han experimentado una notable mejora.[4] Sin embargo, no existe un tratamiento satisfactorio para la EVC una vez se ha establecido. Los mayores esfuerzos para disminuir sus devastadoras consecuencias deben focalizarse en una prevención primaria destinada a reducir su incidencia.

3   Epidemiología de la enfermedad cerebrovascular

3.1   La mortalidad por enfermedad cerebrovascular (ictus)

En el año 1980 en España, la EVC constituyó la primera causa de muerte tanto en mujeres como en hombres.[14] En el 2006 se mantuvo esta posición en el caso de las mujeres, mientras que en el de los hombres la precedió la CI[1,14] (véase la figura 1).

En España, desde 1975, el índice de mortalidad por EVC comienza su descenso en ambos sexos[15] de manera estable y más pronunciada, incluso, que en el caso de la CI, llegando a mantener una tasa más baja en hombres en 1985. En mujeres, la diferencia de la EVC sobre la CI también se va acortando, aunque sigue predominando la primera[16] (véase la figura 4).

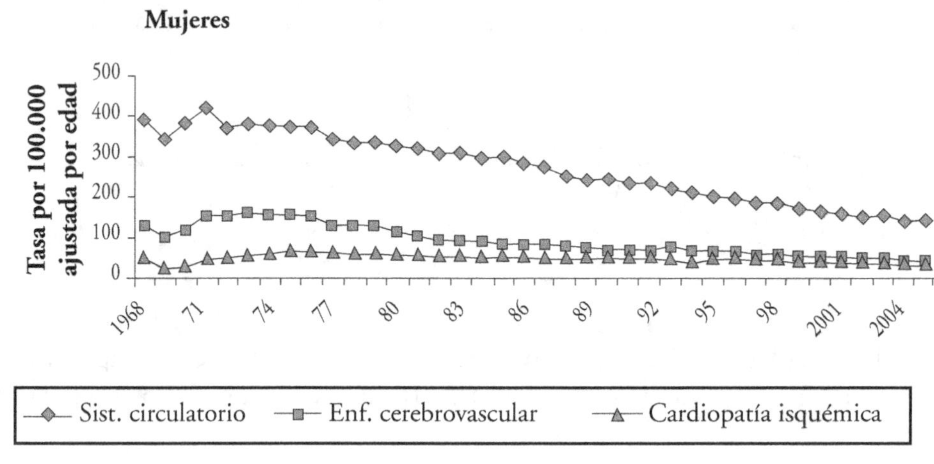

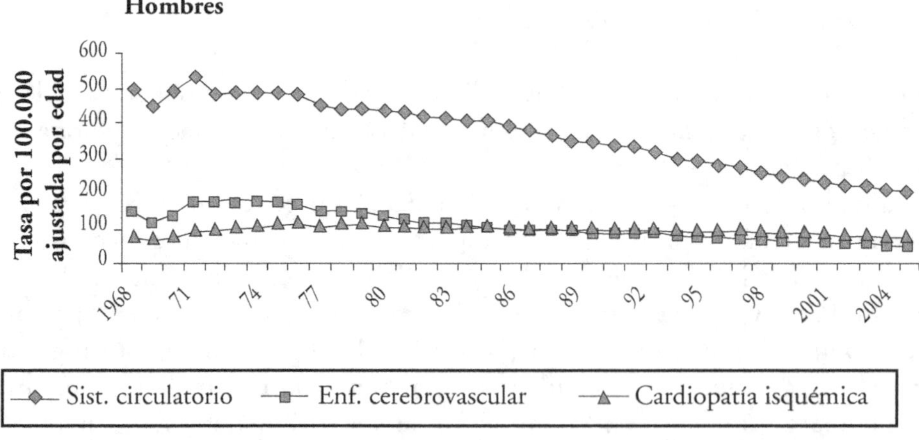

Figura 4. Evolución de la mortalidad por enfermedades del sistema circulatorio, enfermedad cerebrovascular y cardiopatía isquémica en España de 1968 al 2005, por sexo.

Este acelerado descenso ha colocado a España entre los países que presentan los niveles más bajos de mortalidad por EVC del mundo industrializado (véase la figura 5).

La tendencia a la baja de la mortalidad por EVC puede ser consecuencia de una caída en la incidencia, lo que apuntaría no sólo al éxito de las medidas de prevención primaria, sino también al aumento de la supervivencia de los pacientes por la mejora en el diagnóstico y el tratamiento. Sin embargo, es difícil analizar el porcentaje de mortalidad que corresponde a cada caso. Se ha atribuido gran parte de este descenso al control de la hipertensión arterial,[17] principal factor de riesgo de la EVC; aunque hay que tener en cuenta que en la mayoría de los países este descenso comenzó antes de la introducción del cribado y control de la hipertensión arterial.[18]

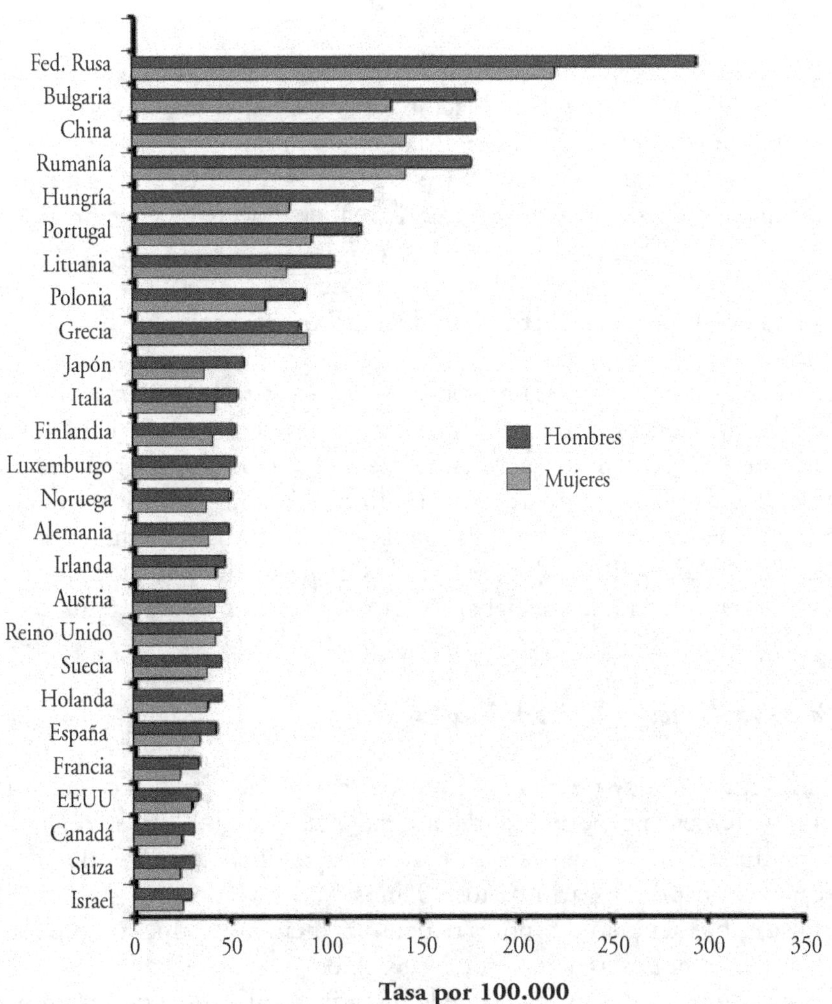

Figura 5. Tasas de mortalidad por enfermedad vascular cerebral estandarizadas por edad en varios países industrializados en el año 2002.

3.2   La incidencia de la enfermedad vascular cerebral

No se dispone de una fuente de datos fiable y estable que permita determinar la incidencia poblacional de la EVC en España. Existen aproximaciones a estas cifras que combinan los datos de los registros de mortalidad y del conjunto mínimo básico de datos (CMBD).[7] De este modo, se ha calculado la incidencia poblacional de EVC en Cataluña en el año 2002: por cada 100.000 habitantes, aumenta con la edad de forma parecida a la mortalidad, lo que sitúa a esta comunidad en una posición intermedia en el contexto europeo. Se estima que en España se originaron en 2002 cerca de 79.000 casos de EVC, de los que 29.000 fueron mortales.[7]

3.3   La prevalencia de la enfermedad vascular cerebral

La apreciación de la prevalencia de ictus a partir de estudios transversales indica que, en el año 1995, ésta era del 4 % en la población española mayor de 65 años,[19] mientras que en 2006 se situó en el 7,5 %,[13] lo que podría deberse a un aumento de la supervivencia. El riesgo de recurrencia varía entre el 30 y el 50 % tras un ictus; si es isquémico, este riesgo puede disminuir controlando los factores de manera adecuada.

4   Factores de riesgo de la enfermedad vascular cerebral

La EVC se puede abordar desde la prevención primaria y secundaria. La primaria tiene como objetivo identificar a los sujetos que tienen mayor riesgo de padecer ictus y modificarlo mediante el control de los diversos factores: los de riesgo y los que favorecen la protección.

Los factores de riesgo se dividen en modificables y no modificables. Los primeros se pueden tratar mediante prevención primaria, y está demostrado que su control reduce la morbi-mortalidad de la EVC.[20,26] Los segundos, también denominados marcadores de riesgo, a pesar de ser inalterables, se deben tener en cuenta en la evaluación.

4.1   Factores de riesgo no modificables

La edad es el marcador de riesgo más importante de la enfermedad cerebrovascular, ya que supone un incremento exponencial de la incidencia. En el 2006, el 93 % de las personas que sufrieron ictus eran mayores de 64 años.[1] A partir de los 55 el riesgo se duplica por cada década y se triplica a partir de los 80 años.[20,26]

Como ya se ha dicho, los hombres tienen una incidencia superior que las mujeres, únicamente superada por éstas a partir de los 85 años.[20,26]

Varios estudios han demostrado que la historia familiar de ictus en un pariente de primer grado aumenta las probabilidades de sufrir la enfermedad incluso tras haber corregido otros factores de riesgo.[20,26]

En EE.UU., los afroamericanos tienen el doble de riesgo de morir por ictus que la población blanca, incluso habiendo controlado otros factores.[20,26]

4.2 Factores de riesgo modificables

4.2.1 Hipertensión arterial

Después de la edad, la hipertensión arterial (HTA) constituye el factor más asociado a la EVC, que multiplica su riesgo por cuatro. Dicho riesgo que aumenta linealmente con la presión arterial. Aproximadamente, el 46,4 % de las muertes por EVC en la población española de edad media se asocia a la HTA.[24]

La elevada prevalencia de HTA se traduce en un gran riesgo atribuible poblacional. En el año 2005, se calculó que el 50 % de los hombres y el 40 % de las mujeres entre 35 y 74 años eran hipertensos en España.[17] De este porcentaje, se había tratado al 44,8 % y al 47,1 %, y controlado al 37,7 % y al 45 %, respectivamente.

El cambio de hábitos (reducir la sal en la dieta, practicar una actividad física continuada, controlar el peso y moderar la ingesta de alcohol) y la terapia farmacológica de la HTA disminuyen la incidencia de ictus.[22]

4.2.2 Dislipidemia

La dislipidemia es un factor de riesgo de la CI. Sin embargo, su relación con el ictus es controvertida. Algunos estudios han demostrado que en pacientes con CI o que ya hayan sufrido un ictus, el control de los niveles de colesterol previene su recurrencia.[22] El control farmacológico del colesterol debe reservarse para pacientes con patología cardiovascular establecida o de elevado riesgo, según las guías de prevención primaria.[27]

4.2.3 Consumo de tabaco y alcohol

El consumo de tabaco es un factor independiente de la EVC que aumenta el riesgo en un 50 %. Además, se ha comprobado la existencia de una asociación dosis-respuesta. Es decir, el abandono del hábito va seguido de un rápido descenso de la probabilidad: a los 5 años, el riesgo de ictus es el mismo que el de la población que nunca ha fumado.[22,26]

Una ingesta crónica y excesiva de alcohol produce tres veces más riesgo de ictus hemorrágico. Sin embargo, esta asociación no está tan clara para el isquémico, aunque el consumo moderado se asocia a un menor riesgo de EVC isquémica.[20]

4.2.4   Sobrepeso, obesidad y actividad física

Aproximadamente, una de cada doce muertes en la población adulta española es atribuible al exceso de peso (índice de masa corporal $\geq$ 25). Lo que se traduce en un 22 % de las muertes totales por enfermedad cardiovascular.[24]

La obesidad es más prevalente en edades avanzadas, y se asocia a una subida de la presión arterial y al empeoramiento del perfil lipídico.[28]

Las consecuencias de la práctica de actividad física están más estudiadas en CI que en EVC, aunque se han relacionado con un descenso en el riesgo de la segunda. Éste podría deberse a los efectos del deporte sobre el peso corporal, la presión sanguínea, los niveles de LDL y HDL y la glucemia.[22]

4.2.5   Diabetes Mellitus

La diabetes mellitus es un factor de riesgo independiente del ictus. Se le atribuyen, aproximadamente, el 10,4 % de las muertes en hombres y el 3,9 % en mujeres.[24]

Un control adecuado de la glucemia en los diabéticos no provoca la reducción de la incidencia del ictus; sin embargo, se ha observado que la supervisión de la HTA en estos enfermos disminuye significativamente la incidencia.[10,22,24]

4.2.6   Enfermedades cardiovasculares

Ciertas arritmias y, en general, el antecedente de enfermedad cardiovascular, incrementan el riesgo de EVC. Entre ellas cabe destacar la fibrilación auricular crónica, responsable de entre el 7 y el 30 % de todos los ictus en pacientes mayores de 60 años.[20,22,26]

4.3   **Prevención del ictus**

La prevención del ictus se basa en la identificación de los individuos con factores de riesgo de EVC y la actuación sobre éstos. Su control, junto con la modificación de los hábitos no saludables, ha demostrado una disminución de la incidencia de la enfermedad.[22]

La contribución de cada uno de los factores a la mortalidad viene determinada por el riesgo relativo y por su prevalencia en la población. Ambos parámetros varían con la edad y el sexo.

La HTA es el factor modificable más importante debido al riesgo relativo y a su prevalencia, que aumenta con la edad. Se debe corregir, a escala poblacional, mediante el tratamiento y control adecuados en los pacientes hipertensos y diabéticos, según las recomendaciones de las guías de actuación clínica.

El colesterol es también un factor de riesgo modificable relevante en la prevención primaria de la CI, pero no de la EVC. Debe tratarse farmacológicamente especialmente en pacientes con antecedentes de enfermedad cardiovascular para prevenir recurrencias, incluida la EVC.[27]

Se estima que un 40 % de la población española no practica ninguna actividad física en su tiempo libre.[29] Realizado de manera continuada, el ejercicio provoca una serie de cambios beneficiosos: la regulación del peso, de la presión arterial y de los niveles de LDL y HDL.[22]

Otro factor de riesgo es el tabaco, causa directa del 18 % de todos los ictus. Teniendo en cuenta que el 25 % de la población española es fumadora habitual,[26,29] es necesario desarrollar programas específicos de prevención que, junto con tratamientos para el abandono del hábito, reduzcan su prevalencia en la población.

5   El futuro de la EVC en España

Como se puede observar en la figura 4, desde la década de 1970, la mortalidad por enfermedad cardiovascular ha disminuido en ambos sexos, tanto en CI como en EVC.[16,30,31] Con todo, ha sido en esta última y en el caso de los hombres donde se ha producido un cambio más significativo, lo que produce un predominio en la mortalidad por CI. En las mujeres, la diferencia entre ambas patologías también se ha acortado, aunque prevalece la mortalidad por EVC, que constituye la primera causa en mujeres y la segunda en hombres, dentro de las enfermedades del sistema circulatorio.

En el año 2006, el total de habitantes mayores de 65 años era de 7.132.327 (16 % de la población); en el 2050 esta proporción será del 30 %, según las previsiones de la oficina estadística comunitaria, Eurostat. Este envejecimiento, unido a un aumento de la esperanza de vida (España fue el sexto país de Europa más longevo en el 2005), hará del ictus un problema de salud de gran envergadura, en cifras absolutas, si no se consigue un buen control de los factores de riesgo, particularmente de la HTA, presente en el 46,8 % de la población española de 35 a 64 años, y de la obesidad por su relación con ésta.[32]

En la última década se ha producido un aumento del sobrepeso y la obesidad, sufrida por el 13,7 % de los hombres y el 14,3 % de las mujeres. En los mayores de 65 años, esta prevalencia es mayor y alcanza el 21 %.[17,33] Los hábitos alimentarios no saludables y el sedentarismo favorecen la aparición de estos factores, razón por la que las intervenciones poblacionales deberán dirigirse a modificar estos hábitos a medio y largo plazo.

6   Recomendaciones y planes de salud

Las enfermedades crónicas producen cerca de dos tercios de la mortalidad y el 46 % de la morbilidad global. Estos porcentajes van en aumento, por lo que si no se invierte esta tendencia, en el año 2020 las enfermedades no transmisibles serán la causa del 73 % de las defunciones y del 60 % de la carga mundial de enfermedad.[34]

La Organización Mundial de la Salud estima que la incidencia de las enfermedades del sistema circulatorio se reduciría a la mitad si se lograra un leve descenso en la presión arterial, la obesidad, los niveles de colesterol y los índices de tabaquismo por parte de la población.

Como consecuencia del impacto de las enfermedades del sistema circulatorio, se han planteado una serie de objetivos para reducir estas patologías, fundamentados en la intervención sobre los principales factores de riesgo cardiovascular.

Estas enfermedades comparten diversos factores de riesgo: la HTA, el tabaquismo, la hipercolesterolemia, la obesidad, el sedentarismo y la diabetes. Los planes de salud que se desarrollan en España los tienen en cuenta, y han establecido medidas para su detección, control y reducción, considerando las prioridades de cada región.

A escala nacional, se está llevando a cabo la estrategia NAOS (Nutrición, Actividad física y prevención de la Obesidad) para combatir la obesidad, relacionada con numerosas enfermedades crónicas, entre ellas las cardiovasculares.[35]

En Europa se han puesto en funcionamiento varias iniciativas como la Carta Europea de la Salud Cardiovascular, el proyecto EuroHeart y las Pautas Europeas para la prevención de las enfermedades cardiovasculares en la práctica clínica.[27]

7   Conclusión

Las enfermedades del sistema circulatorio constituyen la principal causa de muerte en España. Dentro de éstas, la EVC es la primera entre las mujeres y la segunda en los hombres, por detrás de la CI. Supone también la primera causa de invalidez y la segunda de demencia.

Aunque la mortalidad por esta enfermedad ha disminuido desde la década de 1970, sigue siendo una de las principales causas de defunción en nuestro país.

No existen registros poblacionales que permitan calcular fiablemente la incidencia de EVC. Con todo, el registro de los CMBD y de la mortalidad ha permitido obtener una aproximación a la tasa, estandarizada por edad (de 45 a 84 años): 362 hombres y 186 mujeres por cada 100.000 habitantes/año.

La EVC es más frecuente en la población mayor de 65 años, de manera que a partir de los 55 la tasa de incidencia se duplica por cada década e incluso se triplica a partir de los 80 años. Las mujeres, por su mayor esperanza de vida, a partir de los 85 superan a los hombres.

Según las previsiones de la Eurostat, en el año 2050 la proporción de la población mayor de 65 años se aproximará al 30 %. Si se mantienen las cifras de incidencia actuales, la EVC será un problema sanitario significativo debido al aumento de la prevalencia y al elevado coste sanitario y social, que genera, ya que el 50 % de los pacientes que sobreviven a un accidente cerebrovascular precisan cuidados a causa de su dependencia.

La introducción de las unidades de ictus ha mejorado el pronóstico de estos pacientes y ha reducido su mortalidad. Esto conlleva un incremento del coste sanitario debido a las nuevas tecnologías médicas y al mayor número de ingresos hospitalarios por la enfermedad.

Su prevención debe abordarse desde el estadio primario mediante la detección y el control de los factores de riesgo, principalmente de la HTA. Por tanto, hay que promocionar hábitos de vida saludables que mejoren o retrasen su aparición, como la práctica de actividad física, el control del peso y la reducción del consumo de tabaco, alcohol y la sal en la dieta. El manejo adecuado de estos factores es crucial para evitar los nuevos casos y los ictus recurrentes.

BIBLIOGRAFÍA

1. Instituto Nacional de Estadística [sede Web]. Madrid: Sede central del Instituto Nacional de Estadística [acceso 6 de mayo de 2008]. Defunciones según la causa de muerte. Disponible en: http://www.ine.es/inebmenu/mnu_salud.htm.

2. Levi F, Lucchini F, Negri E, La Vecchia C. Trends in mortality from cardiovascular and cerebrovascular diseases in Europe and other areas of the world. Heart 2002; 88: 119-24.

3. Abadal LT, Varas Lorenzo C, Pérez I, Puig T, Balaguer Vintró I. Accidente vascular cerebral: incidencia, mortalidad y factores de riesgo en 28 años de seguimiento. Estudio de Manresa. Rev Esp Salud Publica 2004; 78: 229-41.

4. Martínez-Vila E, Irimia P, Urrestarazu E, Gállego J. El coste del ictus. Annales Sis San Navarra 2000; 23 Supl 3: 33-8.

5. Durán MA. El ictus y la medición de su impacto. En: Informe sobre el impacto social de los enfermos dependientes por ictus. Durán MA *ed*. Madrid, Egraf, S. A 2004. Pp 19-49.

6. Boix R, del Barrio JL, Saz P, Reñé R, Manubens JM, de Pedro-Cuesta J, *et al.* Stroke prevalence among the Spanish elderly: an analysis based on screening surveys. BMC Neurol 2006; 6: 36.

7. Marrugat J, Arboix A, García-Eroles L, Salas T, Vila J, Castell C, Tresserras R, Elosua R. Estimación de la incidencia poblacional y la mortalidad de la enfermedad cerebrovascular establecida isquémica y hemorrágica en 2002. Rev Esp Cardiol 2007; 60: 573-80.

8. Hervás A, Cabasés J, Forcén T. Coste del cuidado informal del ictus en una población general no institucionalizada. Gac Sanit 2007; 21: 444-51.

9. Arboix A , Diaz J , Peréz Samper A, Alvarez Sabin A . Guía para el tratamiento y prevención del Ictus 2002. Neurologia 2002; 17 Supl 3: 3-12.

10. Ruíz-Gimenez N, González Ruano P, Suárez C. Abordaje del accidente cerebrovascular. Inf Ter Sist Nac Salud 2002; 26: 93-106.

11. Truelsen T, Ekman M, Boysen G. Cost of stroke in Europe. Eur J Neurol. 2005; 12 Supl 1: 78-84.

12. Beguiristain JM, Mar J, Arrazola A. Coste de la enfermedad cerebrovascular aguda. Rev Neurol 2005; 40: 406-11.

13. Medrano Alberto MJ, Boix Martínez R, Cerrato Crespán E, Ramírez Santa-Pau M. Incidencia y prevalencia de cardiopatía isquémica y enfermedad cerebrovascular en España: revisión sistemática de la literatura. Rev Esp Salud Publica 2006; 80: 5-15.

14. Martínez de Aragón MV, Llácer A. Mortalidad en España 1995. Mortalidad general y principales causas de muerte y de años potenciales de vida perdidos. Bol Epidemiol Sem 1998; 11: 105-16.

15. Olalla MT, Medrano MJ, Sierra MJ, Almazán J. Mortalidad por enfermedad cerebrovascular en España. Rev Neurol 1999; 29: 872-78.

16. Centro Nacional de Epidemiología [sede Web]: Madrid: Instituto de Salud Carlos III [acceso 2 de mayo de 2008]. Enfermedades Cardiovasculares. Disponible en: http://www.isciii.es/htdocs/centros/epidemiologia/epi_cardiovasculares.jsp.

17. Grau M, Subirana I, Elosua R, Solanas P, Ramos R, Marrugat J, *et al.* Trends in cardiovascular risk factor prevalence (1995-2000-2005) in northeastern. Eur J Cardiovasc Prev Rehabil 2007; 14: 653-59.

18. Tomás Abadal L, Varas Lorenzo C, Pérez I, Puig T, Balaguer Vintró I. Accidente vascular cerebral: incidencia, mortalidad y factores de riesgo en 28 años de seguimiento. Estudio de Manresa. Rev Esp Cardiol. 2001; 54: 1146-154.

19. López-Pousa S, Vilalta J, Llinás J. Prevalencia de la enfermedad vascular cerebral en España: estudio en un área rural de Girona. Rev Neurol 1995; 23: 1081-086.

20. Sacco RL. Risk factors, outcomes, and stroke subtypes for ischemic stroke. Neurology 1997; 49 Supl 4: 39-44.

21. Banegas JR, Rodríguez-Artalejo F, De la Cruz Troca J, De Andrés Manzano B, Del Rey Calero J. Mortalidad relacionada con la hipertensión y la presión arterial en España. Med Clin (Barc) 1999; 112: 489-94.

22. Bogousslavsky J, Kaste M, Skyhoj Olsen T, Hacke W, Orgogozo JM. Risk factors and stroke prevention. Cerebrovasc Dis 2000; 10 Supl 3: 12-21.

23. Balsameda R, León-Carrión J, Barroso y Martín JM. Epidemiología del trastrono cerebrovascular. Rev Esp Neuropsicol 2003; 5: 251-66.

24. Banegas JR, Rodríguez-Artalejo F, Graciani A, Villar F, Herruzo R. Mortality attributable to cardiovascular risk factors in Spain. Eur J Clin Nutr 2003; 57 Supl 1:18-21.

25. Del Barrio JL, Medrano MJ, Arce A, Bergareche A, Bermejo F, De Pedro J *et al.* Prevalencia de factores de riesgo vascular en poblaciones españolas de 70 años y más en estudios puerta a puerta de enfermedades neurológicas. Neurologia 2007; 22: 138-46.

26. Velasco Juanes F. Prevención primaria del ictus. Gac Med Bilbao 2003; 100: 99-104.

27. Graham I, Atar D, Borch-Johnsen K, Boysen G, Zampelas A *et al.* European guidelines on cardiovascular disease prevention in clinical practice. Fourth Joint Task Force of the European Society of Cardiology and other societies on cardiovascular disease prevention in clinical practice. Eur J Cardiovasc Prev Rehabil 2007; 14 Supl 2: 1-113.

28. Kannel WB. Risk stratification in hypertension: new insight from the Framingham study. Am J Hypertens 2000; 13 (1 Pt 2): 3-10.

29. Ministerio de Sanidad y Consumo [sede Web]: Madrid: Ministerio de Sanidad y Consumo [acceso 28 de abril del 2008]. Estadísticas sanitarias. Disponible en: http://www.msc.es/estadEstudios/estadisticas/encuestaNa cional/home.htm.

30. Di Carlo A, Launer LJ, Breteler MM, Fratiglioni L, Lobo A, Martinez-Lage J,Schmidt R, Hofman A. Frequency of stroke in Europe: A collaborative study of population-based cohorts. Neurology 2000; 54 (11 Suppl 5): S28-33.

31. Guallar Castillón P, Rodríguez Artalejo F, Banegas Banegas JR, Guallar E, del Rey Calero J. Cerebrovascular disease mortality in Spain, 1955-1992: an age-period-cohortanalysis. Neuroepidemiology 1997; 16: 116-23.

32. Wolf-Maier K, Cooper RS, Banegas JR, Giampaoli S, Hense HW, Vescio F *et al.* Hypertension prevalence and blood pressure levels in 6 European countries, Canada, and the United States. JAMA 2003; 289: 2363-369.

33. Ministerio de Sanidad y Consumo [sede Web]: Madrid: Ministerio de Sanidad y Consumo [acceso 28 de abril de 2008]. Notas de prensa. Disponible en: http://www.msc.es/gabinetePrensa/notaPrensa/desarrollo NotaPrensa.jsp?id=581.

34. Mathers C, Shibuya K, Stein C. Salud Mundial: retos actuales. En: Informe sobre la salud en el mundo 2003: Forjemos el futuro. Ginebra: OMS 2003. Pp 1-22.

35. Ballesteros Arribas JM, Dal-Re Saavedra M, Pérez-Farinós N, Villar Villalba C. La estrategia para la nutrición, actividad física y prevención de la obesidad (ESTRATEGIA NAOS). Rev Esp Salud Publica 2007; 81: 443-49.

Capítulo 2. Objetivos en prevención primaria y secundaria del ictus

M. Martínez, C. Suárez

Servicio de Medicina Interna
Hospital Universitario de la Princesa
Madrid

Dirección para correspondencia
Hospital Universitario de la Princesa
Dra. C. Suárez
csuarez.hlpr@salud.madrid.org

1   Introducción

La medida más eficaz para la prevención del enorme impacto sanitario del ictus[1,2] es la identificación y actuación sobre todos aquellos factores de riesgo subsidiarios de ser modificados. El 85-90 % de los ictus son isquémicos y el resto hemorrágicos, pero ambos comparten muchos de los factores de riesgo y se benefician por igual de las medidas correctoras, aunque este capítulo se centra en el ictus isquémico.

Desde un punto de vista práctico, pueden distinguirse dos tipos de escenarios: la prevención primaria y la secundaria. Mientras que en el ámbito poblacional es la prevención primaria la medida más eficiente, a título individual lo sería la secundaria, puesto que son los sujetos que ya han sufrido un ictus, los candidatos a obtener un mayor beneficio de la intervención, constituyendo una de las prioridades en la prevención cardiovascular.

2   Objetivos en prevención primaria del ictus isquémico

En prevención primaria, se distinguen tres tipos de factores que permiten identificar el riesgo de sufrir un ictus: los *marcadores* de riesgo, los factores de riesgo *bien documentados y modificables* y los factores *no bien documentados y potencialmente modificables*.[3] Evidentemente, los segundos forman la diana de la intervención preventiva.

Marcadores de riesgo. Son las características que presentan los sujetos inherentes a su persona sin posibilidad de modificación; incluyen el factor que más contribuye de manera independiente al ictus: la edad. El riesgo de padecer un ictus se dobla cada década a partir de los 55 años de edad.[4]

Otros marcadores de riesgo que se consideran son:

- La raza negra. Estudios realizados con población afroamericana muestran una mayor incidencia y gravedad del ictus.[5]
- El sexo masculino. Asociado a una mayor frecuencia de ictus (aunque no tan mortal como en el sexo femenino).[6]
- La herencia genética. Se incluyen aquí los antecedentes familiares de enfermedad cerebrovascular. En general, son factores poligénicos, así como genes identificables causantes de enfermedades menos habituales. Los antecedentes familiares son la expresión de la herencia genética de factores de riesgo, del aumento de susceptibilidad frente a estos factores, del estilo de vida compartido y de la interacción de todo ello.[7]

Ante la imposibilidad de actuación sobre estos marcadores, su utilidad reside en la identificación de los sujetos que más se van a beneficiar de la intervención sobre los factores de riesgo modificables y, sobre todo, de la intensidad de la misma. Actualmente, no hay evidencia para establecer un consejo genético en ninguna de las raras enfermedades genéticas asociadas al ictus (hiperhomocisteinemia, CADASIL, síndrome MELAS, etc.), aunque se debe considerar, y tampoco la hay para realizar el despistaje de éstas.[3]

2. 1 *Factores de riesgo bien documentados y modificables*

2.1.1 *Enfermedad cardiovascular*

Los pacientes con cardiopatía isquémica, insuficiencia cardíaca o enfermedad arterial periférica tienen un riesgo mayor de sufrir un ictus, incluso ajustando este riesgo a otras condiciones, como son la edad, las cifras de presión arterial (PA), hipertrofia ventricular, tabaco, fibrilación auricular o diabetes.[8] Los objetivos que se quieren conseguir con estos pacientes son los del control estricto de sus FRCV, como se detalla a continuación.

2.1.2 *Hipertensión arterial (HTA)*

Existe una clara evidencia en la asociación entre los niveles de PA y la probabilidad de sufrir un ictus. Es el segundo factor de riesgo más importante, sólo superado por la edad, lo que lo convierte en el principal factor modificable asociado al ictus. La terapia antihipertensiva ha demostrado en múltiples estudios la reducción de riesgo de ictus. El nivel de PA que justifica la intervención depende del riesgo absoluto del paciente, pero de forma general, puede establecerse en cifras mayores o iguales a 140/90 mmHg. Adicionalmente, los objetivos de PA a alcanzar pueden resumirse en cifras <140/90 en población general, <130/80 en diabéticos y pacientes de alto riesgo cardiovascular (enfermedad cardiovascular o renal establecida) e incluso más bajos (<125/75 mmHg en pacientes con insuficiencia renal y proteinuria mayor de 1 gr). Presenta una gran importancia el manejo de la hipertensión sistólica aislada (HSA) del anciano. Es el tipo de HTA más frecuente en el anciano, expresión de la pérdida de elasticidad y distensibilidad de los vasos, derivada de la edad y de la enfermedad aterosclerótica generalizada (acumulación de calcio y colágeno y pérdida de elastina).[9] Este tipo de HTA, además de por estar asociado a la edad avanzada, condiciona el mayor riesgo de ictus y, por lo tanto, es la principal candidata a beneficiarse de un control adecuado del paciente. El beneficio del tratamiento de la HTA para prevenir el ictus está demostrado incluso en población muy anciana (<80 años), en el estudio HYVET.[10]

Diuréticos, calcioantagonistas y fármacos que bloquean el sistema renina angiotensina (SRAA) han demostrado ser capaces de prevenir ictus.[11] Controvertida resulta la recomendación de Beta-bloqueantes para el control de la HSA y para la prevención de ictus, ya que se disponen de datos recientes de su inferioridad frente a otros fármacos (LIFE).[12]

2.1.3   Tabaquismo

El tabaquismo activo multiplica por dos el riesgo de ictus isquémico, por tres el hemorrágico y también el criptogénico. Tiene un efecto agudo sobre la formación del trombo y otro crónico sobre la aterosclerosis. En las últimas guías de la AHA, se resalta la asociación entre el fumador pasivo y el aumento del riesgo de sufrir un ictus basado en estudios de progresión de la placa de ateroma.[13] Obviamente se recomienda el cese del hábito de fumar, el consejo médico, la terapia sustitutiva de nicotina y el empleo de terapias farmacológicas (bupropión y, en especial, vareniclina).

2.1.4   Diabetes mellitus

Un mejor control glucémico conlleva una disminución de las complicaciones microvasculares en los pacientes diabéticos. Hay que destacar los logros alcanzados en pacientes diabéticos con el control intensivo del riesgo vascular global, hecho que ha permitido disminuir el riesgo de sufrir un ictus hasta en el 44 % con un buen control de la PA.[14]

El objetivo de la PA en el paciente diabético es menor, de 130/80 mmHg. Los fármacos de elección se consideran los bloqueadores del SRAA (IECAs y ARA 2) por su papel en la protección renal. La necesidad de terapia combinada es altamente probable para conseguir esta PA.

El control lipídico también es más estricto, recomendándose un objetivo de LDL menor a 100 mg/dl, incluso inferior a 70 mg/dl en diabéticos que presenten un riesgo muy elevado con el uso de estatinas.

2.1.5   Dislipemia

Los objetivos que se quieren conseguir en prevención primaria en pacientes con dislipemia no están claramente definidos. En pacientes de alto riesgo sí que hay estudios[15] que demuestran el beneficio en la prevención del primer ictus con el uso de estatinas. También hay evidencias en la reducción de ictus y de accidentes isquémicos transitorios (AIT) en pacientes mayores con el uso de estos fármacos.[16, 17] Las recomendaciones actuales varían según el riesgo global del paciente (en el caso de prevención primaria, según el número de factores de riesgo presentes):

- 0-1: LDL < 160 mg/dl
- > 2 y riesgo a los 10a < 20 %: < 130 mg/dl
- > 2 y riesgo a los 10a entre 10 y 20 %: < 130 mg/dl (opcionalmente < 100 mg/dl)
- > 2 y riesgo a los 10a > 20 % o equivalente coronario: < 100 mg/dl (opcionalmente < 70 mg/dl)

2.1.6   Fibrilación auricular (FA)

La FA es un factor de riesgo muy importante de ictus. Se considera que puede llegar a multiplicar hasta por cuatro veces su riesgo. La cuarta parte de los ictus en pacientes muy ancianos (> 80a) están causados por FA.[4]

El riesgo es mayor en FA paroxística o persistente con enfermedad valvular siendo los ictus mayores y más discapacitantes. En el supuesto de tener una fibrilación auricular, se recomienda anticoagular, excepto que haya una contraindicación.

Se dispone de una escala validada (CHADS2) para estratificar el riesgo de sufrir un ictus un paciente en FA no valvular y de ahí establecer el mejor tratamiento (antiagregante versus anticoagulante). Las siglas CHADS son el acrónimo inglés para los distintos ítems que se tienen que valorar: insuficiencia cardíaca, edad mayor a 75 años, diabetes mellitus y AIT o ictus previo. La presencia de cada uno de estos factores se contabiliza como un punto y el caso de enfermedad cerebrovascular previa, como dos. En pacientes con CHADS2 de 0, la recomendación es de antiagregación con AAS 75-325 mg/día. Sólo se plantea la antiagregación con opción a la anticoagulación en CHADS2 de 1, en el resto de los casos (> 1) la opción es la anticoagulación. Este sistema se validó a partir de estas situaciones como predictores independientes del ictus. Por este motivo es importante concienciarse de que situaciones como la edad avanzada se benefician de manera importante de la anticoagulación (salvo contraindicación), pese a que a menudo sea infrautilizada.

2.1.7   Síndrome metabólico

La coexistencia de múltiples factores de riesgo previamente comentados, se constata en la entidad denominada síndrome metabólico. La asociación del síndrome metabólico con la enfermedad cardiovascular está confirmada. Sin embargo, no hay confirmación definitiva del riesgo específico de esta entidad para el ictus. Se postula el tratamiento intensivo de todos los factores incluidos en su definición (obesidad abdominal, dislipemia, glucemia alterada en ayunas y control de HTA) como objetivo en la prevención del ictus.

2.1.8　*Estenosis carotídea asintomática*

En prevención primaria, en pacientes en los que se detecta estenosis carotídea mayor del 60 % hay gran controversia con respecto a su manejo. Se plantean tres opciones posibles: tratamiento médico intensivo, la endarterectomía carotídea y colocación de *stents.*

Clásicamente (desde el estudio ACAS-*Asymptomatic Carotid Atherosclerosis Study* en el año 1995), se consideraba de elección practicar la endarterectomía carotídea profiláctica en pacientes con estenosis asintomáticas mayores del 60 %. Ésta, realizada por cirujanos, demostraba un tasa de ictus y de muerte perioperatoria menor del 3 %. Además, el paciente incluido en este estudio era seleccionado por escasa comorbilidad. Estos dos aspectos constituyen las críticas fundamentales al estudio por su baja reproducibilidad en la clínica diaria, dado la selectiva inclusión de cirujanos y pacientes.

La opción del tratamiento médico (antiagregantes, terapia estricta antihipertensiva e hipolipemiante) ha sido comparada con la endarterectomía en varios estudios. En los estudios ACAS, ya mencionado, y en el ACST *(Asymptomatic Carotid Trial)* se comparó la endarterectomía con el tratamiento médico, en el que salió beneficiado el grupo sometido a endarterectomía, aunque en ninguno de los dos estudios el tratamiento médico consiguió los objetivos establecidos como óptimos.

La tercera opción, la colocación de *stents* carotídeos, por ahora, parece tener resultados prometedores. El estudio CAVATAS no mostraba beneficio frente a la endarterectomía y el estudio SAPPHIRE, que compara la endarterectomía con la colocación de *stent* y dispositivo con protección ante émbolos en pacientes de alto riesgo quirúrgico, muestra igualdad entre las dos opciones. Actualmente está en proceso el estudio CREST *(Carotid Revascularization Endarterectomy versus Stenting Trial)*, aprobado por la FDA, del que se esperan resultados concluyentes.

Por lo tanto, en el manejo de la estenosis carotídea asintomática se postula el tratamiento médico, salvo en pacientes seleccionados por baja morbilidad y en centros en los que la mortalidad y morbilidad perioperatoria de la endarterectomía sea menor del 3 %. La opción del *stent* parece apropiada en pacientes de alto riesgo, en espera de resultados confirmatorios.

2.2　*Factores de riesgos no documentados correctamente o potencialmente modificables*

Muchos factores se engloban en este apartado. El consumo excesivo de alcohol, la terapia hormonal sustitutiva, la hiperhomocisteinemia, el síndrome de apnea-hipopnea del sueño,

Factor de riesgo	Riesgo relativo (cita)	Recomendaciones
Enfermedad cardiovascular Enfermedad coronaria[3]	Hombre 1,73 (1,68-1,78) Mujer 1,55 (1,17-2,07)	Control todos FRCV Antiagregación Empleo de estatina
HTA	50-60 años: 4 60-70 años: 3 70-80 años: 2 80-90 años: 1,4 > 90 años: 1[28]	PA > 140/90 mmHg Alto RV, DM, I.Renal < 130/80 mmHg I. renal + proteinuria: < 125/75 mmHg
Diabetes Mellitus	1,8-6[29]	Control estricto PA (<130/80 mmHg) LDL < 70 mg/dl Control glucémico. Hb A1c < 7 %
Dislipemia	2 en hombres y en mujeres < 55[a]	Según el número de frecuencia de riesgo – 0-1: LDL < 160 mg/dl – > 2 y RCV a 10a < 20 %: < 130 mg/dl – > 2 y RCV a 10a entre 10 y 20 %: < 130 mg/dl (opcionalmente <100) – > 2 y RCV 10a > 20 % o equivalente coronario: < 100 mg/dl (opcionalmente < 70 mg/dl)
Fibrilación auricular	50-59 años: 4 60-69 años: 2,6 70-79 años: 3,3 80-89 años: 4,5[30]	CHADS2 0 AAS 75-325 mg 1 Anticoagulación INR 2-3 (opción AAS) 2 Anticoagulación INR 2-3 3 Anticoagulación INR 2-3 ≥4 Anticoagulación INR 2-3
Estenosis carotídea asintomática	2[31]	Endarterectomía sin mortalidad <3 % Tratamiento agresivo FRCV Antiagregación *Stent* carotídeos si alto riesgo[1]
Síndrome metabólico		Tratamiento intensivo de todos los factores incluidos en su definición.[1]

Tabla 1. Factores de riesgo bien documentados.
Adaptado de Goldstein LB et al.[3] RCV: riesgo cardiovascular; FR: factor de riesgo.

la migraña, el exceso de lipoproteína A, el déficit de fospolipoproteína A2, los estados de inflamación y de infección, entre otros, se postulan como factores de riesgo asociados al ictus. No existen unas recomendaciones claras para toda esta constelación de situaciones en relación con la prevención primaria del ictus, salvo en el tratamiento del síndrome anti-fosfolípido con anticoagulación.

Factor de riesgo	Riesgo relativo (cita)	Recomendaciones
Consumo excesivo de alcohol (>5 bebidas día = 62 g/día)	1,6[24]	Eliminar o disminuir la cantidad de alcohol/día
Terapia hormonal sustitutiva	2,8[32]	
Hiperhomocisteinemia	1,3-2,3	Alimentación adecuada. Ingesta diaria de cantidad recomendada de fólico y B12. Si hiperhomocisteinemia conocida, suplementos
SAHS	OR: 3,07[33]	Estudio del sueño si hay sospecha. Control de HTA resistente[1] (MAPA)
Migraña	2,1*[34]	No hay evidencia de que el control de migraña disminuya el riesgo
Hipercoagulabilidad	ACL en mujeres: 1,9 (1,1-3,5)[3] AL en mujeres: 1,80 (1,06-3,06)[3]	Anticoagulación. INR: 2-3

*Tabla 2. Factores de riesgo no documentados correctamente o potencialmente modificables. Adaptado de Goldstein LB et al.[3] SAHS: síndrome de apnea-hipoventilación del sueño; MAPA: monitorización ambulatoria de la presión arterial; ACL: anticardiolipina. *Asociado principalmente a mujeres jóvenes.*

3 Objetivos en prevención secundaria del ictus isquémico

La fisiopatología que subyace tras el AIT y el ictus isquémico es la misma. La diferencia entre ambos radica en la duración de los síntomas (menor de veinticuatro horas y típicamente de una hora en el AIT) y en la ausencia de evidencia patológica en las pruebas de neuroimagen diagnósticas realizadas. No se debe infravalorar la importancia de un AIT, ya que se estima que alrededor de un tercio de los pacientes que sufren uno van a tener un ictus en los próximos cinco años, de los cuales el 20 % se producen el primer mes tras el episodio y el 50 % en el primer año. Por ello, las estrategias de prevención han de ser las mismas para las dos patologías.

3.1 Hipertensión arterial

La HTA es el factor de riesgo modificable con mayor impacto para la prevención de recurrencia de ictus. El descenso de la PA debe iniciarse unos días después del ictus agudo, en el momento en que el paciente se encuentre en situación estable. El tratamiento antihipertensivo es beneficioso en pacientes con HTA e incluso en aquellos con PA normal alta. Pequeñas disminuciones de la PA (10-5 mmHg) se asocian con una disminución franca en el riesgo de sufrir un ictus de repetición. Los objetivos de PA a alcanzar tras un ictus son

PA < 130/80 mmHg. Sin embargo, no existe un fármaco que permita con claridad su elección para conseguir estos objetivos, y el beneficio fundamental se deriva del descenso de la PA, pese a que gran parte de la información disponible se ha basado en el uso de fármacos que bloquean SRAA (IECA o ARA) asociados a diuréticos.[11]

3.2   Diabetes mellitus

Como comentábamos en la parte de prevención primaria, el paciente diabético exige un control más estricto si cabe de sus FRCV. Se debe insistir en que el paciente ya ha sufrido un ictus. El control glucémico intensivo que ha demostrado disminuir las complicaciones microvasculares no ha llegado a alcanzar una significación estadística en la reducción de las complicaciones macrovasculares[14]. En cualquier caso, el objetivo de Hb glicada a conseguir tras un ictus es al menos ≤ 7 %,[18] (< 6,5 % en situaciones en las que se dé un riesgo vascular muy elevado), cifra que en las personas con una edad avanzada se puede considerar como orientativa y en los que prima evitar las hipoglucemias.[19]

3.3   Dislipemia

En todos los casos en los que el paciente presente un alto riesgo vascular se recomiendan unas cifras de LDL menores a 100 mg/dl. En los pacientes de muy alto riesgo vascular el nivel recomendado es de 70 mg/dl (ATP III). Además, es adecuada la administración de estatina tras un ictus, independientemente de los niveles de colesterol, de acuerdo con los resultados del estudio HPS,[20] en el cual pacientes de alto riesgo vascular o ya con eventos vasculares, con cifras de colesterol normal, presentaban una menor tasa de aparición de nuevos ictus con simvastatina (40 mg) versus placebo. En pacientes con ataque cerebral isquémico transitorio o ictus isquémico que no precisen ser anticoagulados, la administración de 80 mg de atorvastatina ha demostrado una reducción significativa de la recurrencia de ictus (23 %) (SPARCL), pese a un incremento del riesgo de hemorragias cerebrales (asociadas a hipertensión arterial no controlada, edad avanzada y antecedentes de hemorragia cerebral).

3.4   Foramen oval permeable

La presencia de foramen oval permeable y su asociación con el ictus criptogénico ha sido demostrada en un metaanálisis en población menor de 55 años[21] y recientemente también en mayores de 55 años (OR: 3, CI: 1, 73-5, 23).[22] Se recomienda en pacientes con ictus criptogenético la realización de un estudio con ecocardiografía transesofágica. No existe una evidencia suficiente para recomendar un tratamiento antiagregante o anticoagulante, aunque dada la fisiopatología más probable en este tipo de ictus, el embolismo paradójico, algunos autores recomiendan la anticoagulación y el despistaje de enfermedad tromboembólica venosa. Se considera razonable la antiagregación con AAS ante un ictus o AIT y el hallazgo de foramen permeable. La anticoagulación se considera si coexisten otros motivos para ello (enfermedad tromboembólica venosa, estados de hipercoagulabilidad). Tras eventos isquémicos de repetición pese a antiagregación/anticoagulación se contempla la posibilidad de cierre percutáneo de la comunicación (aunque no hay una evidencia clara en su eficacia).[23]

3.5 Otros factores de riesgo vascular en prevención secundaria

Para la prevención secundaria del *tabaquismo* se aconsejan las mismas medidas que en la primaria, puesto que no existen contraindicaciones para la utilización de tratamiento farmacológico. En cuanto al *alcohol*, se considera que los bebedores que ingieran grandes cantidades (> 60-80 g/día) tienen un riesgo aumentado de sufrir un ictus del 69 % (RR 1,69) según un metaanálisis reciente.[24] Por este motivo la recomendación es eliminar o reducir de manera significativa (<20 g en mujer y <30 g en hombres) la cantidad de alcohol diaria. La *obesidad abdominal* también se correlaciona con la recidiva del ictus isquémico, dado que es probable la relación con su integración dentro del síndrome metabólico, recomendándose la pérdida de peso hasta alcanzar el IMC entre 18,5 y 25 (o perímetro abdominal

Factor de riesgo	Recomendaciones (cita)
HTA	– Disminución cualquier nivel TA. Uso de antiHTA. independientemente de cifra.[11] – TA < 120/70 mmHg (JNC 7).
DM	– Normoglucemia. – Hb glicada ≤ 7 %[18] – Control intensivo de HTA y lípidos.
Dislipemia	– LDL ≤ 100 mg/dl. – 70 mg/dl si muy alto riesgo (ATP III).
Foramen oval permeable	– Ecocardiografía (ETE) en ictus criptogénicos. – Antiagregación. – Anticoagulación ETEV/hipercoagulabilidad. – ¿Tratamiento médico versus cierre percutáneo de FOP?[23]
Alcohol	– Disminuir el consumo a: < 30 g/día en hombres. < 20 g/día en mujeres.
Tabaquismo	– Eliminar consumo de tabaco. – Terapia sustitutiva. – Terapia farmacológica (bupropión, vareniclina). – Evitar fumador pasivo.[3]

Tabla 3. Factores de riesgo en prevención secundaria y sus recomendaciones.
JNC 7: Joint Nacional Comité 7. ATP III: Adult Treatment Panel III. ETE: ecocardiograma transesofágico;
ETEV: enfermedad tromboembólica venosa; FOP: foramen oval permeable.

< 88 cm en la mujer y 102 cm en el hombre).[23] Practicar *ejercicio físico*, alrededor de unos treinta minutos diarios, se incluye como prevención secundaria.[23]

4   Antiagregación y anticoagulación en prevención primaria y secundaria del ictus

La antiagregación como prevención primaria se recomienda para todo paciente que presente un alto riesgo vascular.[25] Esta recomendación está establecida de acuerdo con un riesgo absoluto > 20 % a diez años, independientemente de los factores por los que se alcance este riesgo. Los diabéticos > 40 años, con al menos otro FR, tienen indicación de antiagregación. La dosis de aspirina que se recomienda es baja; desde 75 mg a 325 mg/24 horas. Existe una relación directa entre la dosis de AAS y el riesgo de sangrado, especialmente digestivo, pero no con la eficacia.

Los pacientes deben recibir AAS en las primeras cuarenta y ocho horas tras sufrir un ictus.

En prevención secundaria del ictus, está indicada la antiagregación en el caso de ictus isquémico no cardioembólico.[26] Los fármacos de elección para ello serían AAS, clopidogrel o AAS más dipiridamol de liberación retardada. La combinación de AAS con clopidogrel no ha mostrado beneficio, como demostró el estudio MATCH, produciendo un mayor riesgo de sangrado digestivo. En alérgicos o intolerantes a AAS, estaría indicado el tratamiento con clopidogrel. La recidiva de un evento pese a estar en tratamiento con AAS, no justifica el aumento de dosis, ya que esta estrategia no ha demostrado un beneficio mayor. Un reciente metaanálisis apoya el uso de AAS más dipiridamol de liberación retardada (200 mg/d) en prevención secundaria frente al uso de AAS sola, con disminución de RR de sufrir un nuevo ictus aunque estamos pendientes de la publicación del estudio PRO-FESS que compara esta estrategia frente a clopidogrel.[27]

5   Conclusión

El ictus, además de su alta mortalidad, supone un «golpe» (como indica su nombre en latín) que afecta al paciente y a su entorno de una manera brusca, con todas las consecuencias sociosanitarias derivadas. Prevenirlo supone un reto y conocer los aspectos sobre los que tenemos que actuar, así como los objetivos del tratamiento, una responsabilidad para todos los profesionales de la medicina. No se debe infravalorar la aparición de un AIT, considerándolo ya como un ictus establecido en el momento de la prevención secundaria. El enfoque también tiene que ir dirigido a una adecuada rehabilitación del paciente tras un evento, con especial atención a la situación anímica y social que se produce en un paciente que en muchas ocasiones estaba sano con anterioridad.

BIBLIOGRAFÍA

1. INE. Defunciones según la causa de muerte 2003. www.ine.es

2. Romero B, Aguilera J M, Castela A. Enfermedad cerebrovascular. MEDICINE 2007; 09: 4581-588.

3. Goldstein LB, Adams R, Alberts MJ, Apple LJ, Brass LM, Bushnell CD, *et al.* Primary prevention of ischemic stroke. Stroke 2006; 37: 1-51.

4. Wolf PA, D'Agostino RB, O'Neal MA, Sytkowski P, Kase CS, Belanger AJ, Kannel WB. Secular trends in stroke incidence and mortality: the Framingham Study. Stroke 1992; 23: 1551-555.

5. Rosamond WD, Folsom AR, Chambless LE, Wang CH, McGovern PG, Howard G, Copper LS, Shahar E. Stroke incidence and survival among middle-aged adults: 9-year follow-up of the Atherosclerosis Risk in Communities (ARIC) cohort. Stroke 1999; 30: 736-43.

6. Brown RD, Whisnant JP, Sicks JD, O'Fallon WM, Wiebers DO. Stroke incidence, prevalence, and survival: secular trends in Rochester, Minnesota, through 1989. Stroke 1996; 27: 373-80.

7. Liao D, Myers R, Hunt S, Shahar E, Paton C, Burke G, Province M, Heiss G. Familial history of stroke and stroke risk: the Family Heart Study. Stroke 1997; 28: 1908-912.

8. D'Agostino RB, Wolf PA, Belanger AJ, Kannel WB. Stroke risk profile: adjustment for antihypertensive medication. The Framingham Study. Stroke 1994; 25: 40-3.

9. Aram V. Chobanian, M. D. Isolated Systolic Hypertension in the Elderly. N Eng J of Med 2007; 357; 8: 789-96.

10. Beckett N S, Peters R, Fletcher AE., Staessen JA, Liu L, Dumitrascu D. Treatment of Hypertension in Patients 80 Years of Age or Older. N Engl J Med 2008; 358: 1887-898.

11. Mancia G, De Backer G, Dominiczak A, Cifkova R, Fagard R, Germano G, *et al.* 2207 Guidelines for the management of arterial Hypertension. European Heart Journal 2007; 28: 1462-536.

12. Dahlof B, Devereux RB, Kjeldsen SE, Julius S, Beevers G, de Faire U, *et al.* LIFE Study Group. Cardiovascular morbidity and mortality in the Losartan Intervention For Endpoint reduction in hypertension study (LIFE): a randomised trial against atenolol. Lancet 2002; 359: 995-1003.

13. Howard G, Wagenknecht LE, Burke GL, Diez-Roux A, Evans GW, McGovern P, *et al.* Cigarette smoking and progression of atherosclerosis: the Atherosclerosis Risk in Communities (ARIC) Study. *JAMA.* 1998; 279: 119-24.

14. Effect of intensive blood-glucose control with metformin on complications in overweight patients with type 2 diabetes (UKPDS 34). UK Prospective Diabetes Study (UKPDS) Group. Lancet 1998; 352: 854-65.

15. Sever PS, Dahlof B, Poulter NR, Wedel H, Beevers G, Caulfield M. ASCOT investigators. Prevention of coronary and stroke events with atorvastatin in hypertensive patients who have average or lower-than-average cho-lesterol concentrations, in the Anglo-Scandinavian Cardiac Outcomes Trial-Lipid Lowering Arm (ASCOT-LLA): a multicentre randomised controlled trial. Lancet 2003; 361: 1149-158.

16. Collins R, Armige J, Parish S, Sleight P, Peto R; Heart Protection Study Collaborative Group. Effects of choles-terol-lowering with simvastatin on stroke and other major vascular events in 20536 people with cerebrovascular disease or other high-risk conditions. Lancet 2004; 363: 757-67.

17. Shepherd J, Blauw GJ, Murphy MB, Bollen EL, Buckley BM, Cobbe SM, *et al.*; PROSPER study group. PROspective Study of Pravastatin in the Elderly at Risk: Pravastatin in elderly individuals at risk of vascular disease (PROSPER): a randomised controlled trial. Lancet 2002; 360: 1623-630.

18. Gæde P, Vedel P, Larsen N, Jensen G, Parving HH, Pedersen O. Multifactorial Intervention and Cardiovascular Disease in Patients with Type 2 Diabetes. N Engl J Med 2003; 348: 383-93.

19. American Diabetic Association. Clinical Practice Recommendations 2008. *Diabetes Care* 2008 31: 1-108.

20. Collins R, Armitage J, Parish S, Sleight P, Peto R, for the Heart Protection Study Collaborative Group. Effects of cholesterol-lowering with simvastatin on stroke and other major vascular events in 20536 people with cerebrovascular disease or other high-risk conditions. Lancet 2004; 363: 757-67.

21. Lamy C, Giannesini C, Zuber M, Arquizan C, Meder JF, Trystram D. Clinical and imaging findings in cryptogenic stroke patients with and without patent foramen ovale: the PFO-ASA Study: Atrial Septal Aneurysm. Stroke 2002; 33: 706-11.

22. Handke M, Harloff A, Olschewski M, Hetzel A, Geibel A. Patent Foramen Ovale and Cryptogenic Stroke in Older Patients. N Engl J Med 2007; 357: 2262-268.

23. Sacco RL, Adams R, Alberts G, Alberts MJ, Benavente O, Furie K, *et al.* Guidelines for stroke prevention of stroke in patients with ischemic stroke or transient isquemic attack. Stroke. 2006; 37: 577-617.

24. Reynolds K, Lewis B, Nolen JD, Kinney GL, Sathya B, He J. Alcohol consumption and risk of stroke: a meta-analysis. JAMA 2003; 289: 579-88.

25. Ridker PM, Cook NR, Lee IM, Gordon D, Gaziano JM, Manson JE. A Randomized Trial of Low-Dose Aspirin in the Primary Prevention of Cardiovascular Disease in Women. N Engl J Med 2005; 352: 1293-304.

26. Gage BF, Waterman AD, Shannon W, Boechler M, Rich MW, Radford MJ. Validation of clinical classification schemes for predicting stroke: results from the National Registry of Atrial Fibrillation. JAMA 2001; 285: 2864-870.

27. Verro P, Gorelick PB, Nguyen D. Aspirin Plus Dipyridamol Versus Aspirin for Prevention of Vascular

Events After Stroke or TIA. A Meta-Analysis. Stroke 2008; 39: 1358-363.

28. Whisnant JP, Wiebers DO, O'Fallon WM, Sicks JD, Frye RL. A population-based model of risk factors for ischemic stroke: Rochester, Minnesota. Neurology 1996; 47: 1420-428.

29. US Preventive Services Task Force. Guide to Clinical Preventive Services 2nd ed. Baltimore, Md: Williams & Wilkins; 1996.

30. Wolf PA, Abbott RD, Kannel WB. Atrial fibrillation as an independent risk factor for stroke: the Framingham Study. Stroke 1991; 22: 983-88.

31. Wilterdink JL, Easton JD. Vascular event rates in patients with atherosclerotic cerebrovascular disease. Arch Neurol 1992; 49: 857-63.

32. Gillum LA, Mamidipudi SK, Johnston SC. Ischemic stroke risk with oral contraceptives: a meta-analysis. JAMA 2000; 284: 72-78.

33. Davies DP, Rodgers H, Walshaw D, James OF, Gibson GJ. Snoring, daytime sleepiness and stroke: a case-control study of first-ever stroke. J Sleep Res 2003; 12: 313-18.

34. Schwaag S, Nabavi DG, Frese A, Husstedt IW, Evers S. The association between migraine and juvenile stroke: a case-control study. Headache 2003; 43: 90-5.

Capítulo 3. Hipertensión arterial e ictus. Antihipertensivos en prevención

C. Sierra

Unidad de Hipertensión Arterial
Unidad de Geriatría
Servicio de Medicina Interna
Hospital Clínico
Universidad de Barcelona
Barcelona

Dirección para correspondencia
Hospital Clínico
Dra. C. Sierra
csierra@clinic.ub.es

1 Introducción

Como hemos comentado en los capítulos previos el ictus es una de las principales causas de muerte en el mundo y es responsable de uno de los mayores índices de incapacidad física e intelectual. Una de las posibles explicaciones a este hecho es la elevada prevalencia de hipertensión arterial (HTA) en la población, y especialmente en la población mayor de 60 años en la que en España, por ejemplo, se estima una prevalencia superior al 68 %.[1] De hecho, la HTA es el factor de riesgo cardiovascular modificable más prevalente en el mundo.

Sin considerar la edad, la HTA es, sin lugar a dudas, el factor de riesgo cardiovascular más relacionado con la patología cerebrovascular.[2] Asimismo, la HTA es el factor de riesgo más importante para la recurrencia de un ictus.[3]

Es conocido que una gran mayoría de los pacientes hipertensos fallece como consecuencia de complicaciones cerebrovasculares, ya sea en relación directa con la elevación de la PA, o con la arterioesclerosis vascular acelerada y agravada por la HTA. Lamentablemente, aunque el mayor logro del tratamiento antihipertensivo ha sido reducir en más del 40 % el riesgo de complicaciones cerebrovasculares atribuibles a la HTA,[4] éstas siguen representando la principal causa de morbimortalidad en los pacientes hipertensos.

Los mecanismos por los que la HTA provoca patología cerebral son diversos, complejos y no completamente aclarados. Los resultados de los últimos ensayos clínicos sobre tratamiento antihipertensivo y prevención primaria (HOPE,[5] LIFE,[6] SCOPE[7]) y secundaria (PROGRESS,[8] MOSES[9]) de ictus sugieren que la inhibición del sistema renina-angiotensina ofrecería una mayor neuroprotección, aunque todavía es controvertido si este efecto es independiente de la disminución de las cifras de PA. Otros estudios experimentales han destacado el efecto deletéreo de la angiotensina II sobre los vasos cerebrales como uno de los principales mecanismos causantes de patología cerebrovascular.

2 Presión arterial sistólica, diastólica, presión de pulso y riesgo de ictus

La relación entre PA y riesgo de ictus es continua, lineal e incluso a partir de unos valores tan bajos de presión como 115 mmHg de PAS o 70 mmHg de PAD.[3] Asimismo, la relación está establecida para todos los rangos de edad estudiados y es independiente de los valores de colesterol, hábito de fumar, consumo de alcohol o antecedentes de enfermedad cardiovascular previa.[3] Por otra parte, la HTA es el factor de riesgo más importante para la recurrencia de un ictus. Aunque la evidencia disponible proviene de estudios observacionales y cohortes pequeñas, también se establece una relación lineal entre los niveles de PA y el riesgo de recurrencia de ictus.[3]

Sin embargo, es preciso comentar que los resultados del estudio MRFIT *(Multiple Risk Factor Intervention Trial)*, uno de los principales estudios epidemiológicos por su elevada muestra (>350.000 individuos) y su tiempo de seguimiento (>10 años), sugieren que si bien tanto la PAS como la PAD están relacionadas de forma lineal con el riesgo de presentar un ictus, es el componente sistólico el principal predictor de daño cerebrovascular.[2] En este sentido, existen evidencias consistentes de que la presión de pulso (PP), y en consecuencia el incremento de la rigidez arterial, se correlaciona con la lesión cerebrovascular provocada por la HTA y, especialmente, por la HTA sistólica aislada. La PP (diferencia entre PAS y PAD) es una medida de la distensibilidad arterial y se relaciona con el proceso arterioscleroso y el envejecimiento. En un subanálisis del Estudio SHEP *(Systolic Hypertension in the Elderly Program)* realizado en 4.736 individuos con HTA sistólica aislada, se ha podido objetivar que por cada 10 mmHg que aumente la PP se incrementa un 11 % el riesgo de presentar un ictus.[10] Un estudio longitudinal realizado en 1.715 hipertensos seguidos durante una media de ocho años también ha mostrado cómo una medida de rigidez aórtica, la velocidad de la onda de pulso carótida/femoral, es un predictor independiente para el desarrollo de un ictus mortal.[11]

Es importante destacar que en las próximas décadas el incremento de la población mayor de 65 años y la mayor prevalencia de HTA en esta población incrementarán el número de individuos en riesgo de padecer un ictus y un deterioro de la función cognitiva. La HTA sistólica aislada es el principal tipo de HTA que se observa en la población anciana y se estima una prevalencia superior al 60 %.[1] El mecanismo básico que origina el progresivo aumento de la PAS con la edad es la pérdida de la elasticidad y distensibilidad de las grandes y medianas arterias. Por estos motivos, no es de extrañar que las tres cuartas partes de los ictus afecten a individuos mayores de 65 años.

2.1 Mecanismos fisiopatológicos implicados

A pesar de esta indudable relación epidemiológica entre la elevación de la PA y el desarrollo de un ictus, los mecanismos etiopatogénicos son múltiples y no completamente aclarados (véase la tabla 1). Entre ellos cabe destacar:

– Un incremento de la presión intraluminal que provocaría una alteración de la función endotelial y del músculo liso de la pared arterial. Ello aumentaría la permeabilidad de la barrera hematoencefálica y ocasionaría un edema cerebral focal o multifocal.
– Lesión endotelial, que provocaría también la formación local de trombos y lesiones isquémicas.
– Necrosis fibrinoide: ocasionaría infartos lacunares a través de estenosis u oclusiones focales.
– Cambios degenerativos en el endotelio y músculo liso de la pared vascular que predispondrían a la aparición de hemorragias cerebrales.
– Cambios estructurales adaptativos en los vasos de resistencia. A pesar del efecto positivo de reducir la presión de la pared del vaso, el incremento de la resistencia vascular distal puede comprometer la circulación colateral y aumentar el riesgo de episodios isquémicos relacionados con fenómenos de hipotensión, o bien situados distalmente a una estenosis.
– La HTA acelera el proceso arterioscleroso, en general, y se incrementa así el riesgo de presentar lesiones cerebrales relacionadas con estenosis o embolismos de grandes vasos extracraneales, arco aórtico o corazón.

Estrés mecánico (lesión endotelial).
Disfunción endotelial (pérdida de la capacidad vasodilatadora).
Aumento de la permeabilidad vascular.
Apertura de canales iónicos.
Hipertrofia de las células musculares lisas (reducción de la luz vascular).
Contracción de las células musculares lisas (aumento del tono vascular).
Síntesis de fibras de colágeno (rigidez vascular).
Trasudación de productos plasmáticos hacia la pared vascular.

Tabla 1. Mecanismos fisiopatológicos en la arteriopatía cerebral hipertensiva.

3 Circulación cerebral e hipertensión arterial

La autorregulación de la circulación cerebral es el conjunto de mecanismos que protegen al cerebro de la isquemia en situaciones de baja perfusión cerebral y previenen del riesgo de edema cerebral ante elevaciones de la PA. Los mecanismos implicados en la autorregulación cerebral comprenden distintos factores, entre los que destacan los factores endoteliales, neurogénicos, metabólicos y miogénicos. También juegan un papel en la regulación del flujo sanguíneo cerebral (FSC) el sistema nervioso simpático (su activación desplaza el límite superior de la autorregulación hacia presiones arteriales más elevadas) y el sistema renina-angiotensina (su activación desplaza la curva de autorregulación hacia la derecha). Otro de los factores que condiciona el FSC es la viscosidad plasmática. La viscosidad depende del hematocrito, de la situación de la agregación celular y de la concentración proteica, especialmente del fibrinógeno. En el hipertenso, el valor absoluto del FSC es el mismo que en el normotenso, dado que la curva de autorregulación cerebral está desplazada hacia la derecha tanto en lo que respecta al límite inferior como al superior. De este modo, aunque se toleran cifras de presión más elevadas, disminuye la tolerancia a la hipotensión, que es capaz de determinar hipoxia tisular por disminución de la presión de perfusión cerebral. Sin embargo, a pesar del fenómeno fisiológico de autorregulación cerebral, el aumento sostenido de las cifras de PA, característico de la HTA establecida, conlleva una vasoconstricción mantenida en las arteriolas y pequeñas arterias cerebrales que determinará la existencia de cambios estructurales en los vasos y favorecerá la aparición de diversos tipos de lesiones cerebrales. Estos cambios se caracterizan, fundamentalmente, por una hipertrofia de la pared vascular y por una disminución del diámetro interno y externo de los vasos, fenómeno que conocemos como remodelado vascular.[12]

3.1 *Circulación cerebral y tratamiento antihipertensivo*

Después de un tratamiento antihipertensivo efectivo el desplazamiento a la derecha de la curva de autorregulación cerebral observado en la HTA crónica puede regresar, sin observarse cambios significativos en el flujo sanguíneo cerebral, que incluso puede verse aumentado, a pesar de una reducción de la PA. Esto es probablemente debido a una regresión del remodelado vascular o a una disminución de las resistencias vasculares. En algunos pacientes, esta readaptación de la autorregulación cerebral puede ser observada tras un año de tratamiento antihipertensivo efectivo. No obstante, en los casos de HTA de muy larga evolución, donde los cambios estructurales y funcionales de los vasos son difícilmente reversibles a pesar de un tratamiento antihipertensivo, el proceso de readaptación de la curva de autorregulación es poco probable y el límite inferior de autorregulación permanece alto. De esta manera, algunos pacientes hipertensos han mostrado una disminución del flujo cerebral y el desarrollo de un ictus isquémico, ocasionado por niveles de presión bajos, que pueden estar provocados, a su vez, por un tratamiento antihipertensivo excesivo. Sin embargo, la posible relación entre niveles de PA, asociada al fenómeno de curva en «J», y morbimortalidad por ictus no está bien demostrada, con estudios que muestran resultados controvertidos.

En contra de la curva en «J», se acaba de publicar un subanálisis del estudio INVEST en el que se ha podido observar que en los pacientes con un alto riesgo de padecer un ictus, como son los hipertensos afectos de una enfermedad coronaria estable, el hecho de conseguir una reducción de la PA por debajo de 140/90 mmHg era uno de los predictores de tener un menor riesgo de ictus.[13]

Si bien el tratamiento antihipertensivo es fundamental para la reducción del riesgo de presentar un ictus, es preciso diseñar una estrategia terapéutica que permita una reducción lenta y gradual de la PA y que mantenga un FSC constante, evitando hipotensiones bruscas, particularmente en pacientes de edad avanzada o en aquellos con una patología arteriosclerótica cerebral severa, en los cuales una reducción de la PA puede provocar una disminución del flujo sanguíneo cerebral.

4   Tratamiento antihipertensivo y prevención primaria de ictus

El beneficio de la disminución de la PA y la consecuente reducción de la probabilidad de padecer un ictus es una relación ampliamente demostrada. En la revisión efectuada por MacMahon,[14] ya en 1996, en la que se incluyeron diecisiete ensayos clínicos controlados y aleatorizados sobre los efectos del tratamiento antihipertensivo y la incidencia de ictus, se evidenciaba que una reducción de 5-6 mmHg en la PAD y de 10-12 mmHg en la PAS suponía una disminución del 35-40 % en la incidencia de ictus y de un 20 % en la mortalidad cardiovascular global. En estos diecisiete estudios se incluyeron 47.653 pacientes, con una edad media de 56 años y unas cifras medias de PA al inicio del estudio de 168/96 mmHg. En los pacientes a los que se les asignó un tratamiento activo, el 75 % era un diurético y en el 25 % un betabloqueante. El período de seguimiento medio fue de cinco años. El beneficio del tratamiento variaba en proporción directa al riesgo absoluto de ictus. Así, los mayores beneficios se objetivaron en personas de edad superior a 60 años, en pacientes con una PAD superior a 115 mmHg o en los que tenían antecedentes de ictus.

En la revisión de los diferentes ensayos clínicos sobre tratamiento antihipertensivo y morbimortalidad cardiovascular de 2000 efectuada por el grupo *Blood Pressure Lowering Treatment Trialists' Collaboration* se pudo objetivar que a mayor reducción de la PA se producía una mayor disminución del riesgo de padecer un ictus.[15] Las estrategias terapéuticas de reducción de la PA más «agresivas» reducían un 20 % más el riesgo relativo de padecer un ictus que las estrategias más conservadoras, y eso teniendo en cuenta que las diferencias de PA entre las dos estrategias terapéuticas eran sólo de 3 mmHg.

Según las recomendaciones de la Sociedad Internacional de Hipertensión[3] para la prevención de ictus y de las Directrices de la Sociedad Europea de Hipertensión de 2007[16] para el manejo de la HTA, el beneficio del tratamiento antihipertensivo no sólo es exclusivo del paciente hipertenso, sino también de individuos de alto riesgo con PA normal. Así, se estima que la reducción de la PA en grupos de alto riesgo reduce aproximadamente un 33 % el riesgo de padecer ictus. Por otra parte, diferentes ensayos clínicos han mostrado la efectividad de las cinco principales clases de fármacos antihipertensivos (diuréticos, betabloqueantes, inhibidores de la enzima de conversión de la angiotensina –IECA–, calcioantagonistas, antagonistas de los receptores de la angiotensina II –ARA II–) en la reducción del riesgo de padecer un ictus mediante el control de la PA.[3,16] En esta misma línea se ha postulado la última revisión del grupo *Blood Pressure Lowering Treatment Trialists'Collaboration*, publicada recientemente, en la que se han incluido 190.606 individuos provenientes de treinta y un ensayos clínicos.[17] En este metaanálisis la reducción de la PA ha mostrado su claro beneficio en la prevención de episodios cardiovasculares (incluyendo ictus fatal y no fatal) tanto en individuos con edad < 65 años como en los de edad > 65 años, así como para todos los regímenes terapéuticos utilizados.[17]

Por otra parte, también existen estudios que han mostrado el beneficio del tratamiento con calcioantagonistas (estudio ASCOT-BPLA:[18] amlodipino ± perindopril versus atenolol ± bendroflumetiazida; estudio FEVER:[19] felodipino + hidroclorotiacida a dosis bajas versus monoterapia con hidroclorotiacida) en la prevención de un ictus, aunque en estos estudios el grupo que recibía un calcioantagonista tenía al final del estudio una mayor reducción de la PA. Sin embargo, en un metaanálisis que incluía 179.122 individuos de veintiocho ensayos clínicos sí que se evidenció que el tratamiento con calcioantagonistas, y no con IECA, reducía de forma significativa el riesgo de ictus en comparación con el tratamiento con diurético/betabloqueante.[20] Los autores comentaban que la reducción de la PA y el tratamiento con calcioantagonistas reducían de forma independiente la incidencia de ictus,[20] y que las propiedades antiarterioscleróticas de los calcioantagonistas, observadas en algunos estudios, podrían explicar el beneficio observado con estos fármacos.

Durante los últimos años también se han publicado una serie de estudios, fundamentalmente realizados con ARA II, que sugieren que estos nuevos fármacos pueden tener una mayor eficacia en la prevención primaria del ictus. Así, en el estudio LIFE *(Losartan Intervention For Endpoint reduction in hypertension study)*[6] se incluyeron 9.193 pacientes hipertensos de 55-80 años con hipertrofia del ventrículo izquierdo. Los pacientes se aleatorizaron a recibir losartán o atenolol. Tras cuatro años de seguimiento, el grupo con losartán tenía una reducción significativa del riesgo relativo de ictus mortal y no mortal del 25 %. Este resultado se obtuvo con una reducción de la PA de 30,2/16,6 mmHg en el grupo losartán frente a 29,1/16,8 mmHg del grupo atenolol, por lo que se especula con un efecto protector del losartán más allá de la reducción de la PA. No obstante, es preciso matizar que incluso pequeñas diferencias de PA podrían justificar estas diferencias y, por lo tanto, son necesarios más estudios que clarifiquen si existe algún grupo farmacológico superior a otro en la prevención primaria de ictus. El estudio SCOPE *(Study on Cognition and Prognosis in the Elderly)*[7] incluía pacientes hipertensos ancianos, que fueron aleatorizados a recibir candesartán versus placebo con la adición en abierto de los fármacos antihipertensivos necesarios para el control de la PA. El objetivo primario (combinación de muerte cardiovascular, ictus e infarto de miocardio) se redujo un 10,9 % en el grupo de candesartán, en comparación con el grupo placebo, sin alcanzar la significación estadística. De las variables que componían el objetivo primario, sólo la reducción de ictus no fatal fue significativa (27,8 %; 95 % IC: 1,3-47,2; p = 0,04). Sin embargo, existían diferencias en cuanto a la reducción de la PA conseguida a favor del grupo de candesartán (media de 3,2/1,6 mmHg; aunque no significativo).

4.1 Población muy anciana y prevención de ictus

Como se ha comentado anteriormente, dada la íntima relación entre el proceso de envejecimiento y la alta prevalencia de HTA, así como el hecho de que la edad y la HTA son los factores más importantes para el desarrollo de un ictus, esta enfermedad tiene un gran impacto en el anciano. En relación con si se debe tratar a individuos con edad > 80 años, se disponía hasta la fecha de un metaanálisis (1.670 individuos con edad > 80 años) en el que se mostraba que el tratamiento antihipertensivo previene un 34 % (IC 95 %: 8-52) la aparición de un ictus y no se observó beneficio del tratamiento para muerte cardiovascular o muerte por cualquier causa.[21] Recientemente se ha publicado el estudio HYVET[22] en el que se han incluido 3.845 pacientes con edad superior a 80 años y con cifras de PAS ≥160 mmHg. Se aleatorizaron, doble ciego, a recibir un diurético, la indapamida de liberación sostenida, versus placebo. Se podía añadir perindopril (2-4 mg) para alcanzar el objetivo de control de PA, marcado en el estudio, que fue por debajo de 150/80 mmHg. El objetivo primario era ictus fatal o no fatal. El estudio finalizó prematuramente por razones éticas, aconsejado por un comité de registro de datos independiente, debido al menor número de muertes por cualquier causa (uno de los objetivos secundarios) ocurrido en el grupo con tratamiento activo. Así, a los 2 años de seguimiento, y en el análisis por intención de tratar, se objetivó en el grupo activo una reducción del 30 % en la tasa de ictus fatal y no fatal, aunque sin llegar a alcanzar la significación estadística (IC 95 %: -1-51; p = 0,06). En relación con los objetivos secundarios, sí que se observó una reducción significativa del 21 % en la muerte por cualquier causa (p = 0,02), reducción significativa del 39 % en la muerte por ictus (p = 0,046), del 23 % en la muerte cardiovascular (p = 0,06), así como una reducción significativa del 64 % en los casos de insuficiencia cardíaca (p < 0,001). La diferencia en la reducción de la PA entre los dos grupos fue de 15,0/6,1 mmHg a favor del tratamiento activo. Así, la evidencia disponible en individuos de edad > 80 años parece indicar que el tratamiento antihipertensivo es beneficioso en este grupo de población con una reducción de la morbimortalidad. En cualquier caso, la asistencia médica en la población anciana debe estar fundamentada en el uso y aplicación de la Valoración Geriátrica Integral.

5 Tratamiento antihipertensivo y prevención secundaria de ictus

Los resultados del *UK Transient Ischaemic Attack* (UK-TIA) *Aspirin Trial*[3] ya mostraron una relación continua entre cifras de PA y riesgo de ictus en pacientes con antecedentes de patología cerebrovascular. Sin embargo, existen pocos estudios prospectivos que valoren la eficacia del tratamiento antihipertensivo en la recurrencia de un ictus. En la revisión efectuada por MacMahon[14] en 1996 se evaluaron cuatro estudios en pacientes con antecedentes de patología cerebrovascular, con y sin hipertensión. En total eran 2.742 pacientes, de edad media 66 años, con cifras de PA al inicio del estudio de 160/92 mmHg. Los fármacos utilizados eran diuréticos y betabloqueantes. Se siguieron una media de 2,6 años, reduciendo la PAS entre 6-8 mmHg y la PAD 3-4 mmHg. A pesar de lo mostrado por los estudios epidemiológicos, en los que el subgrupo de pacientes hipertensos con antecedentes de ictus tendría un mayor beneficio del tratamiento antihipertensivo, los resultados de estos cuatro estudios no evidenciaron una reducción significativa de la incidencia de ictus. Probablemente, fuera debido a que la muestra era pequeña y que se precisa una mayor reducción de las cifras de PA. Así, el metaanálisis realizado por Gueyffier *et al.*[24] (INDANA: I*ndividual Data Analysis of Antihypertensive intervention trials*), que incluía a 6.752 pacientes provenientes de nueve estudios, demostró una disminución en la recurrencia de ictus en el grupo de pacientes que seguía un tratamiento activo, frente al grupo control (riesgo relativo: 0,72 con un IC del 95 %: 0,61-0,85).

En la actualidad existen pocos estudios que hayan evaluado de forma específica el beneficio del tratamiento antihipertensivo en pacientes con antecedentes de un ictus y que se puedan analizar también desde el punto de vista metodológico. El estudio PROGRESS *(Perindopril Protection Against Recurrent Stroke Study)*,[8] diseñado para determinar los efectos de un tratamiento hipotensor en pacientes hipertensos y no hipertensos con antecedentes de ictus (isquémico, hemorrágico) o AIT, ha demostrado también la eficacia de la reducción de la PA en la prevención secundaria de ictus. En este ensayo controlado y aleatorizado, llevado a cabo en 6.105 individuos seguidos una media de cuatro años, se demostró que un tratamiento antihipertensivo combinado basado en perindopril (4 mg/día) y el diurético indapamida (2,5 mg/día) producía una disminución media de la PAS/PAD de 12/5 mmHg y reducía, de forma significativa, un 43 % el riesgo relativo de ictus, en comparación con el grupo placebo. Estos resultados se observaron por igual tanto en hombres como en mujeres, en pacientes con o sin diabetes mellitus, así como en pacientes hipertensos y en individuos con PA normal. El tratamiento en monoterapia con perindopril redujo la PA en 5/3 mmHg y también el riesgo relativo de ictus pero no de forma significativa.

El estudio MOSES *(Mortality and Morbidity after Stroke Eprosartan vs Nitrendipine in Secondary Prevention)*[9] es el primer estudio que ha comparado dos fármacos, eprosartán vs nitrendipino, en la prevención secundaria del ictus. El objetivo de este estudio era evaluar si el tratamiento con eprosartán era mejor que el tratamiento con nitrendipino, a igualdad de reducción de cifras de la PA, en la prevención de enfermedad cerebrovascular y morbimortalidad cardiovascular en pacientes hipertensos con antecedentes de un ictus. Es un estudio de diseño PROBE *(prospective, randomized, open, blinded end point)*, en el que se incluyeron 1.405 hipertensos (con una edad media de 67,9 años) que habían padecido un ictus en los veinticuatro meses previos y se aleatorizaron a recibir eprosartán (600 mg/día) o nitrendipino (10 mg/día). Para el control de la PA por debajo de 140/90 mmHg se podían añadir diuréticos, alfa o betabloqueantes o bloqueantes centrales (si era clínicamente necesario se podían añadir IECAs, ARA II o calcioantagonistas). El seguimiento medio fue de 2,5 años. El objetivo primario era una variable compuesta de mortalidad total y todos los episodios cardio y cerebrovasculares (incluidas todas las recurrencias en el mismo paciente). Se alcanzaron reducciones similares de la PA en ambos grupos (confirmado por MAPA de 24 horas). En el grupo de eprosartán ocurrieron significativamente menos episodios del objetivo primario (206) que en el grupo de nitrendipino (255). El análisis del objetivo secundario (que fue analizar los episodios por separado), mostró únicamente que el grupo de eprosartán reducía significativamente un 25 % el número de ictus mortales y no mortales. El estudio MOSES sugiere que, añadido al efecto antihipertensivo, la utilización del ARA II eprosartán podría ser más beneficiosa que el calcioantagonista nitrendipino en la prevención secundaria del ictus.

6　Sistema renina-angiotensina e ictus

Diversos estudios experimentales y de prevención primaria y secundaria sugieren que el bloqueo del sistema renina-angiotensina puede desempeñar un papel importante en la protección frente a la enfermedad cerebrovascular (véase la tabla 2). Los datos parecen más evidentes para los ARA II que para los IECA, en los que el efecto protector no se ha podido desvincular del efecto beneficioso de la reducción de la PA por sí misma.

Estudio	Pacientes	Edad (años)	Seguimiento	Fármaco	Resultados
HOPE[5]	9.297 pacientes con alto riesgo cardiovascular	≥ 55 (media 66)	5 años	Ramipril vs. Placebo	Tto. activo: ↓32 % riesgo de ictus
LIFE[6]	9.193 hipertensos con HVI	55-80 (media 67)	4 años	Losartán vs. Atenolol	Tto. losartán: ↓25 % riesgo de ictus
SCOPE[7]	4.956 hipertensos	70-89 (media 76)	3,7 años	Candesartán vs. Placebo (se añadieron otros antiHTA)	Tto. candesartán: ↓27,8 % riesgo ictus no fatal
PROGRESS[8] (Prevención secundaria)	6.105 pacientes con antecedentes de ictus o AIT	Media 64	3,9 años	Perindopril (± Indapamida) vs. Placebo	Tto. activo: ↓28 % riesgo de ictus
MOSES[9] (Prevención secundaria)	1.405 hipertensos con antecedentes de ictus	Media 67,9	2,5 años	Eprosartán vs. Nitrendipino	Tto. eprosartán: ↓25 % riesgo de ictus

Tabla 2. Principales estudios que han relacionado el bloqueo del sistema renina-angiotensina con la prevención de enfermedad cerebrovascular. HVI: hipertrofia del ventrículo izquierdo; antiHTA: antihipertensivos; AIT: accidente isquémico transitorio.

Todos los componentes del sistema renina-angiotensina-aldosterona pueden ser sintetizados por el tejido cerebral. La angiotensina II puede ser sintetizada en el tejido cerebral, independientemente de la síntesis periférica, y actúa en estructuras cerebrales localizadas dentro y fuera de la barrera hematoencefálica. Tanto la angiotensina II circulante como la formada localmente en el cerebro, ejercen un control sobre el flujo sanguíneo cerebral mediante la estimulación de los receptores AT_1 situados en los vasos cerebrales y en el sistema nervioso simpático. La activación del sistema renina-angiotensina desplaza la curva de autorregulación hacia la derecha. Es conocido, tras un estudio con ratas espontáneamente hipertensas, que éstas tienen una activación del sistema renina-angiotensina cerebral y sistema simpático que provocan un incremento del tono cerebrovascular (con proliferación del músculo liso vascular) y una disminución de la capacidad vasodilatadora cerebral frente a hipotensiones.[25] Se ha observado que el bloqueo del sistema renina-angiotensina en ratas espontáneamente hipertensas disminuye el tono cerebrovascular y se mantiene el FSC a través de una vasoconstricción compensatoria de las arteriolas de resistencia. De esta manera, se mejora la tolerancia a la hipotensión, así como un aumento de la capacidad de adaptación a la reducción del flujo sanguíneo observado durante un ictus.[26] Durante la última década, varios estudios han mostrado que el sistema renina-angiotensina cerebral estaría implicado en el inicio y regulación de los procesos que ocurren durante la isquemia cerebral. En este sentido, existen estudios[27] que han objetivado que el tratamiento con un IECA o un ARA II previene la recurrencia de ictus en ratas espontáneamente hipertensas. Es posible que estudios a punto de ser publicados como el ONTARGET y el PRoFESS nos den más información sobre el papel de los sartanes en prevención del ictus.

Durante la isquemia cerebral, el mecanismo de autorregulación cerebral de protección del flujo sanguíneo cerebral falla. Como se ha comentado con anterioridad, se cree que el efecto favorable del bloqueo del sistema renina-angiotensina, mediante IECAs y ARA II, es mediante la normalización de la autorregulación cerebral.

BIBLIOGRAFÍA

1. Banegas JR, Rodríguez-Artalejo F, Ruilope LM, Graciani A, Luque M, de la Cruz-Troca JJ, *et al.* Hypertensión magnitude and management in the elderly population of Spain. J Hypertens 2002; 20: 2157-164.
2. Stamler J, Stamler R, Neaton JD. Blood pressure, systolic and dyastolic, and cardiovascular risks. Arch Intern Med 1993; 153: 598-615.
3. International Society of Hypertension Writing Group. International Society of Hypertension (ISH): Statement on blood pressure lowering and stroke prevention. J Hypertens 2003; 21: 651-63.
4. Collins R, Peto R, MacMahon S, Hebert P, Fiebach NH, Eberlein KA, *et al.* Blood pressure, stroke, and coronary heart disease. Part 2, short-term reductions in blood pressure: overview of randomised drug trials in their epidemiological context. Lancet 1990; 335: 827-38.
5. Bosch J, Yusuf S, Pogue J, Sleight P, Lonn E, Rangoonwala B, *et al.* on behalf of the HOPE Investigators. Use of ramipril in preventing stroke: double-blind randomised trial. BMJ 2002; 324: 1-5.
6. Dahlöf B, Devereux RB, Kjeldsen SE, Julius S, Beevers G, Faire U, *et al.* for the LIFE study group. Cardiovascular morbidity and mortality in the Losartan Intervention for Endpoint reduction in hypertension study (LIFE): a randomised trial against atenolol. Lancet 2002; 359: 995-1003.
7. Lithell H, Hansson L, Skoog I, Elmfeldt D, Hofman A, Olofsson B, *et al.* The Study on Cognition and Prognosis in the Elderly (SCOPE): principal results of a randomised double-blind intervention trial. J Hypertens 2003; 21: 875-86.
8. PROGRESS Collaborative Group. Randomised trial of a perindopril-based blood pressure lowering regimen among 6105 individuals with previous stroke or transient ischaemic attack. Lancet 2001; 358: 1033-041.

9. Schrader J, Lüders S, Kulchewski A,Hammersen F, Plate K, Berger J, *et al.* Morbidity and mortality after stroke, eprosartan compared with nitrendipine for secondary prevention. Principal results of a prospective randomized controlled study (MOSES). Stroke 2005; 36: 1218-224.

10. Domanski MJ, Davis BR, Pfeffer MA, Kastantin M, Mitchell GF. Isolated Systolic Hypertension. Prognostic information provided by pulse pressure. Hypertension 1999; 34: 375-80.

11. Laurent S, Katsahian S, Fassot C, Tropeano A-I, Gautier I, Laloux B, *et al.* Aortic stiffness is an independent predictor of fatal stroke in essential hypertension. Stroke 2003; 34: 1203-206.

12. Strandgaard S, Paulson OB. Cerebral blood flow and its pathophysiology in hypertension. Am J Hypertens 1989; 2: 486-92.

13. Coca A, Messerli FH, Benetos A, Zhou Q, Champion A, Cooper-DeHoff RM, *et al.* Predicting stroke risk in hypertensive patients with coronary artery disease. A report from the INVEST. Stroke 2008; 39: 343-48.

14. MacMahon S. Blood pressure and the prevention of stroke. J Hypertens 1996; 14: S39-S46.

15. Blood Pressure Lowering Treatment Trialists' Collaboration. Effects of ACE inhibitors, calcium antagonists, and other blood-pressure-lowering drugs: results of prospectively designed overviews of randomised trials. Lancet 2000; 355; 1955-964.

16. Mancia G, De Backer G, Dominiczak A, Cifkova R, Fagard R, Germano G, *et al.* 2007 ESH-ESC Practice Guidelines for the Management of Arterial Hypertension: ESH-ESC Task Force on the Management of Arterial Hypertension. J Hypertens 2007; 25: 1751-762.

17. Blood Pressure Lowering Treatment Trialists' Collaboration. Effects of different regimens to lower blood pressure on major cardiovascular events in older and younger adults: meta-analysis of randomised trials. BMJ 2008; 336: 1121-123.

18. Dahlof B, Sever PS, Poulter NR, Wedel H, Beevers DG, Caulfield M, *et al.* Prevention of cardiovasculars events with an antihypertensive regimen of amlodipine adding perindopril as required versus atenolol adding bendroflumethiazide as required, in the Anglo-Scandinavian Cardiac Outcomes Trial-Blood Pressure Lowering Arm (ASCOT–BPLA): a multicentre randomised controlled trial. Lancet 2005; 366: 895-906.

19. Liu L, Zhao Y, Liu G, Li W, Zhang X, Zanchetti A for the FEVER study group. The Felodipine Event Reduction (FEVER) Study: a randomised long-term placebo-controlled trial in Chinese hypertensive patients. J Hypertens 2005; 23: 2157-172.

20. Verdecchia P, Reboldi G, Angeli F, Gattobigio R, Bentivoglio M, Thijs L, *et al.* Angiotensin-converting enzyme inhibitors and calcium channel blockers for coronary heart disease and stroke prevention. Hypertension 2005; 6: 386-92.

21. Gueyffier F, Bilpitt C, Boissel JP, Pocock S, Coope J, Cutler J, *et al.* Antihypertensive drugs in very old people: a subgroup meta-analysis of randomised controlled trials. INDANA Group. Lancet 1999; 353: 793-96.

22. Beckett NS, Peters R, Fletcher AE, Staessen JA, Liu L, Dumitrascu D, *et al.* Treatment of hipertensión in patients 80 years of age or older. N Engl J Med 2008; 358: 1-12.

23. Rodgers A, MacMahon S, Gamble G, Slattery J, Sandercock P, Warlow C for the United Kingdom Transient Ischaemic Attack Collaborative Group. Blood pressure and risk of stroke in patients with cerebrovascular disease. BMJ 1996; 313: 147.

24. Gueyffier F, Boissei JP, Boutitie F, Pocock S, Coope J, Cutler J *et al.* Effect of antihypertensive treatment in patients having already suffered from stroke. Stroke 1997; 28: 2562-577.

25. Saavedra JM. Brain and pituitary angiotensin. Endocr Rev 1992; 13: 329-80.

26. Squire IB. Actions of angiotensin II on cerebral blood flow autoregulation in health and disease. J Hypertens 1994; 12: 1203-208.

27. Stier CT Jr, Adler LA, Levien S, Chandler PN. Stroke prevention by losartan in stroke-prone spontaneously hypertensive rats. J Hypertens 1993; 11: 537-42.

Capítulo 4. Diabetes mellitus e ictus. Antidiabéticos en prevención

B. FUENTES, L. IDROVO, E. DÍEZ-TEJEDOR

Servicio de Neurología
Unidad de Ictus
Hospital Universitario La Paz, UAM
Madrid

Dirección para correspondencia
Hospital Universitario La Paz
Dra. B. Fuentes
hplapazneuro@meditex.es

1 Diabetes como factor de riesgo de ictus

Junto al ictus, la diabetes mellitus (DM) es otro de los problemas sanitarios más importantes en los países desarrollados por su prevalencia y morbimortalidad.

En España se calcula una prevalencia de DM diagnosticada de 1,1 a 1,4 millones de habitantes[1] y se estima que la incidencia de DM y sus complicaciones cardiovasculares se incrementarán en los próximos veinte a treinta años. Numerosos estudios epidemiológicos han demostrado que la DM es uno de los principales factores de riesgo cerebrovascular de los llamados modificables o potencialmente modificables.[2] Diversos estudios de cohortes y caso-control han cerciorado que el riesgo de infarto cerebral aumenta entre dos y seis veces con respecto a los pacientes no diabéticos y se ha estimado que el riesgo de ictus atribuido es de 18 % en hombres y de 22 % en mujeres[3] (véase la figura 1). El antecedente de DM se encuentra presente en aproximadamente un tercio de los pacientes con enfermedad cerebrovascular,[4] pero en el 60-80 % de los casos de ictus agudo sin DM se observa intolerancia a la glucosa, al alta hospitalaria o en el seguimiento a los tres meses.[5] Además, hay que considerar que los pacientes con DM presentan una gran carga de factores de riesgo vascular determinada por la frecuente asociación de hipertensión arterial, hiperlipemia, enfermedad coronaria o ateromatosis carotídea, todos ellos también factores de riesgo independientes para el desarrollo de un infarto cerebral.

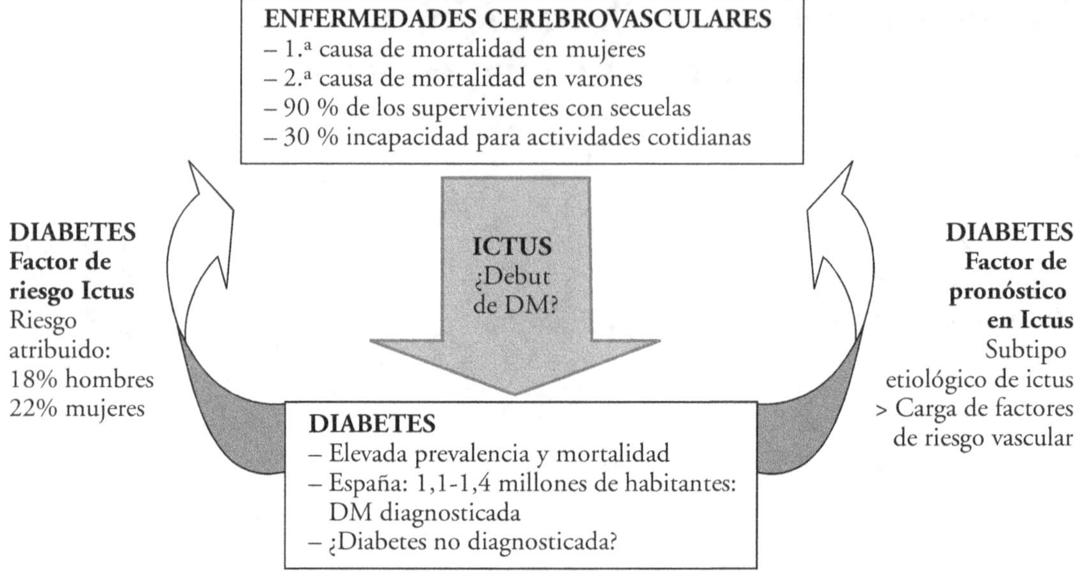

Figura 1. Epidemiología e interrelación ictus y diabetes.

2 Hiperglucemia en el infarto cerebral agudo, ¿una oportunidad para el diagnóstico de diabetes no conocida?

En los últimos años cada vez hay más evidencia sobre la influencia de la hiperglucemia en el pronóstico del ictus agudo, de forma que se está convirtiendo en un importante aspecto en el manejo de estos pacientes.[6] Diversos estudios han demostrado que la hiperglucemia es una de las complicaciones más frecuentes en la fase aguda del ictus. Se ha descrito que hasta un 50 % de los pacientes presentan niveles de glucemia superiores a 6,9 mmol/l y en cerca de un 70 % las cifras de glucemia son > 6,0 mmol/l, afectando a todos los subgrupos clínicos de infarto cerebral. Tanto la presencia de hiperglucemia en urgencias como la persistencia de ésta en las cuarenta y ocho y setenta y dos horas tras el inicio de los síntomas se ha relacionado con un mal pronóstico,[7, 8] independientemente de la edad, gravedad del ictus o subtipo de ictus.[6] Es más, puede contrarrestar el efecto beneficioso de la recanalización inducida por rt-PA.[9]

Aunque inicialmente se consideró que podría ser una respuesta por estrés basándose en la correlación existente entre la gravedad del ictus y los niveles séricos de glucosa, en los últimos años, diversos estudios han evaluado la hemoglobina glicosilada (HbA1c) con el objetivo de detectar la DM no conocida, cuya prevalencia en los pacientes con ictus agudo se ha estimado en el 6-42 %.[6] Son precisamente estos pacientes con DM no conocida los que podrían presentar una evolución peor y una recuperación funcional tras un ictus, por lo que es fundamental que se pueda reconocer precozmente. Es cierto que la identificación de la DM en la fase aguda del infarto cerebral es difícil si aplicamos los actuales criterios diagnósticos de DM, que exigen que el paciente no tenga una enfermedad aguda que pueda explicar la hiperglucemia como manifestación de estrés y recomiendan el uso de glucemia en ayunas con o sin una determinación en las dos horas siguientes a una sobrecarga oral de 75 g de glucosa, asumiendo que el test se realiza en un paciente clínicamente estable.[10] Sin embargo, en la fase aguda del ictus, es difícil la interpretación de la glucemia basal en ayunas, dado que puede estar interferida por la propia hiperglucemia de estrés, y la realización de un test de sobrecarga oral de glucosa puede no ser factible además de estar contraindicado. Por ello, se ha propuesto la utilización conjunta del valor glucemia plasmática en urgencias $\geq$ 6,1 mmol/l y de la hemoglobina glicosilada $\geq$ 6,2 mmol/l al haber demostrado ser buenos predictores de la presencia de DM tras el ictus con un valor predictivo positivo de 80 % y valor predictivo negativo del 96 %.[11] La confirmación de que muchos de los pacientes con hiperglucemia en la fase aguda del ictus son realmente diabéticos no conocidos, viene dada por diversos estudios que han realizado un seguimiento de los pacientes con ictus a los tres meses y demuestran que hasta el 24 % de los pacientes con ictus e hiperglucemia en la fase aguda son realmente diabéticos.[11] Por tanto, el seguimiento en estos pacientes sin antecedentes de DM pero con hiperglucemia en la fase aguda del ictus, podría permitir identificar esta enfermedad y aplicar las medidas terapéuticas necesarias. De hecho, *The Task Force on Diabetes and Cardiovascular Diseases of the European Society of Cardiology* (ESC) *and of the European Association for the Study of Diabetes* (EASD) recomiendan en sus guías de diabetes, prediabetes y riesgo vascular, la realización de un test de sobrecarga oral de glucosa en los pacientes sin DM, pero con enfermedad cerebrovascular (nivel de evidencia B, recomendación clase I).[12]

3   Influencia de la presencia de DM en el pronóstico del ictus

Los infartos de los pacientes con DM presentan unas peculiaridades que es necesario conocer y tener en cuenta, dado que pueden condicionar el pronóstico del ictus: los tipos de infarto cerebral más frecuentes en estos pacientes son el de origen aterotrombótico y el lacunar;[13,14] tienen una mayor predisposición a desarrollar complicaciones hemorrágicas, lo que condiciona parcialmente el empleo de tratamientos específicos como la trombolisis intravenosa (son criterios de exclusión tanto la hiperglucemia superior a 400 mg/dl como el antecedente de un ictus en un paciente diabético), y, por último, algunos estudios apuntan a una posible peor evolución de los pacientes diabéticos, aunque este aspecto se encuentra actualmente en controversia. Así, se ha relacionado el antecedente de DM con mayor mortalidad y una peor recuperación funcional al alta.[15] Pero no está completamente aclarado qué factores influyen en este pronóstico negativo. Por un lado, se ha señalado que sería el propio antecedente de DM lo que determinaría una mayor gravedad al ingreso, que estaría relacionada con una peor tolerancia del tejido cerebral del paciente diabético a la lesión isquémica, siendo frecuente la presencia de infartos cerebrales silentes o leucoencefalopatía vascular en estos pacientes. Sin embargo, estudios observacionales que han evaluado la gravedad al ingreso, no han encontrado diferencias.[16] Por otra parte, los pacientes diabéticos tienen una mayor predisposición a desarrollar complicaciones hospitalarias tras un infarto cerebral agudo, como infección urinaria, recurrencia de ictus e ictus en progresión,[16] lo que podría condicionar un peor pronóstico. Finalmente, tienen con mayor frecuencia hiperglucemia >155 mg/dl en las primeras horas del infarto cerebral, lo que también puede determinar su evolución.[8]

4   Prevención de ictus en el paciente diabético

Los pacientes con DM tienen hasta seis veces más riesgo de presentar un ictus comparado con la población no diabética. De éstos, hasta el 80 % desarrollarán complicaciones y probablemente mueran a causa de enfermedades macrovasculares, como enfermedad coronaria, enfermedad cerebrovascular o vasculopatía periférica.[17] Por tanto, las medidas preventivas van a estar orientadas a prevenir no sólo el ictus, sino también otras complicaciones micro y macrovasculares de la DM. Además de las medidas farmacológicas que detallaremos a continuación, la modificación del estilo de vida y la realización de ejercicio físico son aspectos esenciales en la prevención de complicaciones vasculares en estos pacientes. Aunque la DM es un factor claro de riesgo de recurrencias de ictus, estimándose que hasta el 9,1 % de los ictus recurrentes son directamente atribuibles a la DM,[18] la mayoría de la información sobre prevención de ictus procede del ámbito de la actuación primaria más que de la secundaria.[19,20] Los datos disponibles sobre el control metabólico y de los factores de riesgo asociados muestran que el ajuste de la glucemia y normalización de la HbA1c son más eficaces en la disminución de complicaciones microvasculares, mientras que la estrategia preventiva dirigida a reducir las manifestaciones macrovasculares debe incluir un enfoque más amplio, con especial control de la presión arterial y la administración de estatinas.

4.1   Control de los factores de riesgo vascular

- *Hipertensión:* el estrecho control de la presión arterial en los pacientes con DM determina una reducción del riesgo relativo de ictus de hasta un 44 %.[21] Además de medidas educacionales como régimen dietético, con restricción de sal, reducción de peso y ejercicio moderado, se recomienda el tratamiento farmacológico con hipotensores. Aunque la magnitud de la reducción de la presión arterial parece más importante que la elección de un determinado fármaco (nivel de evidencia IIa, recomendación grado B),[12] algunos estudios han mostrado un mayor beneficio con IECA o ARA-II, que además de disminuir el riesgo de ictus, presentan beneficios adicionales como la reducción de la progresión de la nefropatía diabética y de la albuminuria.[22] Por ello, las guías actuales de prevención de complicaciones vasculares en pacientes diabéticos recomiendan que todos los pacientes con DM e hipertensión arterial sean tratados con un régimen que incluya un IECA o un ARA-II, pudiendo asociarse fármacos hipotensores de otros grupos cuando sean necesarios para alcanzar el objetivo de presión arterial (< 130/80mm Hg).[17,19]

- *Dislipemia:* el estudio Heart Protection Study (HPS) (simvastatina 40 mg/día), en pacientes de alto riesgo vascular (incluyendo DM) mostró un beneficio significativo con una RRR de 25 % en ictus (mortal o no), además del 24 % en episodios vasculares (episodios coronarios, ictus o revascularización), 27 % en episodios coronarios (muerte coronaria o infarto de miocardio) y 17 % en muerte vascular.[23,24] El estudio CARDS *(Collaborative Atorvastatin Diabetes Study)* también mostró el beneficio del tratamiento con atorvastatina 10 mg en pacientes con DM tipo II, con una RRR del 37 % para episodios primarios, y una RRR del 48 % para ictus.[25] Las recomendaciones del *National Colesterol Education Program* ATP III (NCEP-ATP III) (APTIII),[26] y su actualización[27] recomiendan instaurar tratamiento si LDL ≥100 mg/dl en pacientes diabéticos, considerándose la DM como una situación de alto riesgo vascular.

4.2 Fármacos antidiabéticos

Aunque el control glucémico estricto reduce significativamente las complicaciones microvasculares como la retinopatía entre otras, todavía no está claro si este control de la hiperglucemia podría reducir complicaciones macrovasculares.[17] Entre los agentes antidiabéticos empleados en la práctica clínica habitual, se incluyen la insulina, las sulfonilureas, las biguanidas, los inhibidores de alfa-glucosidasa y, más recientemente, las tiazolidinedionas (véase la tabla 1). A continuación, se detallan algunos estudios de interés en prevención de ictus en pacientes tratados con fármacos antidiabéticos.

- *Insulina:* en pacientes con DM tipo 1 (DM-1) se realizó un estudio controlado, aleatorizado, en el cual se evaluaron los efectos de un tratamiento intensivo con insulina (tres o más dosis de insulina, glucemias preprandiales entre 70-120 mg/dl y posprandiales < 180 mg/dl) comparado con terapia convencional (una o dos dosis de insulina, con el fin evitar síntomas de hiperglucemia o hipoglucemia).[28] Tras un estrecho seguimiento de 1.441 pacientes con DM-1, el tratamiento intensivo demostró una reducción de hasta un 42 % (IC 95 %, 9-63 %; p = 0,02) en el riesgo acumulado de presentar un primer evento vascular (definido como un infarto de miocardio, ictus, muerte por causa vascular, infarto de miocardio subclínico, angina, revascularización mediante angioplastia o bypass aorto-coronario) y una disminución del 57 % el riesgo de tener un infarto de miocardio (no fatal), un ictus o muerte por causa vascular.[28] Además, un estudio realizado en una población de 110 japoneses no obesos con DM-2 en el que se comparó un tratamiento intensivo con insulina versus terapia convencional, demostró que los pacientes tratados en régimen intensivo tuvieron una reducción no significativa del riesgo (RRR

	Mecanismo	Población estudiada	Resultados principales	Limitaciones
Insulina	Efecto anti-aterogénico y antitrombótico.	DM- 1 Prevención 1.ª.	Disminución de riesgo del 57 % de un primer evento cerebrovascular.	Hipoglucemia, sobrepeso, múltiples dosis.
Sulfonilureas	Inhibición del Receptor SUR-1.	DM-2 Prevención 1.ª.	Mejor evolución y menor discapacidad en pacientes con infarto cerebral (ERm < 2).	Estudio retrospectivo.
Biguanidas (metformina)	Efecto antiaterogénico.	Obesos DM-2 Prevención 1.ª.	Reducción de riesgo del 42 % de un evento cerebrovascular.	Otros subanálisis con resultados negativos.
Tiazolidinedionas (pioglitazona)	Regulador del metabolismo lipoproteico, sensibilizador de insulina periférica y antiinflamatorio.	DM-2 Prevención 2.ª.	Reducción del 47 % de recurrencia de ictus.	Insuficiencia cardíaca, costes elevados.

Tabla 1. Fármacos antidiabéticos en prevención de ictus.

46 %) de presentar un evento vascular.[29] Por otra parte, el control intensivo con insulina podría presentar dificultades, como el sobrepeso y complicaciones médicas como la hipoglucemia.[33] Se necesitan nuevos estudios y una mejor evidencia para poder hacer conclusiones más firmes sobre el papel de la insulina en la prevención del ictus.

– *Sulfonilureas:* son agentes hipogluceminates que actúan mediante la despolarización de células beta pancreáticas vía inhibición de canales de K+-ATP dependientes. Los canales de K+-ATP dependientes son regulados por receptores de sulfonilurea tipo 1 (SUR1). Las sulfonilureas (glibenclamida, glicazida, glimepirida, etc.) actuarían bloqueando los SUR 1, inhibiendo los canales iónicos.[30] Estudios experimentales han revelado la presencia de canales de calcio no selectivos (NC Ca-ATP) regulados también por SUR 1 presente en astrocitos, que en condiciones de isquemia cerebral se sobreactivan causando edema citotóxico y muerte celular.[31] Además, se ha demostrado experimentalmente que estos canales se bloquean con el uso de glibenclamida disminuyendo así el edema cerebral, el volumen del infarto y la mortalidad hasta en un 50 %.[31] Recientemente, un análisis retrospectivo de 61 pacientes con DM-2 que presentaron un ictus y que se encontraban en tratamiento previo con sulfonilureas comparado con controles, tuvieron una significativa mejor recuperación neurológica (definida como una disminución de > 4 puntos en la NIHSS desde el ingreso al alta) (p = 0,007) y una menor discapacidad (ERm < 2) (p = 0,035) comparados con los controles. El mayor efecto se observó en pacientes que presentaron un infarto no lacunar. [30]

— *Biguanidas:* un subanálisis del estudio UKPDS *(UK Prospective Diabetes Study)* en pacientes obesos aleatorizados a recibir control glucémico estricto con metformina, sulfonilureas o insulina frente a tratamiento convencional, mostró que el grupo en tratamiento con metformina tuvo una reducción significativa en el número de eventos cerebrovasculares (p = 0,032) comparado con el grupo tratado con sulfonilureas o insulina, lo que llevó a sugerir el uso de metformina como fármaco de primera línea en los pacientes diabéticos con obesidad.[32] Sin embargo, en otro subanálisis del UKPDS de pacientes (obesos y no obesos) en el grupo de control glucémico intensivo y aleatorizados a recibir metformina o no, se encontró un incremento en la mortalidad de hasta el 60 % en el grupo aleatorizado a recibir tratamiento con metformina.[31] Así, en pacientes con DM-2 los beneficios del tratamiento con este fármaco no son del todo claros.

— *Tiazolidinedionas:* las tiazolidinedionas (pioglitazona, troglitazona, y rosiglitazona) son fármacos agonistas del receptor (gamma) proliferador de peroxisomas que estimulan la expresión de genes involucrados en la regulación del metabolismo lipoproteico, homeostasis de la glucemia, e inflamación tisular.[34] La pioglitazona tiene efectos pleitrópicos, y además de tener funciones reguladoras de la glucemia mediante un aumento de la sensibilidad de la insulina circulante en músculo y adipocitos, tienen la capacidad de:

1. Disminuir significativamente los niveles de triglicéridos.
2. Aumentar los niveles de HDL circulante.
3. Atenuar la proliferación y reactividad de células de músculo liso.
4. Aumentar los niveles de óxido nítrico.
5. Reducir la migración de monocitos hacia las lesiones ateroescleróticas y aumentar la fibrinolisis.

Recientemente, el estudio CHICAGO *(Carotid Intima-Media thickness in Atheroesclerosis Using Pioglitazone)* en pacientes con DM-2 evaluó el efecto de pioglitazona (15-45 mg) comparado con glimepririda (1-4 mg) durante setenta y dos semanas sobre el grosor íntima-media carotídeo (marcador de predicción de eventos cardiovasculares). Se objetivó mediante un estudio ultrasonográfico la regresión de hasta -0,001 mm el grosor íntima-media de las placas en carótidas en el grupo tratado con pioglitazona (diferencia entre grupos de −0,013, CI 95%, −0,024 mm, −0,002 mm; p = 0,02).[35] El estudio PROactive es un estudio de prevención secundaria de eventos vasculares en el que se reclutaron 5.238 DM-2 con historia de enfermedad macrovascular.[36] Se evaluó la eficacia de pioglitazona como tratamiento añadido a terapia convencional en la reducción de morbilidad macrovascular (infarto de miocardio, ictus) y mortalidad. En el subanálisis de este estudio, los pacientes con antecedentes de ictus en tratamiento con pioglitazona comparado con placebo tuvieron una reducción del riesgo de recurrencia de un nuevo ictus del 47 % (CI 95 %, 0,34-0,85; p = 0,008).[37] Los resultados de ensayos con otras tiazolidinedionas como troglitazona, muraglitazar, y rosiglitazona no han sido favorables en la prevención de eventos vasculares, y en algunos casos han presentado efectos adversos importantes como la insuficiencia cardíaca congestiva que han desaconsejado su uso.[38]

4.3 *Control glucémico estricto frente al tratamiento convencional*

En pacientes con DM-2 se ha observado un aumento de hasta un 18 % del riesgo de tener un evento vascular grave por cada incremento del 1 % en los niveles de HbA1c.[33] El estudio prospectivo de Diabetes del Reino Unido (UKPDS) fue el primero en demostrar que una estrategia terapéutica dirigida a un control glucémico estricto con antidiabéticos orales o insulina podría influir en el pronóstico de pacientes con DM-2.[39] El estudio AC-CORD (Action to Control Cardiovascular Risk in Diabetes) es un estudio multicéntrico, aleatorizado, diseñado para incluir más de diez mil personas que serían asignadas al grupo de control glucémico casi-normal (HbA1C < 6 %) o al grupo estándar (HbA1C 7-7,9 %) y que tiene como objetivo determinar si puede haber una reducción de los eventos vasculares en pacientes con DM-2 mediante el control intensivo de tres factores de riesgo vascular: hiperglucemia, dislipemia e hipertensión arterial. El objetivo primario de este ensayo era la presencia del primer evento vascular (infarto de miocardio, ictus, o muerte vascular), y, como objetivos secundarios, el análisis de mortalidad total, enfermedad coronaria, ictus, muerte por insuficiencia cardiaca, y complicaciones microvasculares. Sin embargo, el brazo de control estricto de la HbA1c ha sido prematuramente interrumpido debido a la observación de una mayor tasa de mortalidad en el grupo tratado de forma intensiva (control glucémico HbA1c < 6 %), aunque todavía no hay datos concretos de las posibles causas y los resultados definitivos se conocerán en el 2009.[40, 41]

4.4 *Otras medidas preventivas*

- *Modificación del estilo de vida.* Se recomienda insistir en la necesidad de modificar hábitos dietéticos, con menor ingesta de grasas (< 30 % del aporte energético diario) y el aumento de la actividad física, que permitiría mejorar el control glucémico, ayudar al mantenimiento o reducción de peso corporal, además de reducir el riesgo de complicaciones vasculares. Se aconseja practicar ciento cincuenta minutos de ejercicio aeróbico de intensidad moderada o noventa minutos de actividad aeróbica intensa por semana, distribuidos en tres días a la semana.[17]
- *Antiagregantes plaquetarios:* en prevención primaria de complicaciones vasculares se recomienda aspirina (75-162 mg/d) en aquellos pacientes diabéticos con alto riesgo vascular (mayores de 40 años o con factores de riesgo adicionales como historia familiar de enfermedades cardio o cerebrovasculares, hipertensión arterial, tabaquis-

mo, dislipidemia o albuminuria);[17] en prevención secundaria del ictus, las recomendaciones sobre antiagregación plaquetaria no difieren de las de los pacientes no diabéticos.[20]

5 Comentarios finales y resumen

- Tanto la enfermedad cerebrovascular como la DM son entidades muy frecuentes y estrechamente relacionadas, siendo esta última a la vez factor de riesgo y de pronóstico en el ictus.
- La enfermedad cerebrovascular es una frecuente complicación de la DM, pero también puede ser el debut de la misma, lo que permite su identificación y tratamiento cuando se realiza un seguimiento adecuado de estos pacientes.
- La prevención de ictus en los pacientes con DM exige una estrategia global, con actuaciones no sólo encaminadas al control metabólico con normalización de la glucemia, sino también a la reducción de la presión arterial y de los niveles de LDL-colesterol.
- El peso del control glucémico estricto en pacientes diabéticos en prevención de complicaciones macrovasculares, como el ictus, no está completamente aclarado y no existen estudios sobre el efecto de los fármacos hipoglucemiantes en prevención secundaria de ictus. Sin embargo, pioglitazona ha mostrado una reducción significativa de recurrencias en análisis secundarios de ensayos clínicos y las sulfonilureas podrían tener efecto protector en la isquemia cerebral aguda.

BIBLIOGRAFÍA

1. Goday A. Epidemiology of diabetes and its non-coronary complications. Rev Esp Cardiol 2002; 55(6): 657-70.
2. Lukovits TG, Mazzone TM, Gorelick TM. Diabetes mellitus and cerebrovascular disease. Neuroepidemiology 1999; 18(1): 1-14.
3. Stegmayr B, Asplund K. Diabetes as a risk factor for stroke. A population perspective. Diabetologia 1995; 38(9): 1061-068.
4. Jorgensen H, Nakayama H, Raaschou HO, Olsen TS. Stroke in patients with diabetes. The Copenhagen Stroke Study. Stroke 1994; 25(10): 1977-984.
5. Vancheri F, Curcio M, Burgio A, Salvaggio S, Gruttadauria G, Lunetta MC, *et al.* Impaired glucose metabolism in patients with acute stroke and no previous diagnosis of diabetes mellitus. QJM 2005; 98(12): 871-78.
6. Fuentes B, Díez-Tejedor E. General care in stroke: relevance of glycemia and blood pressure levels. Cerebrovasc Dis 2007; 24 Suppl 1:134-42.
7. Baird TA, Parsons MW, Phanh T, Butcher KS, Desmond PM, Tress BM, *et al.* Persistent poststroke hyperglycemia is independently associated with infarct expansion and worse clinical outcome. Stroke 2003; 34(9): 2208-214.

8. Fuentes B, Castillo J, San José B, Leira R, Serena J, Vivancos-Mora J, Dávalos A, Gil-Nuñez A, Egido J, Díez-Tejedor E, for the Stroke Project of the Cerebrovascular Diseases Study Group, Spanish Society of Neurology. The Prognostic Value of Capillary Glucose Levels In Acute Stroke. The GLIAS Study. Stroke (en prensa).
9. Alvarez-Sabin J, Molina CA, Montaner J, Arenillas JF, Huertas R, Ribo M, *et al.* Effects of admission hyperglycemia on stroke outcome in reperfused tissue plasminogen activator—treated patients. Stroke 2003; 34(5): 1235-241.
10. American Diabetes Association. Diagnosis and classification of diabetes mellitus. Diabetes Care 2007; 30 Suppl 1: S42-7.
11. Gray CS, Scott JF, French JM, Alberti KG, O'Connell JE. Prevalence and prediction of unrecognised diabetes mellitus and impaired glucose tolerance following acute stroke. Age Ageing 2004; 33(1): 71-7.
12. Ryden L, Standl E, Bartnik M, Van den Berghe G, Betteridge J, de Boer MJ, *et al.* Guidelines on diabetes, pre-diabetes, and cardiovascular diseases: executive summary. The Task Force on Diabetes and Cardiovascular Diseases of the European Society of Cardiology (ESC)

and of the European Association for the Study of Diabetes (EASD). Eur Heart J 2007; 28(1): 88-136.

13. Arboix A, Rivas A, Garcia-Eroles L, de Marcos L, Massons J, Oliveres M. Cerebral infarction in diabetes: clinical pattern, stroke subtypes, and predictors of in-hospital mortality. BMC Neurol 2005; 5(1): 9.

14. Tuttolomondo A, Pinto A, Salemi G, Di Raimondo D, Di Sciacca R, Fernandez P, *et al.* Diabetic and non-diabetic subjects with ischemic stroke: differences, subtype distribution and outcome. Nutr Metab Cardiovasc Dis 2008; 18(2): 152-57.

15. Megherbi SE, Milan C, Minier D, Couvreur G, Osseby GV, Tilling K, *et al.* Association between diabetes and stroke subtype on survival and functional outcome 3 months after stroke: data from the European BIOMED Stroke Project. Stroke 2003; 34(3): 688-94.

16. Ortega-Casarrubios MA, Fuentes B, San Jose B, Martinez P, Díez-Tejedor E. Influence of previous diagnosis of diabetes mellitus in the stroke severity and in-hospital outcome in acute cerebral infarction. Neurologia 2007; 22(7): 426-33.

17. Buse JB, Ginsberg HN, Bakris GL, Clark NG, Costa F, Eckel R, *et al.* Primary prevention of cardiovascular diseases in people with diabetes mellitus: a scientific statement from the American Heart Association and the American Diabetes Association. Circulation 2007; 115(1): 114-26.

18. Hillen T, Coshall C, Tilling K, Rudd AG, McGovern R, Wolfe CD, *et al.* Cause of stroke recurrence is multifactorial: patterns, risk factors, and outcomes of stroke recurrence in the South London Stroke Register. Stroke 2003; 34(6): 1457-463.

19. Sacco RL, Adams R, Albers G, Alberts MJ, Benavente O, Furie K, *et al.* Guidelines for prevention of stroke in patients with ischemic stroke or transient ischemic attack: a statement for healthcare professionals from the American Heart Association/American Stroke Association Council on Stroke: co-sponsored by the Council on Cardiovascular Radiology and Intervention: the American Academy of Neurology affirms the value of this guideline. Stroke 2006; 37(2): 577-617.

20. Fuentes B, Díez-Tejedor E, Gil-Nuñez A, Gil-Peralta A, Matías-Guiu J. Guía para el tratamiento preventivo de la isquemia cerebral. In: Díez-Tejedor E, editor. Guía para el diagnóstico y tratamiento del ictus Barcelona: Prous Science; 2006. p. 133-183.

21. Tight blood pressure control and risk of macrovascular and microvascular complications in type 2 diabetes: UKPDS 38. UK Prospective Diabetes Study Group. BMJ 1998; 317(7160): 703-13.

22. Gerstein HC. Reduction of cardiovascular events and microvascular complications in diabetes with ACE inhibitor treatment: HOPE and MICRO-HOPE. Diabetes Metab Res Rev 2002; 18 Suppl 3: S82-5.

23. Heart Protection Study Collaborative Group. MRC/BHF Heart Protection Study of cholesterol lowering with simvastatin in 20,536 high-risk individuals: a randomised placebo-controlled trial. Lancet 2002; 360(9326): 7-22.

24. Collins R, Armitage J, Parish S, Sleigh P, Peto R, Heart Protection Study Collaborative Group. MRC/BHF Heart Protection Study of cholesterol-lowering with simvastatin in 5963 people with diabetes: a randomised placebo-controlled trial. Lancet 2003; 361(9374): 2005-016.

25. Colhoun HM, Betteridge DJ, Durrington PN, Hitman GA, Neil HA, Livingstone SJ, *et al.* Primary prevention of cardiovascular disease with atorvastatin in type 2 diabetes in the Collaborative Atorvastatin Diabetes Study (CARDS): multicentre randomised placebo-controlled trial. Lancet 2004; 364(9435): 685-96.

26. National Cholesterol Education Program (NCEP) Expert Panel on Detection, Evaluation, and Treatment of High Blood Cholesterol in Adults (Adult Treatment Panel III). Third Report of the National Cholesterol Education Program (NCEP) Expert Panel on Detection, Evaluation, and Treatment of High Blood Cholesterol in Adults (Adult Treatment Panel III) final report. Circulation 2002; 106(25): 3143-421.

27. Grundy SM, Cleeman JI, Merz CN, Brewer HB,Jr, Clark LT, Hunninghake DB, *et al.* Implications of recent clinical trials for the National Cholesterol Education Program Adult Treatment Panel III guidelines. Circulation 2004; 110(2): 227-39.

28. Nathan DM, Cleary PA, Backlund JY, Genuth SM, Lachin JM, Orchard TJ, *et al.* Intensive diabetes treatment and cardiovascular disease in patients with type 1 diabetes. N Engl J Med 2005; 353(25): 2643-653.

29. Ohkubo Y, Kishikawa H, Araki E, Miyata T, Isami S, Motoyoshi S, *et al.* Intensive insulin therapy prevents the progression of diabetic microvascular complications in Japanese patients with non-insulin-dependent diabetes mellitus: a randomized prospective 6-year study. Diabetes Res Clin Pract 1995; 28(2): 103-17.

30. Kunte H, Schmidt S, Eliasziw M, del Zoppo GJ, Simard JM, Masuhr F, *et al.* Sulfonylureas improve outcome in patients with type 2 diabetes and acute ischemic stroke. Stroke 2007; 38(9): 2526-530.

31. Simard JM, Chen M, Tarasov KV, Bhatta S, Ivanova S, Melnitchenko L, *et al.* Newly expressed SUR1-regulated NC(Ca-ATP) channel mediates cerebral edema after ischemic stroke. Nat Med 2006; 12(4): 433-40.

32. Effect of intensive blood-glucose control with metformin on complications in overweight patients with type 2 diabetes (UKPDS 34). UK Prospective Diabetes Study (UKPDS) Group. Lancet 1998; 352(9131): 854-65.

33. Goff DC,Jr, Gerstein HC, Ginsberg HN, Cushman WC, Margolis KL, Byington RP, *et al.* Prevention of cardiovascular disease in persons with type 2 diabetes mellitus: current knowledge and rationale for the Action to Control Cardiovascular Risk in Diabetes (ACCORD) trial. Am J Cardiol 2007; 99(12A): 4i-20i.

34. Lincoff AM, Wolski K, Nicholls SJ, Nissen SE. Pioglitazone and risk of cardiovascular events in patients with type 2 diabetes mellitus: a meta-analysis of randomized trials. JAMA 2007; 298(10): 1180-188.

35. Mazzone T, Meyer PM, Feinstein SB, Davidson MH, Kondos GT, D'Agostino RB S, *et al.* Effect of pioglitazone compared with glimepiride on carotid intima-media

thickness in type 2 diabetes: a randomized trial. JAMA 2006; 296(21): 2572-581.

36. Dormandy JA, Charbonnel B, Eckland DJ, Erdmann E, Massi-Benedetti M, Moules IK, *et al.* Secondary prevention of macrovascular events in patients with type 2 diabetes in the PROactive Study (PROspective pioglitAzone Clinical Trial In macroVascular Events): a randomised controlled trial. Lancet 2005; 366(9493): 1279-289.

37. Wilcox R, Bousser MG, Betteridge DJ, Schernthaner G, Pirags V, Kupfer S, *et al.* Effects of pioglitazone in patients with type 2 diabetes with or without previous stroke: results from PROactive (PROspective pioglitAzone Clinical Trial In macroVascular Events 04). Stroke 2007; 38(3): 865-73.

38. Lipscombe LL, Gomes T, Levesque LE, Hux JE, Juurlink DN, Alter DA. Thiazolidinediones and cardiovascular outcomes in older patients with diabetes. JAMA 2007; 298(22): 2634-643.

39. Intensive blood-glucose control with sulphonylureas or insulin compared with conventional treatment and risk of complications in patients with type 2 diabetes (UKPDS 33). UK Prospective Diabetes Study (UKPDS) Group. Lancet 1998; 352(9131): 837-53.

40. ACCORD Study Group, Buse JB, Bigger JT, Byington RP, Cooper LS, Cushman WC, *et al.* Action to Control Cardiovascular Risk in Diabetes (ACCORD) trial: design and methods. Am J Cardiol 2007; 99(12A): 21i-33i.

41. Engl J N. The Action to Control Cardiovascular Risk in Diabetes Study Group. Effects of Intensitive Glucose Lowering in Type 2 Diabetes. 2008; 358: 2545-559.

Capítulo 5. Dislipemia e ictus. Hipolipemiantes en prevención de ictus isquémico

M. Blanco, M. Rodríguez-Yáñez, R. Leira

Servicio de Neurología
Unidad de Ictus
Hospital Clínico Universitario de Santiago
de Compostela
Santiago de Compostela

Dirección para correspondencia
Hospital Clínico Universitario de
Santiago de Compostela
Dr. M.Blanco
mblancogo@yahoo.es

1　Introducción

Los fármacos hipolipemiantes, en especial las estatinas, son en la actualidad uno de los tratamientos clave en la prevención de la cardiopatía isquémica.[1] Esto se basa en numerosos ensayos clínicos que analizaron el beneficio de las estatinas en la prevención primaria y secundaria de la enfermedad coronaria. Sin embargo, en muchos de estos ensayos clínicos también se ha demostrado el beneficio del tratamiento con estatinas en la prevención del ictus isquémico,[2] lo que hace que hoy en día se puedan considerar las estatinas como un fármaco imprescindible dentro del arsenal terapéutico en la prevención del ictus isquémico.

2　Lípidos y riesgo vascular

Anitschov, un patólogo ruso de principios del siglo XX, afirmaba que «no puede haber ateroma sin colesterol». La evidencia epidemiológica apunta claramente en esta dirección al igual que los conocimientos actuales sobre la patogenia de la arterosclerosis.

El primer paso en la aterogénesis va a ser el daño endotelial. El endotelio es un tipo de epitelio plano simple que recubre el interior de los vasos sanguíneos formado por células endoteliales. Estas células son capaces de generar sustancias moduladoras de funciones locales protrombóticas y antitrombóticas, vasoconstrictoras y vasodilatadoras, pro y antiinflamatorias y de controlar el crecimiento de la pared vascular.[3] En el momento en que existe una alteración de su estructura o de su función, el lecho vascular es incapaz de responder de forma fisiológica, lo que es conocido como disfunción endotelial.[4] Los niveles elevados de colesterol,[5] junto con otros factores de riesgo vascular, son capaces de activar y lesionar las células endoteliales, lo que origina una disfunción endotelial. Ésta, a su vez, promueve la adhesión de plaquetas y monocitos a la pared vascular, liberando factores de crecimiento que inducen a la proliferación de células musculares lisas, que perturba el equilibrio trombótico-trombolítico y el control del tono vascular, lo que favorece la aparición local de procesos de agregación plaquetaria, adherencia de neutrófilos y proliferación celular.[6]

El papel del LDL-colesterol, tanto en el origen de la disfunción endotelial como en el desarrollo de la placa de ateroma, se basa principalmente en la alta afinidad que presenta a la oxidación. Las LDL-oxidadas van a originar de forma directa alteración en la función endotelial, van a estimular reacciones inflamatorias antígeno-anticuerpo e interactuar con los macrófagos facilitando su endocitosis y formación de células espumosas.

El papel del colesterol como factor de riesgo vascular ha estado centrado principalmente en su relación con la enfermedad coronaria. En el estudio MRFIT, en el que se siguieron 356.222 hombres sin historia de cardiopatía isquémica y a los que se les monitorizó los niveles de colesterol, se observó una relación exponencial entre el riesgo de muerte por cardiopatía isquémica y los niveles de colesterol total, atribuyéndose un 46 % de las muertes a niveles de colesterol total por encima de 180 mg/dl.[7] Esta relación también se ha visto en mujeres y persiste a pesar de otros factores de riesgo vascular. Estudios posteriores demostraron como la incidencia de coronariopatía está directamente relacionada con la concentración plasmática de LDL-colesterol e inversamente proporcionada a los niveles de HDL-colesterol.[8]

Estos rotundos resultados han llevado a que en 1988 primero y posteriormente en 2001, la *National Cholesterol Education Program* (NCEP) publicara el *Adult Treatment Panel* (ATP) destinado a orientar a los profesionales de la salud sobre la necesidad de reducir los niveles de colesterol para la prevención de la enfermedad coronaria.[11]

Sin embargo, la importancia de los lípidos en el riesgo vascular cerebral es más controvertida. En un trabajo extraído del *Atherosclerosis Risk in Communities* (ARIC) en el que se siguieron más de 14.000 personas durante diez años, sólo se encontró una débil asociación entre los 305 pacientes que presentaron un ictus isquémico y las concentraciones de lípidos plasmáticos (LDL-colesterol, HDL-colesterol, apolipoproteína B, apolipoproteína A-1 y triglicéridos).[9] Resultados similares han sido encontrados analizando la cohorte del *Framinghan Heart Study and Cardiovascular Health Study*.[10] En un metaanálisis de 45 estudios prospectivos reclutando unos 450.000 sujetos, entre los que se produjeron 13.000 ictus, no se encontró relación entre los niveles plasmáticos de colesterol total y la incidencia de ictus.[11]

Contrariamente, dos grandes estudios epidemiológicos, el *Honolulu Heart Study of Hawaiian Men of Japan Ancestry*[12] y el *Multiple Risk Factor Intervention Trial*[13] mostraron asociación entre los niveles elevados de colesterol y riesgo de ictus. Un estudio más reciente basado en las 27.937 mujeres del *Women's Health Study* seguidas durante once años, encontró una fuerte asociación entre el riesgo de ictus isquémico y los niveles de colesterol total y LDL-colesterol.[14]

De acuerdo con todos estos datos, no es fácil establecer una clara evidencia entre las concentraciones plasmáticas de lípidos y el riesgo de ictus, por lo que considerar los lípidos como factor de riesgo de ictus sigue siendo controvertido. No obstante, esta relación se ha ido estrechando en los últimos años gracias a numerosos ensayos clínicos de pacientes tratados con estatinas.

3　Estatinas e ictus

A pesar de que los estudios epidemiológicos no han sido capaces de establecer una clara relación de riesgo entre concentraciones plasmáticas de lípidos e ictus, numerosos estudios clínicos de intervención con fármacos hipolipemiantes han demostrado esta relación. A continuación, analizaremos los resultados de los ensayos clínicos más destacados (véase la figura 1).

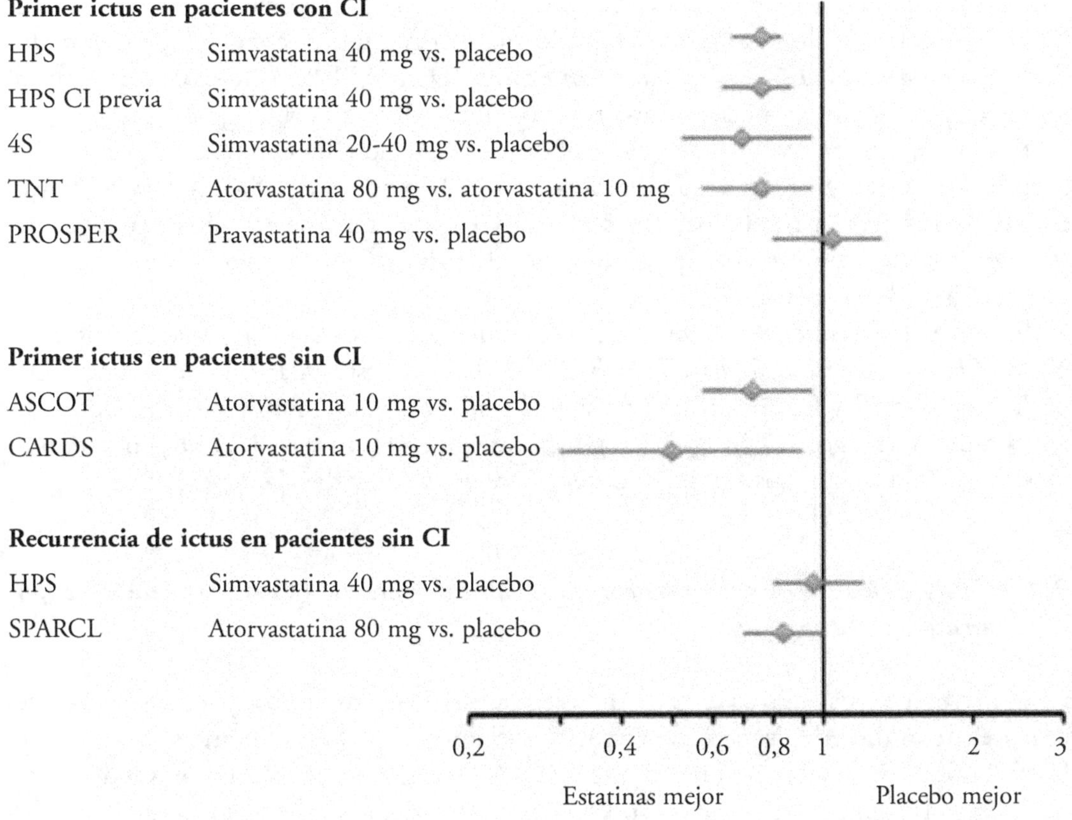

Figura 1. Ensayos clínicos en los que se analiza el riesgo de ictus en pacientes con y sin tratamiento con estatinas.

3.1 Ensayos clínicos de pacientes con cardiopatía isquémica sin enfermedad cerebrovascular asociada que presentan un primer episodio de ictus

En un metaanálisis de más de 90.000 pacientes incluidos en veintiseis ensayos clínicos aleatorios de estatinas frente a placebo en pacientes con antecedentes de cardiopatía isquémica, se observó en el grupo de pacientes tratados con estatinas una reducción del riesgo del primer episodio de ictus del 21 % (OR 0,79 [0,73-0,85]), y este beneficio se puso en relación con el descenso de los niveles de LDL-colesterol.[2]

En el *Heart Protection Study* (HPS) se aleatorizaron 20.536 pacientes a simvastatina 40 mg frente a placebo. Todos los pacientes estaban en riesgo o padecían cardiopatía isquémica y en más del 84 % no había historia de ictus previo. En un seguimiento de 4,8 años se observó una reducción del riesgo de ictus del 25 % (IC al 95 % de 15-34 %), sin observarse mayor incidencia de hemorragias en el grupo tratado.[15]

En el *Scandinavian Simvastatin Survival Study* (4S), se incluyeron 4.444 pacientes con historia de cardiopatía isquémica sin ictus, aleatorizándose tres grupos: simvastatina 20 mg, simvastatina 40 mg y placebo. Tras 5,4 años de seguimiento se observó una reducción media de los niveles de LDL-colesterol del 35 % y un incremento del 1 % en el grupo placebo. En estudios posteriores, se demostró una reducción del riesgo de ictus del 30 % (IC al 95 % de 4-48 %).[16] Estos resultados fueron replicados por otros estudios como el *Cholesterol and Recurrent Events* (CARE) o el *Pravastatin in Ischemic Disease* (LIPID) en los que se comparó 40 mg de pravastatina con placebo observándose una reducción del riesgo del 22 %.

El estudio *Treating to New Targets* (TNT) fue diseñado para comparar dosis bajas de atorvastatina (10 mg) frente a dosis elevadas (80 mg) en prevención de eventos cardiovasculares. Se incluyeron 10.001 pacientes y fueron seguidos durante 4,9 años. Los pacientes tratados con 80 mg de atorvastatina tuvieron una reducción del riesgo de ictus del 23 % (IC del 95 % de 7-36 %).[17]

El único ensayo que mostró resultados diferentes a todos los previos, fue el *Prospective Study of Pravastatin in the Elderly at Risk* (PROSPER). En este ensayo se incluyeron 5.804 pacientes entre 70 y 82 años con enfermedad cardiovascular (11 % con antecedentes de ictus) o de alto riesgo. Se consiguió una disminución en los niveles del LDL-colesterol de más de un 30 %; sin embargo, no se observó una menor incidencia de ictus.[18]

3.2 Ensayos clínicos de pacientes con cardiopatía isquémica y antecedentes de enfermedad cerebrovascular

En la mayoría de los ensayos clínicos de estatinas se incluyeron pocos pacientes con antecedentes de cardiopatía isquémica e ictus. Por ejemplo, en el estudio antes mencionado, HPS,[15] de 20.536 pacientes, únicamente 1.460 (7 %) tenían una historia previa de ictus y cardiopatía isquémica. Por lo tanto, no se han podido llevar a cabo estudios que demuestren que en pacientes con cardiopatía isquémica e ictus, el tratamiento con estatinas reduzca la recurrencia de ictus isquémico.

3.3 Ensayos clínicos de prevención primaria (pacientes sin antecedentes de ictus o cardiopatía isquémica)

Existen dos grandes estudios de prevención primaria cuyo objetivo principal era analizar la prevención que induce el consumo de estatinas sobre la incidencia de cardiopatía isquémica. El análisis secundario del *West of Scotland Coronary Prevention Study* (WOSCOPS),[19] así como del *Air Force/Texas Coronary Atherosclerosis Prevention Study* (AFCAPS/TexCAPS)[20] no mostraron una reducción del riesgo de ictus en el grupo tratado a pesar de conseguir una reducción de los niveles de colesterol de aproximadamente un 25 %, siendo positivos en cuanto a la prevención de eventos coronarios.

El primer estudio que demostró un beneficio claro en prevención primaria de ictus fue el *Scandinavian Cardiac Outcomes Trial* (ASCOT).[21] Se incluyeron 10.305 pacientes con al menos tres factores de riesgo vascular además de hipertensión arterial. Fueron aleatorizados a atorvastatina 10 mg o placebo y seguidos durante cinco años. El 90 % de ellos no tenían historia de ictus. En el grupo tratado se observó un descenso de los niveles de LDL-colesterol del 29 % y se asoció con una disminución del 27 % (IC del 95 % de 4-44 %) en el riesgo de ictus.

Más reciente es el estudio *Collaborative Atorvastatin Diabetes Study* (CARDS)[22] que aleatorizó pacientes diabéticos con otro factor de riesgo vascular a atorvastatina 10 mg o placebo. En relación con la prevención de ictus, se observó una reducción del 48 % en el grupo tratado (IC del 95 de 11-69 %). En base a los resultados de este estudio, se comprobó un porcentaje de prevención casi el doble en pacientes diabéticos que en pacientes hipertensos, por lo que la American Heart Association y la American Stroke Association (AHA/ASAC) recomendaron en 2006 que para la prevención primaria de ictus en pacientes diabéticos, se debía administrar estatinas junto con un estrecho control de la tensión arterial.[23]

3.4 Ensayos de prevención secundaria en pacientes con antecedentes de ictus pero no de cardiopatía isquémica

Los primeros datos los podemos obtener de un subestudio del HPS.[15] De 20.536 pacientes incluidos, 3.280 tenían antecedentes de ictus isquémico y de éstos, el 55 % (1.820 pacientes) no tenía historia de coronariopatía. Analizando estos 1.460 pacientes se observó una reducción significativa de los niveles de LDL-colesterol (39 %) en el grupo tratado con simvastatina 40 mg, pero no se demostró una disminución en la recurrencia de ictus. Los investigadores achacaron esta ausencia de eficacia al bajo número de recurrencias.

Para despejar todas las dudas del efecto de las estatinas en prevención secundaria de ictus, se diseñó el *Stroke Prevention by Aggresive Reduction in Cholesterol Levels* (SPARCL).[24] En este ensayo se incluyeron pacientes con antecedentes de ictus o AIT reciente (entre uno y seis meses antes de la inclusión) sin historia de coronariopatía o fibrilación auricular. Un total de 4.731 pacientes fueron aleatorizados a tomar atorvastatina 80 mg o placebo. A diferencia del HPS,[15] aquí no se excluyeron los pacientes con antecedentes de ictus hemorrágico, que representaron un 2 %. Al mes de tratamiento, se produjo un descenso del 53 % en los niveles de LDL-colesterol del 53 % en el grupo tratado. Al cabo de los cinco años de seguimiento, se observó una reducción del riesgo de recurrencia de ictus (mortal o no mortal) del 16 % (HR 0,84 [0,71-0,99], p= 0,03). Si se analizaba la prevención de ictus y AIT conjuntamente, el beneficio aumentaba al 23 % (HR 0,77 [0,67-0,88], p= 0001). Este beneficio puede considerarse mayor si tenemos en cuenta que el grupo placebo se permitía el tratamiento con estatinas a dosis bajas (un 25 % de los pacientes del grupo placebo tomaban atorvastatina). Estos resultados son muy comparables con la disminución de riesgo de recurrencias que aporta la antiagregación (23 %)[25] o el tratamiento de la hipertensión (24 %).[26] El principal resultado negativo de este estudio fue la presencia de un mayor número de hemorragias intracraneales en el grupo tratado (HR 1,66 [1,08-1,55]), aunque no hubo diferencias en cuanto a hemorragias intracerebrales mortales (17 en el grupo tratado y 18 en el grupo placebo).

Las evidentes diferencias entre los resultados del HPS y los resultados del SPARCL pueden ser atribuidas a que los pacientes en el SPARCL fueron incluidos en los primeros tres meses tras el primer ictus mientras que en el estudio HPS fueron incluidos tras 4,3 años y es sabido que la mayor tasa de recurrencias en el ictus isquémico se produce de forma precoz (antes del primer año).[27] Los resultados obtenidos en el SPARCL pueden explicarse, al menos parcialmente, por la reducción producida por el fármaco en los niveles de LDL-colesterol, observándose una reducción en el riesgo de ictus del 10 % por cada disminución en el 10 % de los niveles de colesterol-LDL. También se observó un claro beneficio en el subgrupo de pacientes (1.007 pacientes) que al ingreso tenían estenosis carotídea.[27]

En base a todos estos estudios, parece claro el beneficio que aporta el tratamiento con estatinas en la prevención del ictus. Este beneficio es evidente tanto desde el punto de vista de la prevención primaria en pacientes con factores de riesgo vascular [23] como en la prevención secundaria en pacientes con ictus no cardioembólico.[28]

3.5 *Mecanismo de acción de las estatinas*

3.5.1 *Efecto de las estatinas sobre el metabolismo del colesterol*

El colesterol es una molécula lipídica fundamental en las células de los mamíferos tanto desde el punto de vista funcional como estructural. El colesterol es un constituyente habitual de las membranas celulares que regula la fluidez de las mismas, es precursor de hormonas esteroideas como el cortisol, la progesterona, estrógenos, testosterona o aldosterona, así como un componente esencial de los ácidos biliares. También el colesterol va a ser fundamental en los procesos de comunicación intercelular, ya que es uno de los constituyentes de los *lipids rafts*.[29]

El aporte de colesterol se va a producir a través de dos rutas: síntesis *de novo* a partir de acetil-coezima A (ruta endógena) o aportado a través de las grasas de la dieta (ruta exógena). La ruta endógena es la encargada de producir la mayor parte del colesterol, aproximadamente unos 900 mg/día, mientras que a través de la ingesta se aportan unos 300 mg/día.[30]

El colesterol es transportado en el torrente sanguíneo en forma de lipoproteínas, como las lipoproteínas de baja densidad (LDL), que transportan el colesterol sintetizado en el hígado a los tejidos periféricos, o las lipoproteínas de alta densidad (HDL) que llevan el exceso de colesterol al hígado para ser degradado.

La mayor parte del colesterol presente en las lipoproteínas plasmáticas se origina por síntesis hepática a partir de la 3-hidroxi-3-metilglutaril-coenzima A (HMG-CoA), que se convierte en ácido mevalónico por acción de la enzima HMG-CoA-reductasa (véase la figura 2). Esta reacción constituye el paso limitante en la síntesis de colesterol, por lo que

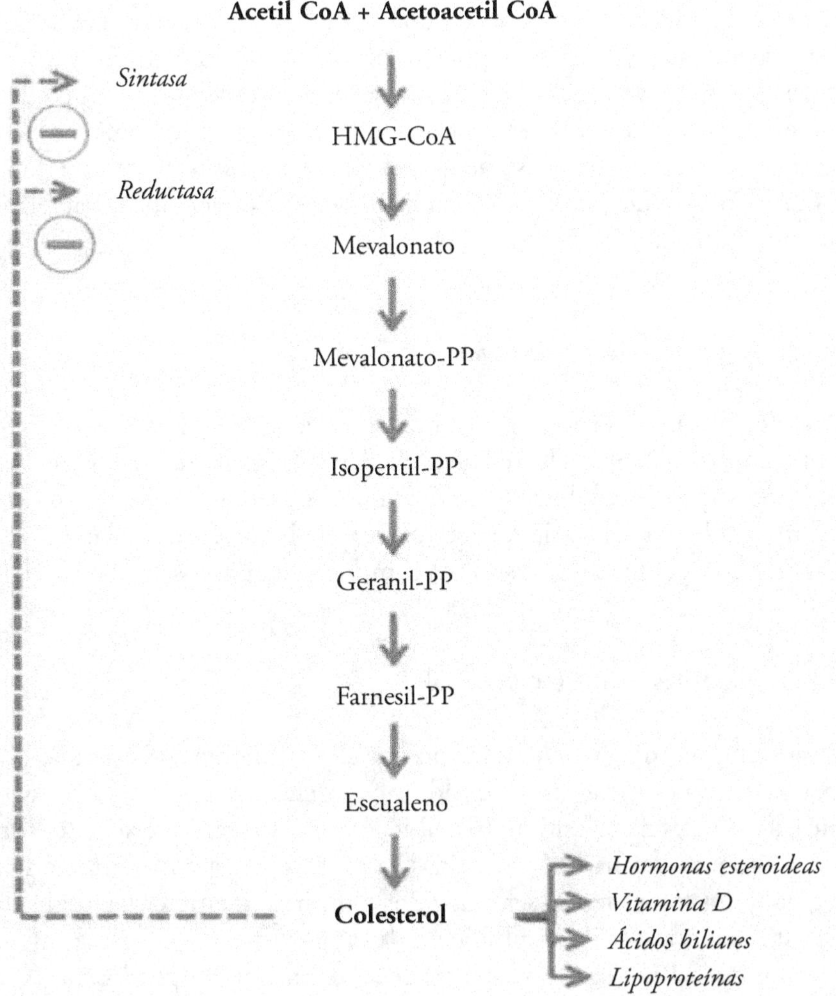

Figura 2. Esquema de la síntesis de colesterol y sus pasos limitantes.

su inhibición provoca un descenso en la velocidad de síntesis de colesterol. Dos productos naturales sintetizados por hongos (*Penicillium citrinum* y *Aspergillus terrus*), la mevastatina y la lovastatina, tienen una estructura muy similar a la HMG-CoA, motivo por el cual van a convertirse en eficaces inhibidores de la enzima, además de por su afinidad por el enzima (6.250 y 13.000 veces superior al sustrato endógeno), por lo tanto, la administración de estatinas va a reducir la síntesis intracelular de colesterol disminuyendo el *pool* celular.

Puesto que la cantidad de colesterol intracelular guarda una relación inversa con la velocidad de síntesis de los receptores celulares para las LDL, la reducción de la concentración intracelular de colesterol inducida por las estatinas provoca la estimulación de la síntesis de receptores LDL expresados en la superficie de las células hepáticas. Estos receptores cumplen la función de captar en las células hepáticas no sólo a las LDL, sino a sus precursores, las VLDL y los remanentes VLDL cuya hidrólisis produce las LDL. Cuantas más VLDL y sus remanentes sean captadas, menor número de LDL se formará; por tanto, el aumento de receptores LDL inducido por los inhibidores de la HMG-CoA-reductasa no sólo reduce la síntesis hepática de colesterol y su disponibilidad, para incorporarse a las VLDL, sino que a través de un sistema indirecto, aumentan el catabolismo de las VLDL y sus remanentes y reduce, por consiguiente, el número de moléculas que deberían convertirse en LDL. Por último, y por un mecanismo no bien conocido, elevan el nivel de colesterol asociado a HDL.

3.5.2   *Efectos pleiotrópicos de las estatinas*

Aparte de los efectos directos sobre el metabolismo del colesterol, las estatinas van a tener otras acciones, conocidas como efectos pleiotrópico.[31] La mayoría de los efectos pleiotrópicos se deberán a la propia inhibición de la HMG-CoA reductasa, pero también van a actuar sobre el metabolismo del óxido nítrico (NO) y el glutamato, la inflamación, la angiogénesis, la agregación plaquetaria, el sistema inmune y la apoptosis (véase la figura 3).

3.5.2.1   Efectos sobre la función endotelial

Existen algunos estudios que han demostrado que el tratamiento con estatinas pueden mejorar la vasorreactividad arterial. Estos estudios han demostrado el beneficio de forma independiente a los niveles de colesterol.[32] También se ha visto que en pacientes con arteriosclerosis, el tratamiento crónico con estatinas es capaz de mejorar la función endotelial. Probablemente todos estos efectos sean debidos a un incremento en la biodisponibilidad de NO. Las estatinas a través de la inhibición de la HMG-CoA-reductasa van a interferir en la prenilación de la Rho-GTPasa a través de la geranilgeranil pirofosfato (GGPP) que regula la translocación de la eNOS. También favorecen la síntesis de NO induciendo una reducción de la concentración de caveolina-1 e incrementando los niveles de HSP90 que

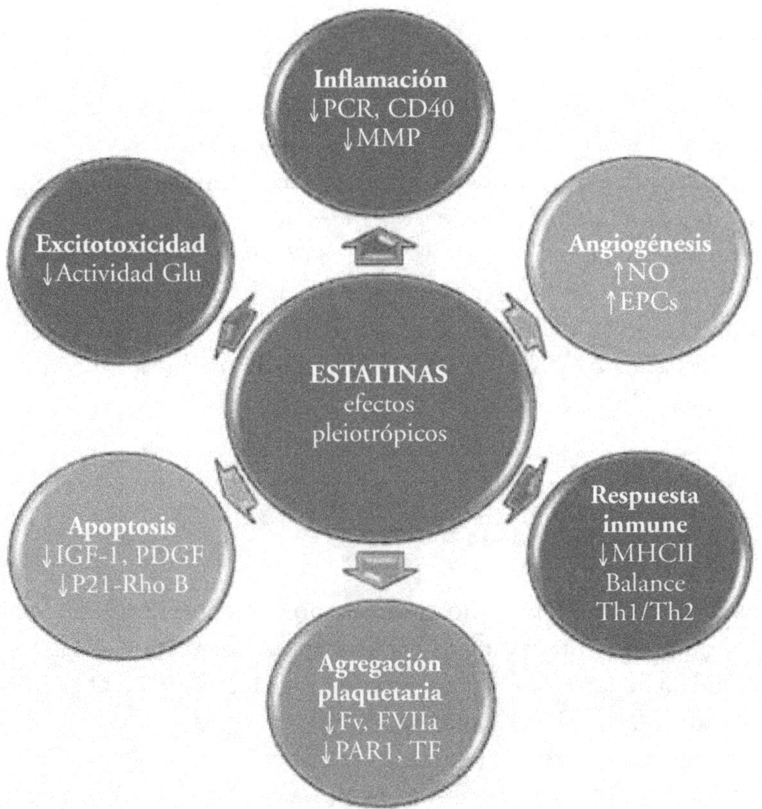

Figura 3. Esquema de los efectos pleiotrópicos de las estatinas.
PCR (Proteína C Reactiva), MMP (Metaloproteasas), IGF (Insulin-like Growth Factor), PDGF (Platelet Derived Growth Factor), FV (Factor V de la coagulación), FVIIa (Factor VIIa de la coagulación), PAR-1 (Proteinases-Activated Receptor 1), TF (Tissue Factor), MHCII (Major HistoCompatibility Class II), Th (Linfocitos T helper), NO (Óxido Nítrico), EPCs (Endothelial Growth Factor).

actúan como chaperonas que facilitan la activación de la eNOS. Otros mecanismos implicados pueden estar en relación con la estabilización del ARNm que sintetiza eNOS y el descenso en la producción de radicales libres de oxígeno que inactivan el NO.[33]

3.5.2.2   Efecto antioxidante

Se ha visto en estudios *in vitro* cómo los metabolitos hidroxilo de la atorvastatina tienen un efecto directo antioxidante sobre las LDL, VLDL y HDL. Esta propiedad *radical scavenging* de los metabolitos hidroxilo representa el 70 % de la forma activa de la molécula en plasma. Las estatinas también pueden bloquear el efecto oxidante que tienen los macrófagos sobre las lipoproteínas.[33]

3.5.2.3   Efecto antiinflamatorio

El papel de la inflamación en la génesis de la arteriosclerosis está sobradamente demostrado. El papel de proteína C reactiva (PCR) se ha relacionado con la génesis de la placa de ateroma. Tratamientos prolongados con estatinas han demostrado la disminución en los niveles de PCR, independientemente de los niveles de LDL-colesterol.[34]

También se ha demostrado como las estatinas pueden reducir los niveles de moléculas de adhesión y quimiocinas e inhibir la activación de las integrinas. Tratamientos con dosis altas de simvastatina y atorvastatina producen una disminución de los niveles plasmáticos de E-selectina, P-selectina e ICAM-1. Este efecto antiinflamatorio se ha demostrado que es independiente a la inhibición de la HMG-CoA reductasa.[33]

3.5.2.4   Estabilización de la placa de ateroma

Estudios en modelos animales han mostrado como el tratamiento con estatinas reduce la formación de células espumosas en la placa de ateroma. Esto se debe a la inhibición de la recaptación de LDL-oxidado por los receptores de los macrófagos CD36, receptor *scavenger* tipo A y receptor LOX-1 (Lecitin-like oxidized).

Como vimos anteriormente, la disminución de los niveles de selectinas e integrinas dificulta la ruptura de la placa de ateroma. También se ha puesto en relación con el accidente de placa, la debilidad de la membrana fibrosa que recubre la placa de ateroma. En la inestabilidad de dicha membrana juegan un papel fundamental las metaloproteasas de matriz producidas por los macrófagos. Estudios de cultivo de macrófagos han demostrado que la fluvastatina disminuye entre un 20-40 % la actividad de la MMP-9. En estudios en humanos se ha visto que el consumo de pravastatina 40 mg/día tres meses antes de una endarterectomía, permite que la placa de ateroma tenga una menor cantidad de LDL-oxidado, menor concentración de macrófagos y menos linfocitos T. Así mismo, se ha demostrado un mayor contenido en colágeno y menor inmunorreactividad frente a MMP-2.[35]

3.5.2.5   Estimulación en la liberación de Células Progenitoras Endoteliales (EPCs)

Estudios *in vitro* e *in vivo* han demostrado que las estatinas son al menos tan potentes como el factor de crecimiento endotelial (EGF) a la hora de favorecer la diferenciación de las EPCs. Existen evidencias que apuntan a que las estatinas aumentan los niveles circulantes y potencian la movilización en zonas de isquemia.[33] El papel de las EPCs en el proceso reparador del ictus isquémico hace que fármacos como las estatinas puedan tener un papel fundamental en la recuperación del paciente con ictus.[36]

3.5.2.6   Efecto inmunomodulador

En estudios clínicos de transplante cardíaco se ha visto que el uso de pravastatina junto con inmunosupresores (ciclosporina, prednisona o azatioprina) disminuye el riesgo de rechazo al trasplante cardíaco. Este efecto probablemente está mediado por el efecto de las estatinas sobre la producción de mevalonato que inhibe el promotor IV del antígeno de histocompatibilidad humando tipo II (MHC-II).[33]

4   Estatinas y su papel en la fase aguda del ictus

Estudios clínicos recientes han sugerido un efecto neuroprotector de las estatinas durante la fase aguda del ictus. Se ha observado que pacientes que estaban tomando de forma habitual estatinas y sufren un ictus tienen más probabilidades de tener buen pronóstico a los tres meses, que los pacientes que no las tomaban, a pesar de tener un ictus de iguales características.[37] Este beneficio también ha quedado presente en pacientes que reciben tratamiento fibrinolítico y previamente tomaban estatinas.[38]

La retirada brusca del tratamiento con estatinas en la fase aguda del ictus se ha demostrado que es deletérea para la evolución del paciente, no sólo por dejar de aportar el efecto neuroprotector, sino porque se va a producir una disminución en la producción de NO y un incremento en la actividad proinflamatoria y protrombótica durante la fase aguda del ictus.[39] Esto ha sido demostrado en un estudio clínico prospectivo en 89 pacientes con ictus isquémico que tomaban previamente estatinas.[40] En el momento de llegar a urgencias, fueron aleatorizados a suspender el tratamiento con estatina durante tres días (43 pacientes) o a tomar 20 mg/día de atorvastatina (43 pacientes) durante el mismo período de tiempo. Pasados estos primeros días, todos recibían tratamiento con atorvastatina. Los pacientes en los que se produjo la retirada brusca de estatinas presentaron un peor pronóstico funcional a los tres meses, mayor frecuencia de deterioro neurológico precoz y mayor volumen del infarto que los pacientes que mantuvieron tratamiento con estatinas (véase la figura 4). De este estudio se puede concluir que la retirada de estatinas en la fase aguda del ictus es perjudicial, puesto que empeora el pronóstico a corto y largo plazo.

5   Estatinas y hemorragia cerebral

Observaciones realizadas en estudios poblacionales han demostrado una asociación entre niveles bajos de colesterol e ictus hemorrágico.[13] Esto ha llevado a cierto temor entre los clínicos a administrar estatinas a sus pacientes por el riesgo a desarrollar una hemorragia intracerebral a pesar de estar disminuyendo el riesgo de ictus isquémico. Esto es así sobre todo en pacientes ancianos, ya que son los que tienen mayor riesgo de hemorragia. Sin embargo, los resultados del estudio PROSPER,[18] en personas ancianas, no demostraron mayor riesgo de hemorragia. Tampoco los resultados del TNT[17] fueron concluyentes, puesto que

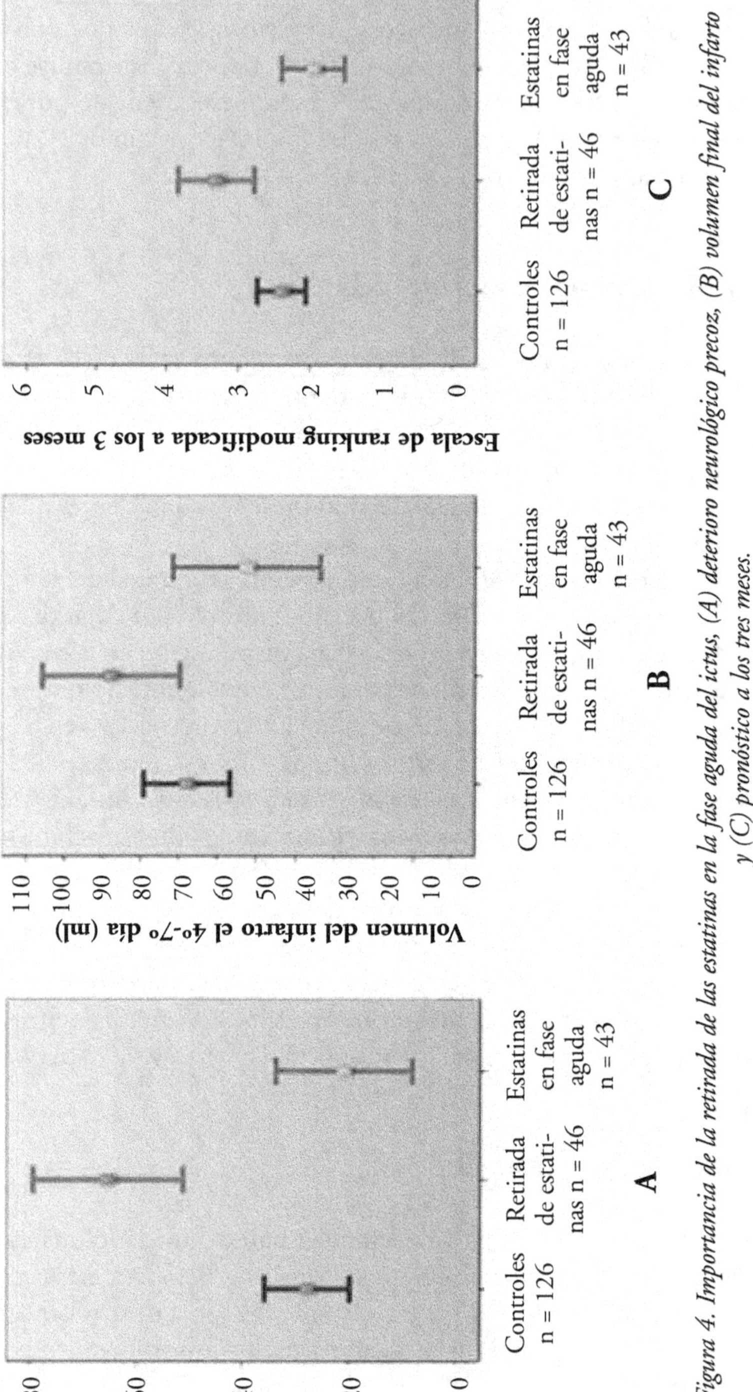

Figura 4. Importancia de la retirada de las estatinas en la fase aguda del ictus, (A) deterioro neurológico precoz, (B) volumen final del infarto y (C) pronóstico a los tres meses.

presentaron los niveles más bajos de colesterol. Aunque el número total de hemorragias en el SPARCL[24] fue bajo, sí demostró que un descenso considerable en los niveles de colesterol se asocia con una mayor incidencia de hemorragias cerebrales. Sin embargo, análisis posteriores, revelan que este riesgo está en relación con la presencia de ictus hemorrágico al ingreso (HR 6,17 [3,09-12,29], p < 0,001), mayor edad (HR 1,4 [1,15-1,72], p = 0,001 por cada década) y sexo masculino (HR 1,6 [1,01-2,53], p = 0,04).[41] Cuando los datos del SPARCL fueron incluidos en un metaanálisis con otros catorce ensayos clínicos de estatinas, no se observó un aumento mayor de hemorragias (RR 1,21 [0,96-1,5]), por lo tanto, no existe una clara evidencia en la actualidad que nos impida tratar a los pacientes con riesgo de ictus con estatinas de forma prolongada.[42]

6　Conclusión

Está demostrado que la administración de estatinas reduce el riesgo de ictus en pacientes con y sin antecedentes de cardiopatía isquémica. La tolerancia y seguridad mostrada en los numerosos ensayos clínicos nos permite utilizarlas incluso en dosis elevadas. Los beneficios que aportan las estatinas no deben ser únicamente analizados en función de la reducción de los niveles de colesterol, sino que existen otros efectos beneficiosos que no van a depender de las concentraciones de lípidos plasmáticos. Por último, debemos tener en cuenta el beneficio de las estatinas sobre el pronóstico en los pacientes que sufren un ictus isquémico y, principalmente, la importancia de no suspender su administración durante la fase aguda.

BIBLIOGRAFÍA

1. Executive Summary of The Third Report of The National Cholesterol Education Program (NCEP) Expert Panel on Detection, Evaluation, And Treatment of High Blood Cholesterol In Adults (Adult Treatment Panel III). JAMA 2001; 285: 2486-497.
2. Amarenco P, Labreuche J, Lavallee P, Touboul PJ. Statins in stroke prevention and carotid atherosclerosis: systematic review and up-to-date meta-analysis. Stroke 2004; 35: 2902-909.
3. Bonetti PO, Lerman LO, Lerman A. Endothelial dysfunction: a marker of atherosclerotic risk. Arterioscler Thromb Vasc Biol 2003; 23: 168-75.
4. Drexler H. Endothelial dysfunction: clinical implications. Prog Cardiovasc Dis 1997; 39: 287-324.
5. Suzuki M, Takamisawa I, Yoshimasa Y, Harano Y. Association between insulin resistance and endothelial dysfunction in type 2 diabetes and the effects of pioglitazone. Diabetes Res Clin Pract 2007; 76: 12-7.
6. Libby P, Aikawa M, Jain MK. Vascular endothelium and atherosclerosis. Handb Exp Pharmacol 2006; 285-306.
7. Stamler J, Wentworth D, Neaton JD. Is relationship between serum cholesterol and risk of premature death from coronary heart disease continuous and graded? Findings in 356,222 primary screenees of the Multiple Risk Factor Intervention Trial (MRFIT). JAMA 1986; 256: 2823-828.
8. Walldius G, Jungner I, Holme I, Aastveit AH, Kolar W, Steiner E. High apolipoprotein B, low apolipoprotein A-I, and improvement in the prediction of fatal myocardial infarction (AMORIS study): a prospective study. Lancet 2001; 358: 2026-033.
9. Shahar E, Chambless LE, Rosamond WD *et al.* Plasma lipid profile and incident ischemic stroke: the Atherosclerosis Risk in Communities (ARIC) study. Stroke 2003; 34: 623-31.
10. Wolf PA, D'Agostino RB, Belanger AJ, Kannel WB. Probability of stroke: a risk profile from the Framingham Study. Stroke 1991; 22: 312-18.
11. Cholesterol, diastolic blood pressure, and stroke: 13,000 strokes in 450,000 people in 45 prospective cohorts. Prospective studies collaboration. Lancet 1995; 346: 1647-653.

12. Benfante R, Yano K, Hwang LJ, Curb JD, Kagan A, Ross W. Elevated serum cholesterol is a risk factor for both coronary heart disease and thromboembolic stroke in Hawaiian Japanese men. Implications of shared risk. Stroke 1994; 25: 814-20.

13. Iso H, Jacobs DRJ, Wentworth D, Neaton JD, Cohen JD. Serum cholesterol levels and six-year mortality from stroke in 350,977 men screened for the multiple risk factor intervention trial. N Engl J Med 1989; 320: 904-10.

14. Kurth T, Everett BM, Buring JE, Kase CS, Ridker PM, Gaziano JM. Lipid levels and the risk of ischemic stroke in women. Neurology 2007; 68: 556-62.

15. Collins R, Armitage J, Parish S, Sleight P, Peto R. Effects of cholesterol-lowering with simvastatin on stroke and other major vascular events in 20536 people with cerebrovascular disease or other high-risk conditions. Lancet 2004; 363: 757-67.

16. Randomised trial of cholesterol lowering in 4444 patients with coronary heart disease: the Scandinavian Simvastatin Survival Study (4S). Lancet 1994; 344: 1383-389.

17. Waters DD, LaRosa JC, Barter P *et al.* Effects of high-dose atorvastatin on cerebrovascular events in patients with stable coronary disease in the TNT (treating to new targets) study. J Am Coll Cardiol 2006; 48: 1793-799.

18. Shepherd J, Blauw GJ, Murphy MB *et al.* Pravastatin in elderly individuals at risk of vascular disease (PROSPER): a randomised controlled trial. Lancet 2002; 360: 1623-630.

19. Shepherd J, Cobbe SM, Ford I *et al.* Prevention of coronary heart disease with pravastatin in men with hypercholesterolemia. West of Scotland Coronary Prevention Study Group. N Engl J Med 1995; 333: 1301-307.

20. Downs JR, Clearfield M, Weis S *et al.* Primary prevention of acute coronary events with lovastatin in men and women with average cholesterol levels: results of AFCAPS/TexCAPS. Air Force/Texas Coronary Atherosclerosis Prevention Study. JAMA 1998; 279: 1615-622.

21. Sever PS, Dahlof B, Poulter NR *et al.* Prevention of coronary and stroke events with atorvastatin in hypertensive patients who have average or lower-than-average cholesterol concentrations, in the Anglo-Scandinavian Cardiac Outcomes Trial—Lipid Lowering Arm (ASCOT-LLA): a multicentre randomised controlled trial. Lancet 2003; 361: 1149-158.

22. Colhoun HM, Betteridge DJ, Durrington PN *et al.* Primary prevention of cardiovascular disease with atorvastatin in type 2 diabetes in the Collaborative Atorvastatin Diabetes Study (CARDS): multicentre randomised placebo-controlled trial. Lancet 2004; 364: 685-96.

23. Goldstein LB, Adams R, Alberts MJ *et al.* Primary prevention of ischemic stroke: a guideline from the American Heart Association/American Stroke Association Stroke Council: cosponsored by the Atherosclerotic Peripheral Vascular Disease Interdisciplinary Working Group; Cardiovascular Nursing Council; Clinical Cardiology Council; Nutrition, Physical Activity, and Metabolism Council; and the Quality of Care and Outcomes Research Interdisciplinary Working Group. Circulation 2006; 113: 873-923.

24. Amarenco P, Bogousslavsky J, Callahan Ar *et al.* High-dose atorvastatin after stroke or transient ischemic attack. N Engl J Med 2006;355:549-559.

25. Collaborative meta-analysis of randomised trials of antiplatelet therapy for prevention of death, myocardial infarction, and stroke in high risk patients. BMJ 2002; 324: 71-86.

26. Rashid P, Leonardi-Bee J, Bath P. Blood pressure reduction and secondary prevention of stroke and other vascular events: a systematic review. Stroke 2003; 34: 2741-748.

27. Nassief A, Marsh JD. Statin therapy for stroke prevention. Stroke 2008; 39: 1042-048.

28. Sacco RL, Adams R, Albers G *et al.* Guidelines for prevention of stroke in patients with ischemic stroke or transient ischemic attack: a statement for healthcare professionals from the American Heart Association/American Stroke Association Council on Stroke: cosponsored by the Council on Cardiovascular Radiology and Intervention: the American Academy of Neurology affirms the value of this guideline. Stroke 2006; 37: 577-617.

29. Fielding CJ, Fielding PE. Membrane cholesterol and the regulation of signal transduction. Biochem Soc Trans 2004; 32: 65-9.

30. Turley SD. State of the art in cholesterol management: targeting multiple pathways. Am J Manag Care 2002; 8: S29-32; discussion S45-7.

31. Faggiotto A, Paoletti R. Do pleiotropic effects of statins beyond lipid alterations exist in vivo? What are they and how do they differ between statins? Curr Atheroscler Rep 2000; 2: 20-5.

32. Marchesi S, Lupattelli G, Siepi D *et al.* Short-term atorvastatin treatment improves endothelial function in hypercholesterolemic women. J Cardiovasc Pharmacol 2000; 36: 617-21.

33. Davignon J. Beneficial cardiovascular pleiotropic effects of statins. Circulation 2004; 109: III 39-43.

34. Albert MA, Danielson E, Rifai N, Ridker PM. Effect of statin therapy on C-reactive protein levels: the pravastatin inflammation/CRP evaluation (PRINCE): a randomized trial and cohort study. JAMA 2001; 286: 64-70.

35. Crisby M, Nordin-Fredriksson G, Shah PK, Yano J, Zhu J, Nilsson J. Pravastatin treatment increases collagen content and decreases lipid content, inflammation, metalloproteinases, and cell death in human carotid plaques: implications for plaque stabilization. Circulation 2001; 103: 926-33.

36. Sobrino T, Hurtado O, Moro MA *et al.* The increase of circulating endothelial progenitor cells after acute ischemic stroke is associated with good outcome. Stroke 2007; 38: 2759-764.

37. Marti-Fabregas J, Gomis M, Arboix A *et al.* Favorable outcome of ischemic stroke in patients pretreated with statins. Stroke 2004; 35: 1117-121.

38. Alvarez-Sabin J, Huertas R, Quintana M *et al.* Prior statin use may be associated with improved stroke outco-

me after tissue plasminogen activator. Stroke 2007; 38: 1076-078.

39. Endres M, Laufs U. Discontinuation of statin treatment in stroke patients. Stroke 2006; 37: 2640-643.

40. Blanco M, Nombela F, Castellanos M *et al.* Statin treatment withdrawal in ischemic stroke: a controlled randomized study. Neurology 2007; 69: 904-10.

41. Goldstein L AP, Szarek M, Callahan IA, Hennerici M, Sillesen, H ZJ, Welch K, SPARCL-Investigators. The SPARCL trial: effect of statins on stroke severity. (Abstract). ANA Chicago IL 2006

42. Hankey GJ. Statins after transient ischaemic attack and ischaemic stroke.[letter]. Lancet Neurol 2006; 5(10): 810-12.

Capítulo 6. Nuevos factores de riesgo vascular e ictus

V. Obach

Unidad de Ictus
Instituto de Neurociencias
Hospital Clínico
Barcelona

Dirección para correspondencia
Hospital Clínico
Dr. V. Obach
vobach@clinic.ub.es

1 Introducción

Existen una serie de factores de riesgo clásicos o tradicionales como el tabaco, la diabetes mellitus, la hipertensión arterial o la hipercolesterolemia, que confieren un mayor riesgo para padecer un ictus y su modificación o tratamiento ha demostrado una reducción de la incidencia de ictus en la población estudiada. Si a estos factores de riesgo clásicos añadimos el hecho de tener el antecedente de un ataque isquémico transitorio, cardiopatía isquémica, fibrilación auricular, valvulopatía mitral y estenosis carotidea, todos ellos conjuntamente confieren un riesgo atribuible de ictus en la población (RAP) que puede llegar al 80 %, de modo que también hay que indicar que existen otros factores que podrían explicar el 20 % de RAP restante.[1]

Por este motivo, en los últimos años, se ha intensificado la identificación de nuevos factores que se han asociado a un incremento del riesgo de presentar un ictus.

Es importante tener presente que un factor de riesgo para ictus se define como una característica o exposición de un individuo que indica que esta persona tiene un mayor riesgo de padecer un ictus comparado con otro individuo que carece de esta característica o exposición, sin que esto signifique una relación causal directa. Pueden coexistir otros factores de confusión no controlados, por lo que es necesario demostrar que la modificación específica en la exposición a este factor de riesgo en ensayos clínicos randomizados reduce el riesgo de padecer un ictus para establecer un efecto causal definitivo.

En este capítulo se pretende revisar estos nuevos factores de riesgo y las evidencias que existen de su papel causal en el desarrollo de la enfermedad vascular cerebral (véase la tabla 1).

Sobrepeso y obesidad abdominal.
Sedentarismo.
Baja ingesta en fruta, vegetales y pescado.
Consumo de alcohol.
Tratamiento hormonal sustitutorio en menopausia.
Síndrome de apnea-hipopnea.
Índice tobillo-brazo.
Factores genéticos. – Polimorfismo gen ECA. – Factor V Leiden. – Mutación G20210A gen protrombina. – Polimorfismo termolábil de la MTHFR. – Déficit proteína C y déficit proteína S. – Déficit antitrombina III.
Infección previa, infección periodontal.
Marcadores biológicos. – Número total de leucocitos. – Proteína C reactiva Ultrasensible. – Fosfolipasa A2 asociada a lipoproteína (Lp-PLA2). – Incremento ratio Apo B / Apo A1. – Fibrinógeno. – Hiperhomocisteinemia. – Microalbuminuria. – Factor von Willebrand (FvW). – Cistatina C.

Tabla 1. Nuevos factores de riesgo para el ictus.

2 Sobrepeso y obesidad abdominal

El índice de masa corporal (IMC), calculado como peso/(talla)^2, ha sido descrito como un factor independiente de riesgo para ictus. Un estudio prospectivo observacional de cohortes, el *Physicians' Health Study*, con 21.414 varones americanos seguidos durante una media de doce años, mostró que un IMC $\geq$ 30 kg/m^2 se asoció con un riesgo relativo (RR) ajustado de ictus de 2,0 (95 % IC 1,48-2,71) comparado con individuos con IMC < 23 kg/m^2, y que cada incremento de una unidad de IMC incrementaba en un 6 % el RR ajustado de ictus.[2] Estos hallazgos también han sido confirmados en mujeres y en poblaciones europeas.[3]

Además, en los varones, el incremento del perímetro abdominal también ha sido asociado a un incremento del riesgo de ictus (HR ajustado 1,02-95 % IC, 1,01-1,03 por cada incremento de 1 cm). Este dato no se ha demostrado en mujeres.[3]

3 Sedentarismo

Un metaanálisis de veintitrés estudios realizados entre 1966 y 2002 mostró que individuos que presentaban una alta actividad física tenían un riesgo menor de desarrollar un ictus, comparado con individuos más sedentarios (RR 0,79; 95 % IC 0,69-0,91).[4]

Un estudio observacional más reciente de 47.721 finlandeses seguidos durante diecinueve años evidenció que la práctica de ejercicio físico moderado (más de cuatro horas por semana) como, por ejemplo, ir de paseo, en bicicleta o tareas de jardinería, se asoció con un RR ajustado de ictus isquémico de 0,87 (95 % IC, 0,79-0,95) comparado con los individuos sedentarios. Si el grado de actividad era más intenso, definido como > 3 horas por semana (correr, nadar o práctica regular de un deporte varios días por semana), el RR ajustado se reducía a 0,80 (95 % IC, 0,63-0,93). El desplazarse cada día al trabajo andando o en bicicleta con una duración de más de treinta minutos al día también reduce el riesgo de presentar un ictus isquémico con un RR de 0,86 (95 % IC, 0,76-0,96) comparado con los que no lo hacen.[5]

4 Baja ingesta de fruta, vegetales y pescado

Un metaanálisis de siete estudios de cohortes, con 242.049 individuos seguido de tres a veinte años, identificó que el riesgo de presentar un ictus disminuía un 11 % (RR 0,89; 95 % IC 0,85-0,93) por cada ración adicional de fruta ingerida por día, un 5 % si la porción extra diaria era de fruta y vegetales y un 3 % si la porción extra diaria era sólo de vegetales.[6] El consumo de pescado de al menos una vez al mes se ha asociado con una disminución del riesgo de presentar un ictus.[7] Por el contrario, un estudio randomizado con dietas que aumentaban el consumo de fruta, vegetales y cereales, y disminuían la ingesta de grasas no mostró una reducción en la incidencia de cardiopatía isquémica ni de ictus.[8]

5 Consumo de alcohol

Un metaanálisis de treinta y cinco estudios realizados entre 1966 y 2002 mostró que los individuos con un consumo de < 12 g de alcohol al día o de 12 a 24 g/d, tenían menor RR de padecer un ictus con un RR 0,80 (95 % IC, 0,67-0,96) y RR 0,72 (95 % IC, 0,57-0,91), respectivamente comparado con individuos abstemios. Por el contrario, si la ingesta era mayor de 60 g/día, el riesgo se incrementaba con un RR de 1,69 (95 % IC, 1,3-2,1).[9]

6 Tratamiento hormonal sustitutivo durante la menopausia

Se han publicado varios ensayos clínicos randomizados que han evaluado el efecto del tratamiento hormonal tras la menopausia en la prevención de eventos cardiovasculares.

En el *Women's Estrogen for Stroke Trial* (WEST), las mujeres que recibieron tratamiento con estradiol presentaron un mayor número de ictus durante los primeros seis meses de tratamiento comparado con las mujeres que recibieron placebo (RR 2,3, 95 % IC, 1,1-5,0).[10]

El estudio *Women's Health Initiative* (WHI) mostró que el tratamiento hormonal con estrógenos equinos asociados a medroxiprogesterona incrementaba el riesgo de ictus (HR 1,39, 95 % IC 1,10-1,77).[11]

7 Síndrome de apnea-hipopnea

Los individuos que presentan un índice de apnea/hipopnea (IAH) mayor de treinta en una hora tienen un riesgo tres veces mayor de padecer eventos cardiovasculares, incluido el ictus, comparado con personas sanas, y el uso de dispositivos que aumentan de manera continua la presión de la vía aérea (CPAP) reduce este riesgo.[12] Otros trabajos también han mostrado que un IAH menos severo, mayor de cinco en una hora, también incrementa en casi dos veces el riesgo de ictus o muerte. Sin embargo, se perdía la significación estadística cuando se consideraba exclusivamente el riesgo de padecer un ictus.[13]

8 Índice tobillo-brazo

El estudio prospectivo observacional ARIC (*Atherosclerosis Risk In Communities*)[14] mostró que cada decremento en 0,1 en el índice tobillo-brazo aumentaba el riesgo de padecer un evento coronario en un 25 % (95 % IC, 17-34 %) en varones de raza blanca, 20 % (95 % IC, 8-33 %) en mujeres de raza blanca, 34 % (95 % IC, 19-50 %) en varones afroamericanos y 32 % (95 % IC, 17-50 %) en mujeres afroamericanas. La prevalencia de un ITB < 0,9 puede llegar ser del 33 % en pacientes con ictus; sin embargo, la relación entre el ITB y el riesgo de presentar un ictus es menos conocida. En un análisis combinado de los datos de once estudios poblacionales, se deduce que los individuos con un ITB menor de 0,9 tenían un riesgo relativo ajustado de ictus de 1,35 (95 % IC, 1,1-1,65).[15]

9 Factores genéticos

Las enfermedades con patrón de herencia mendeliana que predisponen a presentar un ictus son infrecuentes y serían las responsables de menos de un 1 % de los ictus. No obstante, hay evidencias de que una historia familiar de ictus incrementa el riesgo de padecerlo. Los mecanismos implicados pueden ser complejos y es probable que existan diferentes grados de interacción entre uno o varios genes con factores ambientales y con otros factores de riesgo para ictus, principalmente, con la hipertensión arterial.

Se han realizado múltiples estudios que han analizado el posible papel de variantes o polimorfismos comunes de genes presentes en la población general como factor de riesgo para padecer un ictus, pero generalmente su posible efecto es modesto y se requiere que el tamaño de la muestra poblacional estudiada sea grande.

Un metaanálisis de más de ciento veinte estudios con 18.000 casos de ictus y 58.000 controles con un total de treinta y dos genes analizados, identificó que en los pacientes con ictus comparado con controles había una mayor prevalencia de algunos de los polimorfismos de los cuatro genes candidatos más ampliamente estudiados: el polimorfismo inserción/delección del gen de la enzima convertidora de la angiotensina (Odds ratio [OR], 1,21; 95 % IC, 1,08-1,35), el factor V Leiden Arg 506 Gln (OR, 1,33; 95 % IC, 1,12-1,58), el G20210A del gen de la protrombina (OR, 1,44; 95 % IC, 1,11-1,86) y el C677T de la Metilen-Tetrahidrofolato Reductasa (OR, 1,24; 95 % IC, 1,08-1,42). El riesgo atribuible poblacional de presentar un ictus de estos polimorfismos es bajo y varia de un 1,3 % para el gen de la protromina, a un 4,5 % para el polimorfismo de la enzima convertidora de la angiotensina (ECA).[16]

En este metaanálisis se evaluaron los polimorfismos del antígeno plaquetario humano tipo 1, factor XIII de la coagulación, apolipoproteína E (Apo E) o 4G/5G del inhibidor del activador del plasminogeno 1 (PAI-1), y ninguno mostró una mayor prevalencia en los pacientes con ictus.

Otro metaanálisis reciente ha mostrado una mayor prevalencia en los pacientes con ictus de diferentes polimorfismos del gen de la fosfodieterasa 4 D. Sin embargo, con una heterogeneidad importante y significativa entre los diferentes estudios,[17] estos hallazgos deberán ser confirmados en nuevos estudios.

Es importante recordar las limitaciones de los metaanálisis y la prudencia en la interpretación de los resultados principalmente por el sesgo en una mayor tendencia a que se publique los estudios con resultados positivos que negativos, y la imposibilidad de poder ajustar los resultados por la presencia de otros factores de riesgo y los subtipos de ictus.

10 Infección previa

Estudios observacionales han descrito que entre un 20 % y 35 % de pacientes con ictus isquémico tienen el antecedente de una infección, con una mayor frecuencia de tipo respiratorio durante el mes previo al evento isquémico, pero su papel es controvertido.[18]

Por otro lado, la infección crónica por *Helicobacter pylori* y *Chlamydia pneumoniae* se ha asociado a cardiopatía isquémica y arterosclerosis en estudios epidemiológicos con confirmación serológica y, además, se ha detectado la presencia de ADN o antígenos para *Chlamydia pneumonia* en placas de ateroma.[19] La infección crónica periodontal también ha sido descrita y asociada a un mayor engrosamiento de las placas de ateroma en la arteria carótida.

Sin embargo, diferentes metaanálisis de ensayos clínicos randomizados que evaluaron el efecto de la profilaxis antibiótica no han mostrado una menor tasa de recurrencia isquémica en pacientes con cardiopatía isquémica tratados con antibióticos.[20,21]

Otros estudios casos y controles han mostrado que los pacientes con ictus habían sido vacunados contra la gripe con una frecuencia menor que los controles,[22] lo que sugiere que la vacunación contra la gripe podría tener un potencial papel protector para el ictus.

11   Marcadores inflamatorios

11.1   Número total de leucocitos

En el ensayo clínico *Clopidogrel versus Aspirin in Patients at Risk of Ichemic Events* (CAPRIE) se estudiaron 18.558 pacientes con historia de ictus, infarto de miocardio o arteropatía periférica, y los pacientes con valores basales de leucocitos en sangre en los dos cuartiles más elevados tuvieron un mayor riesgo de recurrencia de ictus ajustando por otros factores de riesgo vascular comparado con los que tenían valores en el cuartil inferior (RR, 1,42; 95 % IC, 1,25-1,63).[23] Estudios en cardiopatía isquémica también han encontrado esta asociación.

11.2   Proteína C reactiva ultrasensible (PCR-us)

Varios estudios prospectivos han mostrado que la proteína C reactiva ultrasensible (PCR-us) es un factor independiente predictor de ictus, infarto de miocardio y muerte vascular. Como ejemplo, en el estudio Framingham con 1.462 individuos seguidos durante más de doce años, cada incremento de cuartil de los valores iniciales de la proteína C reactiva se asociaba con un incremento del RR ajustado de padecer un ictus de 1,25 (95 % IC, 1-1,54) en hombres y 1,29 (95 % IC, 1,07-1,55) en mujeres.[24] Sin embargo, todavía no existe una evidencia suficiente para recomendar la determinación de la PCR-us como marcador de riesgo vascular individual en pacientes con ictus, dado que no hay estudios que hayan demostrado la utilidad clínica de estrategias terapéuticas que consigan disminuir los valores de la PCR-us.[25]

11.3   Fosfolipasa A2- Asociada a Lipoproteína (Lp-PLA2)

La Lp-PLA2 es una enzima producida por los macrófagos que circula en la sangre unida a las lipoproteínas de baja densidad (LDL) y tiene la capacidad de producir metabolitos proinflamatorios. En dos grandes estudios poblacionales prospectivos, los niveles en sangre de Lp-PLA2 se asociaron a un riesgo mayor de padecer un ictus con independencia de los valores de la proteína C reactiva.

En el estudio poblacional Rótterdam con seguimiento clínico de 7.983 individuos,[26] los sujetos con niveles iniciales de Lp-PLA2 en el cuartil superior tuvieron más recurrencia de ictus comparado con los que lo tenían en el cuartil inferior (HR ajustado 1,97, IC 95 %, 1,03-3,79).

El estudio ARIC,[27] con un seguimiento de 12.762 sujetos sanos durante seis años, ha mostrado datos similares.

12 Otros marcadores

12.1 Incremento del ratio Apo B / Apo A1

Los niveles de Apo B en plasma reflejan la concentración de lipoproteínas proateromatosas *Very Low-Density Lipoprotein* (VLDL) y *Low-Density Lipoprotein* (LDL), y se ha descrito que son un buen predictor de enfermedad coronaria. Existe un estudio con 286 pacientes con isquemia cerebral transitoria seguidos durante diez años, que mostró que el incremento del ratio Apo B / Apo A1 era un factor que se asociaba a presentar una recurrencia isquémica cerebral, ajustado por la presencia de otros factores de riesgo vascular.[28] Estos hallazgos deberán ser confirmados en otras series más largas.

12.2 Fibrinógeno

En un metaanálisis de tres estudios prospectivos, los autores analizaron a 5.113 pacientes con AIT o ictus menor seguidos durante cinco años y encontraron que los individuos con niveles de fibrinógeno superiores a la mediana se asociaron a un mayor riesgo de ictus isquémico comparado con el resto de pacientes (HR 1,34; 95 % IC, 1,13-1,60). El riesgo era mayor en paciente con ictus no-lacunar (HR 1,42; 95 % IC, 1,13-1,78).[29]

12.3 Homocisteína

Varios estudios observacionales han mostrado la asociación independiente de los niveles totales de homocisteína en plasma y el riesgo de padecer un ictus. Además, el genotipo termolábil TT de la metil-tetrahidrofolatoreductasa (MTHFR) confiere unos mayores niveles de homocisteína y un mayor riesgo de ictus (OR 1,26; 95 % IC, 1,14-1,40) que los individuos con genotipo CC.[16] Sin embargo, no hay evidencias de que la reducción de los niveles de homocisteína reduzca el riesgo de ictus.[30,31]

12.4 Microalbuminuria

La presencia de microalbuminuria definida como 30 a 300 mg en orina durante veinticuatro horas ha sido descrita en un tercio de los pacientes con ictus reciente y se ha asociado, de manera independiente al resto de factores de riesgo vascular clásicos, a un incremento del riesgo de ictus, infarto de miocardio, muerte vascular e insuficiencia renal.[32,33] Se ha sugerido que la microalbuminuria podría ser un marcador de disfunción endotelial precoz. Es un campo de interés estudiar si el uso de fármacos que reduzcan la microalbuminuria puede también disminuir el riesgo de eventos vasculares.

12.5   *Factor von Willebrand (FvW)*

En el estudio prospectivo poblacional ARIC, los valores iniciales de FvW se asociaron de manera independiente a un mayor riesgo de presentar un ictus no lacunar (RR ajustado 1,20, 95 % IC, 1,09-1,31) y más frecuentemente cardioembólico (RR ajustado 1,47, 95 % IC, 1,28-1,70).[34]

12.6   *Cistatina C*

La determinación de cistatina C sérica es una media de la función renal que es independiente de la edad, sexo o el estado de la masa muscular. Ha sido descrita como un predictor de ictus, infarto de miocardio, muerte vascular con mayor potencia que la determinación de creatinina, principalmente en personas ancianas.[35]

13   Conclusión

En los últimos años se han identificado nuevos factores que se han asociado a un incremento del riesgo de padecer un ictus, con un potencial efecto causal pero sin que todavía en ninguno de ellos se haya podido demostrar que su control o modulación reduzca el riesgo de presentar un ictus. Por este motivo, es importante tener en cuenta todos estos factores descritos en este capítulo en el diseño de futuros estudios que investiguen nuevos factores de riesgo para ictus.

Finalmente, otro interesante papel potencial de estos nuevos factores es que puedan servir como marcadores del control de otros factores de riesgo clásicos y que permitan identificar individuos que requieran un control más estricto e intenso de sus factores de riesgo modificables.

BIBLIOGRAFÍA

1. Hankey GJ. Potential new risk factors for ischemic stroke: what is their potential? Stroke 2006; 37: 2181-188.
2. Kurth T, Gaziano JM, Berger K, Kase CS, Rexrode KM, Cook NR, Buring JE, Manson JE. Body mass index and the risk of stroke in men. Arch Intern Med 2002; 162: 2557-562.
3. Hu G, Tuomilehto J, Silventoinen K, Sarti C, Männistö S, Jousilahti P. Body mass index, waist circumference, and waist-hip ratio on the risk of total and type-specific stroke. Arch Intern Med 2007; 167: 1420-427.
4. Lee CD, Folsom AR, Blair SN. Physical activity and stroke risk: a meta-analysis. Stroke 2003; 34: 2475-481.

5. Hu G, Sarti C, Jousilahti P, Silventoinen K, Barengo NC, Tuomilehto J. Leisure time, occupational, and commuting physical activity and the risk of stroke. Stroke 2005; 36: 1994-999.

6. Dauchet L, Amouyel P, Dallongeville J. Fruit and vegetable consumption and risk of stroke: a meta-analysis of cohort studies. Neurology 2005; 65: 1193-197.

7. He K, Song Y, Daviglus ML, Liu K, Van Horn L, Dyer AR, Goldbourt U, Greenland P. Fish consumption and incidence of stroke: a meta-analysis of cohort studies. Stroke 2004; 35: 1538-542.

8. Howard BV, Van Horn L, Hsia J, Manson JE, Stefanick ML, Wassertheil-Smoller S, Kuller LH, LaCroix AZ, Langer RD, Lasser NL, Lewis CE, Limacher MC, Margolis KL, Mysiw WJ, Ockene JK, Parker LM, Perri MG, Phillips L, Prentice RL, Robbins J, Rossouw JE, Sarto GE, Schatz IJ, Snetselaar LG, Stevens VJ, Tinker LF, Trevisan M, Vitolins MZ, Anderson GL, Assaf AR, Bassford T, Beresford SA, Black HR, Brunner RL, Brzyski RG, Caan B, Chlebowski RT, Gass M, Granek I, Greenland P, Hays J, Heber D, Heiss G, Hendrix SL, Hubbell FA, Johnson KC, Kotchen JM. Low-fat dietary pattern and risk of cardiovascular disease: the Women's Health Initiative Randomized Controlled Dietary Modification Trial. JAMA 2006; 295: 655-66.

9. Reynolds K, Lewis B, Nolen JD, Kinney GL, Sathya B, He J. Alcohol consumption and risk of stroke: a meta-analysis. JAMA 2003; 289: 579-88.

10. Viscoli CM, Brass LM, Kernan WN, Sarrel PM, Suissa S, Horwitz RI. A clinical trial of estrogen-replacement therapy after ischemic stroke. N Engl J Med 2001; 345: 1243-249.

11. Anderson GL, Limacher M, Assaf AR, Bassford T, Beresford SA, Black H, Bonds D, Brunner R, Brzyski R, Caan B, Chlebowski R, Curb D, Gass M, Hays J, Heiss G, Hendrix S, Howard BV, Hsia J, Hubbell A, Jackson R, Johnson KC, Judd H, Kotchen JM, Kuller L, LaCroix AZ, Lane D, Langer RD, Lasser N, Lewis CE, Manson J, Margolis K, Ockene J, O'Sullivan MJ, Phillips L, Prentice RL, Ritenbaugh C, Robbins J, Rossouw JE, Sarto G, Stefanick ML, Van Horn L, Wactawski-Wende J, Wallace R, Wassertheil-Smoller S; Women's Health Initiative Steering Committee. Effects of conjugated equine estrogen in postmenopausal women with hysterectomy: the Women's Health Initiative randomized controlled trial. JAMA 2004; 291: 1701-712.

12. Marin JM, Carrizo SJ, Vicente E, Agusti AG. Long-term cardiovascular outcomes in men with obstructive sleep apnoea-hypopnoea with or without treatment with continuous positive airway pressure: an observational study. Lancet 2005; 365: 1046-503.

13. Yaggi HK, Concato J, Kernan WN, Lichtman JH, Brass LM, Mohsenin V. Obstructive sleep apnea as a risk factor for stroke and death. N Engl J Med 2005; 353: 2034-041.

14. Weatherley BD, Nelson JJ, Heiss G, Chambless LE, Sharrett AR, Nieto FJ, Folsom AR, Rosamond WD. The association of the ankle-brachial index with incident coronary heart disease: the Atherosclerosis Risk In Communities (ARIC) study, 1987-2001. BMC Cardiovasc Disord 2007; 7: 3.

15. Heald CL, Fowkes FG, Murray GD, Price JF; Ankle Brachial Index Collaboration. Risk of mortality and cardiovascular disease associated with the ankle-brachial index: Systematic review. Atherosclerosis 2006; 189: 61-9.

16. Casas JP, Hingorani AD, Bautista LE, Sharma P. Meta-analysis of genetic studies in ischemic stroke: thirty-two genes involving approximately 18,000 cases and 58,000 controls. Arch Neurol 2004; 61: 1652-661.

17. Staton JM, Sayer MS, Hankey GJ, Attia J, Thakkinstian A, Yi Q, Cole VJ, Baker R, Eikelboom JW. Association between phosphodiesterase 4D gene and ischaemic stroke. J Neurol Neurosurg Psychiatry 2006; 77: 1067-069.

18. Grau AJ, Buggle F, Heindl S, Steichen-Wiehn C, Banerjee T, Maiwald M, Rohlfs M, Suhr H, Fiehn W, Becher H, *et al.* Recent infection as a risk factor for cerebrovascular ischemia. Stroke 1995; 26: 373-79.

19. Ross R. Atherosclerosis—an inflammatory disease. N Engl J Med 1999; 340: 115-26.

20. Grayston JT, Kronmal RA, Jackson LA, Parisi AF, Muhlestein JB, Cohen JD, Rogers WJ, Crouse JR, Borrowdale SL, Schron E, Knirsch C; ACES Investigators. Azithromycin for the secondary prevention of coronary events. N Engl J Med 2005; 352: 1637-645.

21. Cannon CP, Braunwald E, McCabe CH, Grayston JT, Muhlestein B, Giugliano RP, Cairns R, Skene AM; Pravastatin or Atorvastatin Evaluation and Infection Therapy-Thrombolysis in Myocardial Infarction 22 Investigators. Antibiotic treatment of Chlamydia pneumoniae after acute coronary syndrome. N Engl J Med 2005; 352: 1646-654.

22. Lavallée P, Perchaud V, Gautier-Bertrand M, Grabli D, Amarenco P. Association between influenza vaccination and reduced risk of brain infarction. Stroke 2002; 33: 513-18.

23. Grau AJ, Boddy AW, Dukovic DA, Buggle F, Lichy C, Brandt T, Hacke W; CAPRIE Investigators. Leukocyte count as an independent predictor of recurrent ischemic events. Stroke 2004; 35: 1147-152.

24. Rost NS, Wolf PA, Kase CS, Kelly-Hayes M, Silbershatz H, Massaro JM, D'Agostino RB, Franzblau C, Wilson PW. Plasma concentration of C-reactive protein and risk of ischemic stroke and transient ischemic attack: the Framingham study. Stroke 2001; 32: 2575-579.

25. Di Napoli M, Schwaninger M, Cappelli R, Ceccarelli E, Di Gianfilippo G, Donati C, Emsley HC, Forconi S, Hopkins SJ, Masotti L, Muir KW, Paciucci A, Papa F, Roncacci S, Sander D, Sander K, Smith CJ, Stefanini A, Weber D. Evaluation of C-reactive protein measurement for assessing the risk and prognosis in ischemic stroke: a statement for health care professionals from the CRP Pooling Project members. Stroke 2005; 36: 1316-329.

26. Oei HH, van der Meer IM, Hofman A, Koudstaal PJ, Stijnen T, Breteler MM, Witteman JC. Lipoprotein-associated phospholipase A2 activity is associated with risk of coronary heart disease and ischemic stroke: the Rotterdam Study. Circulation 2005; 111: 570-75.

27. Ballantyne CM, Hoogeveen RC, Bang H, Coresh J, Folsom AR, Chambless LE, Myerson M, Wu KK, Sharrett AR, Boerwinkle E. Lipoprotein-associated phospholipase A2, high-sensitivity C-reactive protein, and risk for incident ischemic stroke in middle-aged men and women in the Atherosclerosis Risk in Communities (ARIC) study. Arch Intern Med 2005; 165: 2479-484.

28. Bhatia M, Howard SC, Clark TG, Neale R, Qizilbash N, Murphy MF, Rothwell PM. Apolipoproteins as predictors of ischaemic stroke in patients with a previous transient ischaemic attack. Cerebrovasc Dis 2006; 21: 323-28.

29. Rothwell PM, Howard SC, Power DA, Gutnikov SA, Algra A, van Gijn J, Clark TG, Murphy MF, Warlow CP. Fibrinogen concentration and risk of ischemic stroke and acute coronary events in 5113 patients with transient ischemic attack and minor ischemic stroke. Stroke 2004; 35: 2300-305.

30. Davey Smith G, Ebrahim S. Folate supplementation and cardiovascular disease. Lancet 2005; 366: 1679-681.

31. Bønaa KH, Njølstad I, Ueland PM, Schirmer H, Tverdal A, Steigen T, Wang H, Nordrehaug JE, Arnesen E, Rasmussen K; NORVIT Trial Investigators. Homocysteine lowering and cardiovascular events after acute myocardial infarction. N Engl J Med 2006; 354: 1578-588.

32. Beamer NB, Coull BM, Clark WM, Wynn M. Microalbuminuria in ischemic stroke. Arch Neurol 1999; 56: 699-702.

33. Hallan S, Astor B, Romundstad S, Aasarød K, Kvenild K, Coresh J. Association of kidney function and albuminuria with cardiovascular mortality in older vs younger individuals: The HUNT II Study. Arch Intern Med 2007; 167: 2490-496.

34. Ohira T, Shahar E, Chambless LE, Rosamond WD, Mosley TH Jr, Folsom AR. Risk factors for ischemic stroke subtypes: the Atherosclerosis Risk in Communities study. Stroke 2006; 37: 2493-498.

35. Shlipak MG, Sarnak MJ, Katz R, Fried LF, Seliger SL, Newman AB, Siscovick DS, Stehman-Breen C. Cystatin C and the risk of death and cardiovascular events among elderly persons. N Engl J Med 2005; 352: 2049-060.

Capítulo 7. Fármacos antitrombóticos e ictus: mecanismos de acción

J.A. Páramo, J. Hermida

Servicio de Hematología
Clínica Universitaria de Navarra
Área de Ciencias Cardiovasculares
CIMA
Universidad de Navarra
Pamplona

Dirección para correspondencia
Clínica Universitaria de Navarra
Dr. J.A. Páramo
japaramo@unav.es

1 Introducción

Los fármacos antitrombóticos constituyen un pilar fundamental en la prevención y tratamiento de los accidentes cerebrovasculares isquémicos, tanto durante la fase aguda como en la prevención secundaria tras un ictus o un accidente cerebrovascular transitorio (TIA). La terapia antiplaquetar es la estrategia antitrombótica de elección en ictus o TIA no cardioembólico (particularmente de origen aterosclerótico, lacunar o criptogenético), mientras que los anticoagulantes orales se emplean en el ictus cardioembólico, generalmente secundario a fibrilación auricular (FA). De hecho, las guías clínicas actuales recomiendan la administración de antiplaquetares tipo aspirina, sola o en combinación con otros antiplaquetares, o clopidogrel como opciones terapéuticas iniciales en ictus o TIA isquémico no cardioembólico, mientras que en el secundario a FA estaría indicada la warfarina o el acenocumarol. Otra causa importante de ictus o TIA es la estenosis de arterias intracraneales. En estos casos la terapia antiplaquetar también ha demostrado un beneficio superior a una estrategia anticoagulante.[1-3]

2 Activación plaquetar y aterotrombosis

La aterosclerosis, una enfermedad inflamatoria crónica de la pared vascular, representa el sustrato fisiopatológico para la formación del trombo en el territorio arterial causante del ictus isquémico y de otras manifestaciones clínicas cardiovasculares. Las plaquetas juegan un papel fundamental en este contexto.[4]

En condiciones fisiológicas, las plaquetas se encuentran en un estado quiescente, circulando libremente por el torrente circulatorio, sin contactar con el endotelio intacto, por ser una superficie tromborresistente. Sin embargo, cuando se produce una lesión vascular, se adhieren a la superficie subendotelial a través de receptores específicos presentes en su membrana. Este fenómeno, denominado *adhesión plaquetar*, es el proceso inicial en la formación del tapón hemostático y en él intervienen el colágeno subendotelial y las proteínas adhesivas, como el factor von Willebrand (FvW), a los que se adhiere la plaqueta a través de receptores específicos, la glicoproteína VI y el complejo GpIb/V/IX, respectivamente. La adhesión estimula la producción de diversos mediadores y activadores como tromboxano A_2 (TXA_2), ADP y trombina, que amplifican la activación plaquetar mediante la interacción con receptores ligados a proteína G. La liberación de estas sustancias, particularmente TXA_2 y ADP, induce el reclutamiento de nuevas plaquetas, hecho que va a aumentar el tamaño del tapón hemostático transformando la monocapa inicial en un agregado (véase la figura 1). La activación plaquetar conlleva la expresión de nuevos receptores plaquetares, las glicoproteínas de membrana GpIIb/IIIa, que intervendrán en el proceso de *agregación* de plaquetas próximas, con el concurso del fibrinógeno y otras proteínas adhesivas, como la vitronectina, que estabilizan el agregado. La fase final de la formación del trombo se produce por la conversión del fibrinógeno en fibrina por la acción de la trombina (véase la figura 1). La fibrina, formando una malla que envuelve el agregado, estabilizará el tapón hemostático plaquetar, lo que evitará su disolución prematura. La importancia de estos mecanismos en pacientes con ictus se ve avalada por el incremento de los niveles circulantes de TXA_2 y de otros marcadores bioquímicos de activación plaquetar.[4]

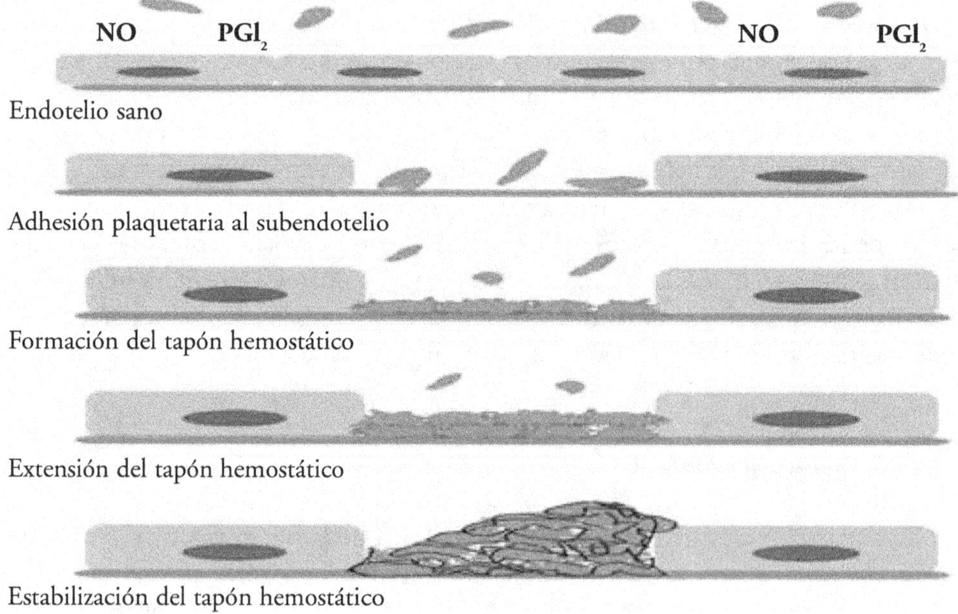

Figura 1. Formación del tapón hemostático después de una lesión vascular.

La respuesta inflamatoria va a estar íntimamente ligada a la respuesta hemostática, lo que constituye la base para el empleo de agentes antiplaqueares como fármacos también capaces de reducir la inflamación.[5,6] Tras la lesión vascular, la interacción entre plaquetas, leucocitos y células endoteliales va a promover una inflamación patológica, con adherencia de leucocitos al tapón hemostático, así como activación de receptores y liberación de agonistas plaquetares.

El endotelio vascular controla la reactividad plaquetar mediante tres mecanismos (véase la figura 1): *a)* la vía del ácido araquidónico (AA)-prostaciclina, *b)* la vía arginina-óxido nítrico (NO) y *c)* la vía de ecto-ADPasa. Las células endoteliales convierten AA en prostaciclina (PGI_2) con el concurso de las ciclooxigenasas 1 y 2 (COX-1 y COX-2) y la enzima prostaciclin-sintasa. La PGI_2 inhibe la función plaquetar a través de un aumento de AMP cíclico. El NO difunde a las plaquetas, estimula la producción de guanosina monofosfato (GMP) y regula la vía de cinasas dependientes de GMP, causando un descenso de Ca++ intracelular, que induce un cambio conformacional en el receptor GpIIb/IIIa, necesario para la unión del fibrinógeno. Finalmente, la ecto-ADPasa limita la cantidad de nucleótidos (ADP y ATP), hecho que impide la fase de reclutamiento plaquetar.[4]

Varios agentes farmacológicos que actúan sobre las vías involucradas en la cascada de eventos que conducen a la agregación, constituyen la base de la terapia antiplaquetar. Entre ellos se incluyen agentes que inhiben TXA_2, ADP, GPIIb/IIIa, trombina, colágeno y FvW

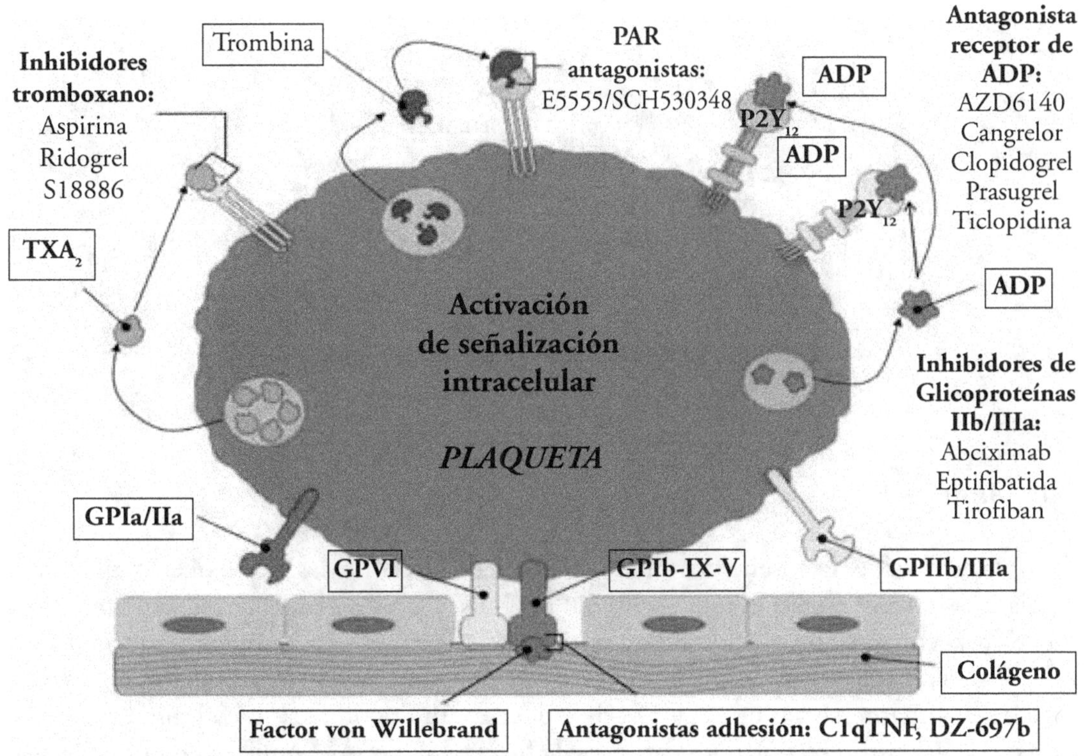

Figura 2. Mecanismo de acción de los fármacos antiplaquetares.

(véase la figura 2), algunos de los cuales han demostrado un claro efecto beneficioso en pacientes con ictus.

3   Tratamiento antiplaquetario

Las características de los principales fármacos antiplaquetarios se describen en la tabla 1.

	Aspirina	Tienopiridinas	Inhibidores Gp IIb/IIIa	Dipiridamol	Inhibidores Tromboxano
Mecanismo acción	Inhibición ciclooxigenasa	Inhibición receptor ADP	Inhibición receptores IIb/IIIa	Inhibición fosfodiesterasa	Inhibición tromboxano-sintasa
Especificidad plaquetar	No	Sí	Sí	No	Sí
Acción reversible	No	No	Sí (No abciximab)	No	No
Administración oral	Sí	Sí	No	Sí	Sí
Efectos adversos	Gastrointes-tinal/ hemorragia (+)	Neutropenia Hemorragia (+)	Trombopenia/ Hemorragia (++)	No	Hemorragia
Reducción eventos vasculares	Sí	Sí	Sí	Sí	?

Tabla 1. Propiedades de los antiagregantes plaquetarios.

3.1   Aspirina

La aspirina o ácido acetilsalicílico inhibe de forma irreversible las ciclooxigenasas (COX) mediante acetilación de una serina (529 en la COX-1 y 516 en la COX-2), enzimas que catalizan la conversión de ácido araquidónico en diferentes prostanoides, como TXA_2 y PGI_2. Para la inactivación de COX-2 (efecto antiinflamatorio), se necesitan dosis más elevada de aspirina, mientras que la COX-1 se puede inhibir con dosis de 30 mg. La inhibición de esta enzima en la plaqueta previene la formación de TXA_2, que es un potente agonista plaquetar y vasoconstrictor.

La aspirina se absorbe rápidamente en el tracto gastrointestinal alcanzando un pico plasmático a los quince y treinta minutos de su ingesta, siendo evidente la inhibición de la función plaquetar al cabo de sesenta minutos. La vida media de la aspirina es de quince o veinte minutos, siendo hidrolizada rápidamente a ácido salicílico. A pesar de esta rápida eliminación, el efecto antiplaquetar persiste durante cinco a siete días, ya que la aspirina también inhibe la COX-1 presente en el megacariocito antes de que se liberen plaquetas a la circulación. El fármaco se administra diariamente a una dosis que en ictus oscila entre 70 y 325 mg/día. La aspirina estaría contraindicada en pacientes con hemorragia gastrointestinal, puesto que la inhibición de COX-1 reduce la generación de PGI_2 y su efecto protector sobre la mucosa gástrica.[7]

3.1.1   Resistencia a aspirina

El término resistencia a aspirina es doble: por una parte, se refiere a pacientes con eventos isquémicos a pesar del empleo adecuado de aspirina; mientras que desde un punto de vista analítico, implica la incapacidad para obtener un nivel óptimo de inhibición plaquetar. Su incidencia se estima en 15-30 % y no se conoce con precisión el auténtico significado, si bien en algunos estudios prospectivos en pacientes con enfermedad coronaria se ha observado que los resistentes a aspirina presentaban un incremento tres veces superior del riesgo de muerte, IAM o ictus. Sin embargo, no se han establecido los estudios de función plaquetar adecuados, los exámenes genéticos a realizar ni la alternativa terapéutica en estos pacientes.[8-10]

3.1.2   Efecto de la aspirina no relacionado con la generación de TXA_2

Se ha demostrado que la aspirina posee efectos sobre la hemostasia independientes de la inactivación de prostaglandinas, como inhibición de la coagulación sanguínea y un aumento de la fibrinolisis. Se han sugerido dos posibles mecanismos de inhibición de la coagulación: efecto antivitamina K, con dosis superiores a 1.500 mg/día, e inhibición de la generación de trombina, que podría ser el resultado de una alteración de la actividad procoagulante plaquetar.[7]

3.2   Tienopiridinas (ticlopidina y clopidogrel)

La ticlopidina y el clopidogrel son derivados tienopiridínicos con propiedades antiagregantes. Estos dos agentes inhiben la agregación plaquetar inducida por ADP, al bloquear de forma selectiva e irreversible el receptor $P2Y_{12}$ en la superficie de la plaqueta.[11] Uno de los efectos de esta inhibición es evitar la activación del receptor GpIIb/IIIa, que representa la vía final de la agregación plaquetar (véase la figura 2).

3.2.1 Ticlopidina

Se metaboliza en el hígado y se excreta por el riñón. El 90 % de la dosis oral se absorbe rápidamente, alcanzando concentraciones plasmáticas entre una y tres horas. Más del 95 % se une de forma reversible a proteínas plasmáticas, fundamentalmente albúmina, y su vida media es de cuatro o cinco días. La dosis habitual es de 250 mg dos veces al día. Entre los efectos secundarios puede causar neutropenia en 2,4 % de los pacientes y púrpura trombótica trombocitopénica (PTT) en 0,01 %, que es su complicación más grave. Además, puede provocar toxicidad hepática y complicaciones hemorrágicas.[9-10]

3.2.2 Clopidogrel

La farmacocinética del clopidogrel es algo diferente, ya que tras su administración es transformado en su principal metabolito, el derivado carboxílico SR26334 vía citocromo P-450. La acción antiplaquetaria se observa a las dos horas de la administración oral, pero una inhibición constante y estable se alcanza a los ocho días con una dosis de 75 mg/día, persistiendo el efecto hasta cuatro o siete días tras la suspensión del fármaco. Se elimina por heces y orina. La dosis más empleada en el ictus isquémico es la de 75 mg/día. El principal efecto secundario es la hemorragia, pero a diferencia de la ticlopidina, la incidencia de neutropenia y PTT es muy baja. En pacientes que deben someterse a una cirugía mayor, es recomendable suspender el clopidogrel cinco días antes para evitar un exceso de sangrado.[10,12,13]

3.2.2.1 Resistencia a clopidogrel

Al igual que para la aspirina, se ha descrito resistencia a este fármaco relacionada con la variabilidad en el número de receptores, alteraciones en el metabolismo por el citocromo P450, polimorfismos genéticos, interacciones con fármacos, etc., sin que se haya definido la estrategia más idónea en pacientes no respondedores, los cuales presentan, al menos teóricamente, un riesgo más elevado de recurrencias trombóticas.[14,15]

3.2.3 Otros antagonistas del receptor de ADP

El prasugrel, una nueva tienopiridina, es un profármaco que requiere la conversión a metabolito activo antes de su unión al receptor $P2Y_{12}$. Es diez veces más potente que el clopidogrel y consigue de forma rápida y mantenida la inhibición plaquetar, administrado a una dosis inicial de 60 mg seguida de mantenimiento con 10 mg/día. El fármaco se ha evaluado en pacientes con cardiopatía isquémica sometidos a angioplastia coronaria, pero puede aumentar el riesgo hemorrágico en pacientes con antecedentes de ictus isquémico.[10,16,17]

3.3 Dipiridamol

El dipiridamol es un derivado pirimidopirimidina con propiedades vasodilatadoras y antiplaquetares. Su mecanismo de acción ha sido tema de controversia, ya que además de inhibir el enzima fosfodiesterasa GMP (que favorece el acúmulo intraplaquetar de AMP cíclico), aumentando el efecto antiplaquetar de la vía del NO, bloquea el receptor para adenosina (lo que supondría un estímulo para la adenilciclasa) y posee propiedades antioxidantes y antiproliferativas. En dosis elevadas también puede estimular directamente la síntesis de PgI_2.[18, 19] La dosis convencional en diferentes ensayos clínicos es de 100-400 mg/día. La absorción es variable y se elimina fundamentalmente a través de excreción biliar con una vida media de diez horas. Existe una forma de liberación rápida y otra, más empleada en ictus, de liberación retardada. Las reacciones adversas a las dosis terapéuticas se producen generalmente al inicio del tratamiento. Son habitualmente leves y pasajeras (mareos, cefaleas, náuseas, diarrea y alteraciones electrocardiográficas).

Aunque la eficacia clínica del dipiridamol sólo o en combinación ha sido cuestionada en estudios randomizados, los trabajos y guías clínicas más recientes sugieren que la combinación aspirina-dipiridamol retardado es más eficaz que la de ambos agentes por separado en la prevención del ictus.[1]

3.4 Antagonistas receptores GpIIb/IIIa

Los antagonistas de la GpIIb/IIIa se han empleado como terapia primaria y como adyuvante del tratamiento de reperfusión del ictus agudo, tanto en el ámbito experimental como clínico. Estudios preliminares han demostrado una mejoría de la permeabilidad microvascular, reducción de la lesión isquémica y prolongación de la ventana terapéutica para el empleo de trombolíticos.[20-24]

Por su mecanismo de acción, se pueden considerar dos tipos de familias de fármacos antagonistas de la GpIIb/IIIa plaquetaria: los que bloquean de forma permanente los receptores plaquetarios (abciximab) y los que los inhiben de forma competitiva y reversible (moléculas sintéticas), cuyo efecto es dependiente de la concentración plasmática (véase la figura 2).

3.4.1 Abciximab

El abciximab es el fragmento Fab del anticuerpo quimérico 7E3 que se une al receptor GpIIb/IIIa e inhibe la unión del fibrinógeno y el FvW y bloquea la formación del trombo. Administrado en bolus de 0,25mg/kg IV produce una inhibición plaquetaria dosis-dependiente, pero para asegurar una inhibición completa y sostenida, se requiere una infusión posterior ajustada al peso del paciente (0,125 µg/min).

El abciximab presenta una farmacocinética de tipo bicompartimental: se une a los receptores plaquetarios, mientras que la fracción no unida a las plaquetas es rápidamente eliminada del plasma, la vida media de esta fracción es entre diez y quince minutos; sin embargo, la fracción unida a los receptores es eliminada lentamente; de este modo, la vida media del abciximab es larga, entre seis y doce horas, con niveles de ocupación de receptores detectables (un 13 %) hasta catorce días después de su administración.[22]

3.4.2   *Moléculas sintéticas*

Se han diseñado otros tipos de antagonistas de la GpIIb/IIIa de tipo competitivo, basados en la secuencia de reconocimiento arginina-glicina-ácido aspártico (RGD) que existe en el fibrinógeno. El prototipo de estos péptidos sintéticos es el heptapéptido cíclico eptifibatide, que utiliza la secuencia KGD en vez de la RGD (que sustituye la arginina por lisina). El otro enfoque, también de tipo competitivo, ha sido mimetizar la secuencia RGD mediante la síntesis de pequeñas moléculas peptídicas y no peptídicas con el fin de superar los problemas de inestabilidad y tiempo de vida corto de los péptidos sintéticos. Los principales fármacos de este grupo son el lamifiban, que es un peptidomimético, y el tirofiban, derivado no peptídico.

El eptifibatide y el tirofiban son compuestos de bajo peso molecular que actúan como inhibidores competitivos del receptor GpIIb/IIIa. Su efecto es dosis-dependiente, la vida media es corta (dos o tres horas) y su aclaración se realiza principalmente por vía renal. El inicio de acción es rápido, bloqueando en un 90 % la agregación plaquetaria a los treinta minutos de su administración. La función plaquetaria se recupera rápidamente, a las cuatro horas de interrumpir la infusión del fármaco; a diferencia del abciximab, estos agentes se disocian rápidamente del receptor y su acción depende de las concentraciones plasmáticas del fármaco.[23]

3.4.3   *Efectos secundarios de los antagonistas GpIIb/IIIa*

La complicación más importante es la hemorragia, que se produce en hasta un 10 % de los casos, principalmente en la zona de accesos venosos, y la hemorragia intracraneal (0,25 %).

La trombocitopenia también se ha observado en una proporción del 1,5-5 %. No parecen existir diferencias entre los distintos inhibidores en cuanto al riesgo de trombocitopenia, aunque ésta puede aumentar con el uso simultáneo de heparina y suele revertir rápidamente tras la interrupción del tratamiento, si bien puede ser necesaria la transfusión de plaquetas.

Un problema adicional de abciximab es su capacidad inmunogénica. Se ha observado el desarrollo de anticuerpos humanos antiquiméricos en un 5 % de los pacientes, siendo su pico de aparición entre las cuatro y seis semanas posteriores a la administración del abciximab.[22]

3.5 Inhibidores del enzima tromboxano-sintasa y de los receptores del tromboxano

Desde el punto de vista teórico, el bloqueo del receptor del TXA_2 o la inhibición de su síntesis impediría la acción proagregante del TXA_2 y prevendría la vasoconstricción. La mayoría de los inhibidores del enzima tromboxano-sintasa tienen potencia moderada, corta vida media y no inhiben completamente la producción de TXA_2, por lo que su eficacia clínica ha sido, en general, discreta. Además, se ha detectado un buen número de sujetos escasamente respondedores. Otras sustancias como vapiprost y fetroban (BMS180291-1) poseen una acción más potente y duradera y alto efecto antitrombótico en modelos experimentales, sin que los estudios clínicos indiquen superioridad sobre la aspirina.

Algunos preparados como ridogrel y picotamida poseerían un doble efecto: inhibición de tromboxano-sintasa y del receptor del TXA_2. Si bien han mostrado efectos beneficiosos en modelos animales, los resultados no han podido confirmarse en la clínica humana. Otros antagonistas específicos del receptor de TXA_2 (S18886, terutroban) se encuentran en fase de investigación clínica.[10]

3.6 Nuevos antiplaquetares

Entre los nuevos fármacos inhibidores de la función plaquetar estarían los antagonistas de receptores activados por proteasas (PAR) y los antagonistas de la adhesión (véase la figura 2). El interés clínico de los primeros deriva de que el PAR-1 es un efector importante de la señalización intraplaquetar inducida por trombina. Los antagonistas del colágeno y del FvW interrumpirían la adhesión plaquetar al subendotelio, lo que bloquearía la trombogénesis. Estudios *ex vivo* han demostrado una marcada inhibición de la función plaquetar con estos compuestos, mientras que en modelos experimentales, se ha demostrado que previenen la formación del trombo inducido por lesión vascular.[10,24-26]

4 Tratamiento anticoagulante

Si bien el papel de la anticoagulación con heparina no fraccionada (HNF) o de bajo peso molecular (HBPM) u otros anticoagulantes por vía parenteral es controvertido en el ictus isquémico, y no están indicados de forma sistemática en el ictus agudo, los anticoagulantes orales representan la estrategia de elección para prevenir la embolización en aquellos de origen cardiogénico o ateroembólico.

4.1 Heparina no fraccionada y de bajo peso molecular

La heparina ejerce su efecto anticoagulante al unirse a la antitrombina, en la que induce un cambio conformacional que acelera la inhibición de la trombina y del factor Xa. Todas las propiedades anticoagulantes de la HNF y HBPM dependen de la presencia de una secuencia de pentasacáridos específica, la cual se une con alta afinidad a la antitrombina potenciando su actividad (véase la figura 3). Esta secuencia está presente en aproximadamente un tercio de las cadenas de HNF, pero en menor proporción en las de HBPM, al ser destruidas en el proceso de depolimerización. La inhibición del factor Xa (actividad anti-Xa) requiere exclusivamente la secuencia de pentasacárido, mientras que la potenciación de la inhibición de la trombina, es decir, la actividad anti-IIa y también la prolongación del tiempo de tromboplastina parcial activada (TTPA), requiere la presencia de una cadena con longitud mínima de dieciocho sacáridos.

La HNF está disponible en forma de sal sódica y cálcica. Todas las HBPM se presentan como sal sódica, excepto fraxiparina (nadroparina) que es una sal cálcica (véase la tabla 2). Tanto HNF como HBPM se administran por vía parenteral, intravenosa (IV) o subcutánea (SC). El aclaramiento de las HBPM es fundamentalmente por vía renal, hecho que es de relevancia clínica porque se puede producir acumulación del fármaco en pacientes con insuficiencia renal. No existen evidencias de que HNF y HBPM crucen la barrera placentaria, por lo que son seguras para ser administradas durante la gestación.

La vida media de la HNF es de noventa minutos y la de HBPM de entre cuatro y seis horas. A diferencia de la HNF, cuya biodisponibilidad es < 50 %, para las HBPM es del

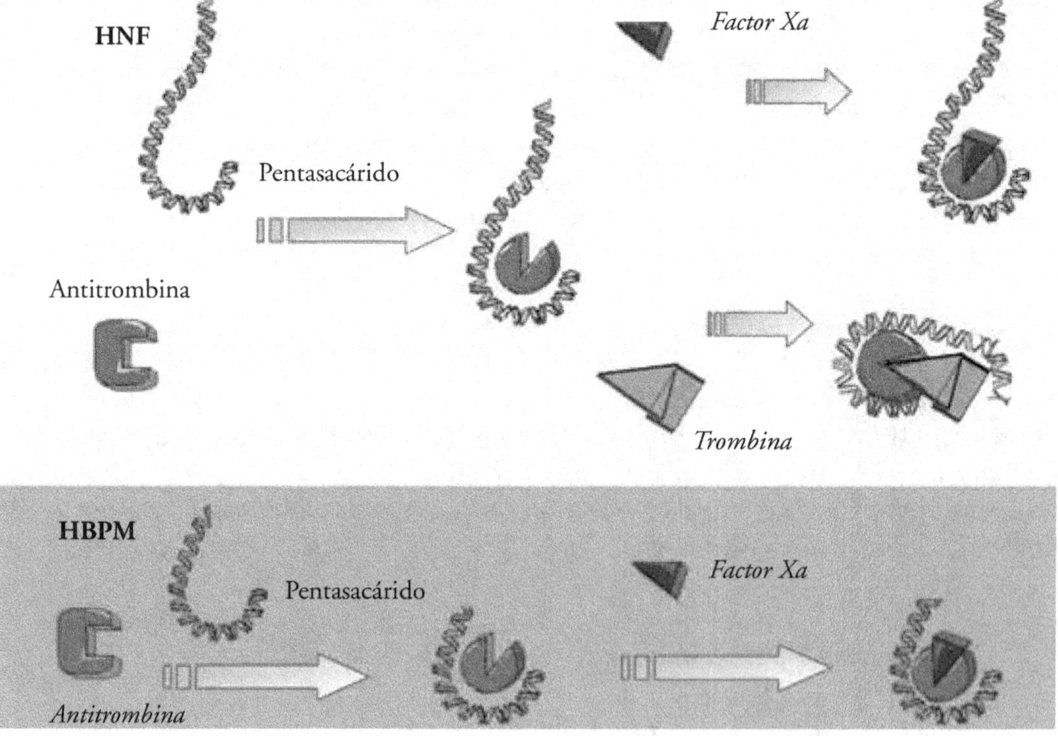

Figura 3. Mecanismo de acción de heparina no fraccionada (HNF) y de bajo peso molecular (HBPM).

Producto	Fabricante	Método de preparación	Pm medio (Da)	Razón anti-Xa/anti/IIa	Tiempo medio eliminación (h)
Bemiparina	Rovi	Depolimerización y eliminación en medio no acuoso	3.100	9,6	5,3
Certoparina	Sandoz	Desaminación con nitrito de isoamilo	3.100	2,4	4
Dalteparina	Pfizer	Ácido nitroso	5.000	2,5	3-5
Enoxaparina	Sanofi-Aventis	Depolimerización alcalina	3.200	3,9	4,5
Nadroparina	Glaxo-Smithkline	Ácido nitroso	3.600	3,3	4
Parnaparina	Alfa-Waserman	Depolimerización oxidativa con Cu y H_2O_2	3.700	2,3	4
Reviparina	Knoll AG	Acido nitroso y cromatografía	3.600	4,2	4
Tinzaparina	Leo-Pharma	Digestión con heparinasa	4.800	1,6	3,9

Tabla 2. Características de las HBPM disponibles para uso clínico.

90-100 %, lo que explica el efecto clínico beneficioso de la administración de una dosis única diaria o cada doce horas. Una ventaja adicional de las HBPM es que, a la dosis ajustada al peso, la respuesta es predecible y no precisa monitorización, excepto en situaciones especiales como la insuficiencia renal, en cuyo caso se deberán determinar los niveles de anti-Xa.

Diversas proteínas interaccionan con la heparina y bloquean su actividad anticoagulante; las más importantes son el factor 4 plaquetar (F4P) y la protamina. Las HBPM se fijan con menor afinidad a estas proteínas, así como a células endoteliales y plaquetas, lo que condiciona diferencias en la farmacocinética. Finalmente, las HBPM liberan concentraciones inferiores de las enzimas lipoproteinlipasa y lipasa hepática y superiores de TFPI desde el endotelio vascular que la HNF, si bien el significado clínico de estos cambios no ha sido suficientemente aclarado.[27]

4.2 Anticoagulantes orales

Los anticoagulantes orales (warfarina y acenocumarol) son antagonistas de la vitamina K que inhiben la coagulación al interferir la síntesis hepática de los factores vitamina K

(VK)-dependientes: II,VII, IX y X, así como las proteínas anticoagulantes C y S, produciendo su efecto anticoagulante al interferir la γ-carboxilación de dichos factores (véase la figura 4).

Los residuos de glutamato de la región N-terminal de estos factores sufren una γ-carboxilación catalizada por una carboxilasa, cuyo cofactor es la vitamina K reducida (KH2). Durante esta reacción, la vitamina K se oxida a vitamina K epóxido, y a través de las enzimas VK epóxido reductasa (VKOR) y VK reductasa se recicla de nuevo a VK reducida. Los anticoagulantes orales inhiben básicamente la VKOR, con lo que se acumula vitamina K epóxido en el hígado y reduce la disponibilidad de VKH2. La presencia de γ-carboxiglutámico permite la unión a calcio y a fosfolípidos necesarios para la activación y, en su ausencia, se sintetizan como factores inactivos. La warfarina es el anticoagulante más empleado en Estados Unidos, mientras que el acenocumarol (Sintrom) se utiliza más en Europa.

El acenocumarol se administra por vía oral, su absorción es rápida y se metaboliza en el hígado por el citocromo P4502C9. Su efecto terapéutico es progresivo y tarda entre treinta seis y setenta y dos horas en prolongar el tiempo de protrombina (TP). En individuos sanos suele existir una relación directa entre dosis administrada y respuesta anticoagulante, si bien existe una gran variabilidad individual, que depende tanto del paciente (tratamiento, dieta, fármacos, polimorfismos en el citocromo P450 y VKOR, etc.), como de las determinaciones de laboratorio. El acenocumarol atraviesa la barrera placentaria y se distribuye a la leche materna de forma inactiva. La dosis inicial es de 3-4 mg, con ajuste posterior mediante el TP. En la actualidad, para estandarizar los valores de anticoagulación obtenidos, se utiliza el INR (International Normalized Ratio), que mediante tromboplastinas calibradas, permite una comparación internacional. En la mayoría de pacientes con indicación de anticoagulación en ictus, se recomienda un rango de INR = 2-3. El control de

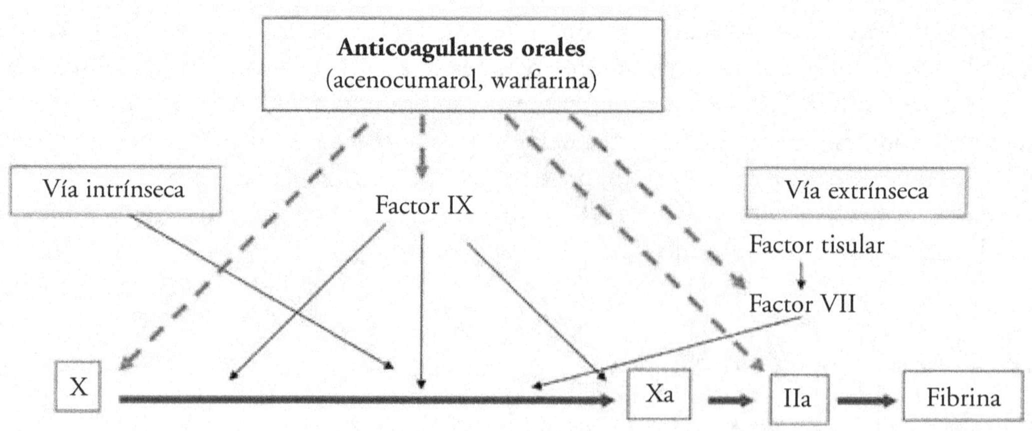

Figura 4. Mecanismo de acción de los anticoagulantes orales.

TP se realiza, inicialmente, con frecuencia semanal y, una vez estabilizado, puede controlarse una vez al mes.[2,28,29]

4.3 Nuevos antitrombóticos en la profilaxis del ictus

A pesar de la efectividad de los anticoagulantes orales en la prevención del ictus cardioembólico, las antivitaminas K presentan una respuesta farmacológica poco predecible, requieren monitorización cuidadosa y muestran un estrecho rango terapéutico.[30,31]

  Diferentes proteínas de la coagulación sanguínea, como trombina (factor IIa) y factor Xa, son dianas de nuevos fármacos anticoagulantes que se están evaluando en la prevención del ictus (véase la figura 5).

4.3.1 Inhibidores directos de la trombina

El Idraparinux es un inhibidor de la trombina que se emplea en dosis única semanal por sus características farmacocinéticas y larga vida media. Sin embargo, estudios recientes en

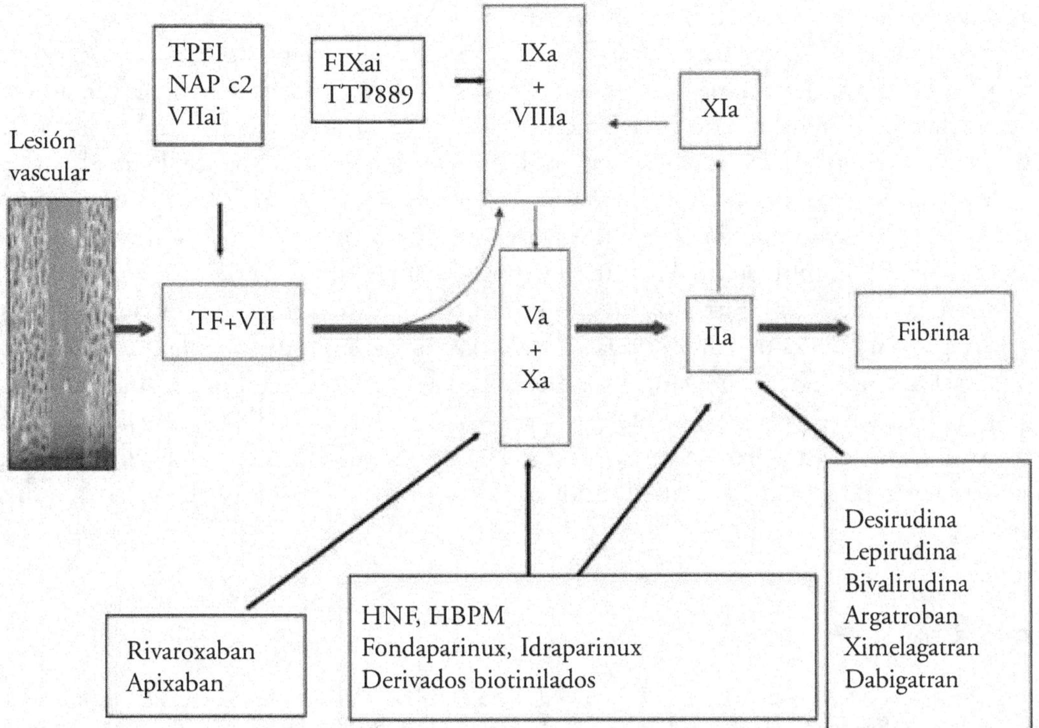

Figura 5. Nuevos antitrombóticos: mecanismo de acción.

el ámbito de la prevención del ictus en pacientes con FA indican que a la dosis empleada (2,5 mg/día) presenta un riesgo elevado de complicaciones hemorrágicas, incluyendo hemorragia intracraneal, por lo que no constituye una alternativa a la anticoagulación oral.[32]

Otros inhibidores orales de trombina se están evaluando para la prevención del ictus en el contexto de la FA, entre los que destacan ximelagatran y dabigatran. A pesar de su eficacia probada en relación con la warfarina, el ximelagatran fue retirado del mercado debido a hepatotoxicidad y complicaciones hemorrágicas. Sin embargo, estudios recientes sugieren que dabigatran (150 mg, dos veces al día) presenta una eficacia similar a warfarina, lo que ha originado que en la actualidad se ensayen dosis inferiores.[31]

4.3.2   *Inhibidores del factor X*

La inhibición selectiva del factor Xa representa una alternativa atractiva en pacientes con FA para prevenir el ictus tromboembólico. Entre los fármacos más prometedores en fase de investigación clínica están inhibidores orales directos, como epixaban y rivaroxaban.[31]

5   Conclusiones

La activación de las plaquetas y de los mecanismos de coagulación es clave en la patogenia del ictus aterosclerótico y del tromboembolismo cerebral y constituye la base del tratamiento antitrombótico en estas situaciones. Las estrategias médicas para la prevención del ictus incluyen la modificación de los factores de riesgo cardiovascular, pero están fundamentalmente centradas en la disminución del riesgo de recurrencias mediante el empleo de fármacos antiplaquetares, o en la prevención del embolismo mediante agentes anticoagulantes. La aspirina sigue siendo el antiplaquetar de elección en el ictus isquémico no cardioembólico y la combinación de aspirina y dipiridamol también ha demostrado valor aditivo sobre la aspirina, mientras que el clopidogrel se ha asociado con aumento del riesgo hemorrágico, si bien es una alternativa válida a la aspirina. Los anticoagulantes orales continúan siendo la estrategia preventiva de elección del ictus cardioembólico. A la vez que se expande nuestro conocimiento de la biología de la hemostasia y del papel de las plaquetas en la patogenia del ictus isquémico, continúan desarrollándose nuevas moléculas que pueden optimizar el tratamiento antitrombótico de los pacientes con ictus de manera individualizada.

BIBLIOGRAFÍA

1. Sacco RL, Adams R, Albers G, Alberts MJ, Benavente O, Furie K, Goldstein LB, Gorelick P, Halperin J, Harbaugh R, Johnston SC, Katzan I, Kelly-Hayes M, Kenton EJ, Marks M, Schwamm LH, Tomsick T; American Heart Association/American Stroke Association Council on Stroke; Council on Cardiovascular Radiology and Intervention; American Academy of Neurology Guidelines for prevention of stroke in patients with ische-

mic stroke or transient ischemic attack: a statement for healthcare professionals from the American Heart Association/American Stroke Association Council on Stroke: co-sponsored by the Council on Cardiovascular Radiology and Intervention: the American Academy of Neurology affirms the value of this guideline. Circulation 2006; 113: 409-49.

2. Halkes PH, Algra A. Anticoagulants, aspirin and dipyridamole in the secondary prevention of cerebral ischaemia: which is the best for which patient? Cerebrovasc Dis 2007; 24 Suppl 1:107-11.

3. Phillips RA. A review of therapeutic strategies for risk reduction of recurrent stroke. Prog Cardiovasc Dis 2008; 50: 264-73.

4. Davi G, Patrono C. Platelet activation and atherothrombosis. N Engl J Med 2007; 357: 2482-494.

5. May AE, Seizer P, Gawaz M.Platelets: Inflammatory firebugs of vascular walls. Arterioscler Thromb Vasc Biol 2008; 28: s5-s10.

6. Pitchford SC. Novel uses for anti-platelet agents as anti-inflammatory drugs. Br J Pharmacol 2007; 152: 987-1002.

7. Patrono C, Rocca B.Aspirin: Promise and resistance in the new millennium. Arterioscler Thromb Vasc Biol 2008; 28: 25-32.

8. Hankey GJ, Eikelboom JW. Aspirin resistance. Lancet 2006; 367: 606-17.

9. Eikelboom JW, Hirsh J, Weitz JI, Johnston M, Yi Q, Yusuf S. Aspirin-resistant thromboxane biosynthesis and the risk of myocardial infarction, stroke, or cardiovascular death in patients at high risk for cardiovascular events. Circulation 2002; 105: 1650-655.

10. Meadows TA, Bhatt DL. Clinical aspects of platelet inhibitors and thrombus formation. Circ Res 2007; 100: 1261-275.

11. Storey RF, Sanderson HM, White AE, May JA, Cameron KE, Heptinstall S. The central role of the P(2T) receptor in amplification of human platelet activation, aggregation, secretion and procoagulant activity. Br J Haematol 2000; 110: 925-34.

12. Ringleb PA, Bhatt DL, Hirsch AT, Topol EJ, Hacke W; Clopidogrel Versus Aspirin in Patients at Risk of Ischemic Events Investigators. Benefit of clopidogrel over aspirin is amplified in patients with a history of ischemic events. Stroke 2004; 35: 528-32.

13. Bhatt DL, Flather MD, Hacke W, Berger PB, Black HR, Boden WE, Cacoub P, Cohen EA, Creager MA, Easton JD, Hamm CW, Hankey GJ, Johnston SC, Mak KH, Mas JL, Montalescot G, Pearson TA, Steg PG, Steinhubl SR, Weber MA, Fabry-Ribaudo L, Hu T, Topol EJ, Fox KA; CHARISMA Investigators. Patients with prior myocardial infarction, stroke, or symptomatic peripheral arterial disease in the CHARISMA trial. J Am Coll Cardiol 2007; 49: 1982-988.

14. Wiviott SD. Clopidogrel response variability, resistance, or both? Am J Cardiol 2006 20; 98(10A): 18N-24N.

15. Wang TH, Bhatt DL, Topol EJ. Aspirin and clopidogrel resistance: an emerging clinical entity. Eur Heart J 2006; 27: 647-54.

16. Niitsu Y, Jakubowski JA, Sugidachi A, Asai F. Pharmacology of CS-747 (prasugrel, LY640315), a novel, potent antiplatelet agent with in vivo P2Y12 receptor antagonist activity. Semin Thromb Hemost 2005; 31: 184-94.

17. Husted S, Emanuelsson H, Heptinstall S, Sandset PM, Wickens M, Peters G. Pharmacodynamics, pharmacokinetics, and safety of the oral reversible P2Y12 antagonist AZD6140 with aspirin in patients with atherosclerosis: a double-blind comparison to clopidogrel with aspirin. Eur Heart J 2006; 27: 1038-047.

18. Fitzgerald GA. Dipyridamole. N Engl J Med 1987; 316: 1247-257.

19. Aktas B, Utz A, Hoenig-Liedl P, Walter U, Geiger J. Dipyridamole enhances NO/cGMP-mediated vasodilator-stimulated phosphoprotein phosphorylation and signaling in human platelets: in vitro and in vivo/ex vivo studies. Stroke 2003; 34: 764-69.

20. Maeda M, Moriguchi A, Mihara K, Aoki T, Takamatsu H, Matsuoka N, Mutoh S, Goto T. FK419, a nonpeptide platelet glycoprotein IIb/IIIa antagonist, ameliorates brain infarction associated with thrombotic focal cerebral ischemia in monkeys: comparison with tissue plasminogen activator. J Cereb Blood Flow Metab 2005; 25: 108-18.

21. Lapchak PA, Araujo DM, Song D, Zivin JA. The nonpeptide glycoprotein IIb/IIIa platelet receptor antagonist SM-20302 reduces tissue plasminogen activator-induced intracerebral hemorrhage after thromboembolic stroke. Stroke 2002; 33: 147-52.

22. Seitz RJ, Siebler M. Platelet GPIIb/IIIa receptor antagonists in human ischemic brain disease. Curr Vasc Pharmacol 2008; 6: 29-36.

23. Ciccone A, Abraha I, Santilli I. Glycoprotein IIb-IIIa inhibitors for acute ischaemic stroke. Cochrane Database Syst Rev 2006; (4): CD005208.

24. Wu CC, Teng CM. Comparison of the effects of PAR1 antagonists, PAR4 antagonists, and their combinations on thrombin-induced human platelet activation. Eur J Pharmacol 2006; 546: 142-47.

25. Cauwenberghs N, Meiring M, Vauterin S, van Wyk V, Lamprecht S, Roodt JP, Novák L, Harsfalvi J, Deckmyn H, Kotzé HF. Antithrombotic effect of platelet glycoprotein Ib-blocking monoclonal antibody Fab fragments in nonhuman primates. Arterioscler Thromb Vasc Biol 2000; 20: 1347-353.

26. Lasser G, Guchhait P, Ellsworth JL, Sheppard P, Lewis K, Bishop P, Cruz MA, Lopez JA, Fruebis J. C1qTNF-related protein-1 (CTRP-1): a vascular wall protein that inhibits collagen-induced platelet aggregation by blocking VWF binding to collagen. Bood 2006; 107: 423-30.

27. Padma V, Fisher M, Moonis M. Role of heparin and low-molecular-weight heparins in the management of acute ischemic stroke. Expert Rev Cardiovasc Ther 2006; 4: 405-15.

28. Algra A, De Schryver EL, van Gijn J, Kappelle LJ, Koudstaal PJ. Oral anticoagulants versus antiplatelet therapy for preventing further vascular events after transient ischaemic attack or minor stroke of presumed arterial origin. Cochrane Database Syst Rev 2006; 3: CD001342.
29. Lip GY, Lim HS. Atrial fibrillation and stroke prevention. Lancet Neurol 2007; 6: 981-93.
30. Bates SM, Weitz JI. The status of new anticoagulants. Br J Haematol 2006; 134: 3-19.
31. Turpie AG. New oral anticoagulants in atrial fibrillation. Eur Heart J 2008; 29: 155-65.

32. Amadeus Investigators, Bousser MG, Bouthier J, Büller HR, Cohen AT, Crijns H, Davidson BL, Halperin J, Hankey G, Levy S, Pengo V, Prandoni P, Prins MH, Tomkowski W, Thorp-Pedersen C, Wyse DG. Comparison of idraparinux with vitamin K antagonists for prevention of thromboembolism in patients with atrial fibrillation: a randomised, open-label, non-inferiority trial. Lancet 2008; 371: 315-21.

Capítulo 8. Fármacos antitrombóticos e ictus: ensayos clínicos

X. Ustrell,[1] J. Serena[2]

[1] Servicio de Neurología
Hospital Universitario Juan XXIII de Tarragona
Tarragona

[2] Servicio de Neurología
Instituto de Investigación Biomédica de Gerona
Hospital Universitario Doctor Josep Trueta
Gerona

Dirección para correspondencia
Hospital Universitario
Doctor Josep Trueta
Dr. J. Serena
nrl.jserena@htrueta.scs.es

1   Introducción

Una de las claves en el manejo del infarto cerebral (IC) y del accidente isquémico transitorio (AIT) consiste en reducir el elevado riesgo de recurrencias precoces y la disminución a largo plazo de eventos vasculares.[1,2]

La aterotrombosis es un proceso fisiopatológico mediado por la formación de un trombo en una lesión ateroesclerótica previa. La exposición de material trombogénico de la placa de ateroma desencadena la trombogénesis a través de la activación plaquetaria y el sistema de coagulación mediante la trombina.[3]

En el proceso de formación de un trombo distinguimos de forma esquemática cuatro fases: adhesión plaquetaria a la superficie dañada, activación plaquetaria con liberación de sustancias que activan más plaquetas, agregación plaquetaria y, finalmente, activación de la coagulación.

Las plaquetas adheridas se activan y originan sustancias vasoactivas y agregantes como el tromboxano A2 (Tx2) generado a partir del acido araquidónico por la ciclooxigenasa (COX), el FvW, el adenosindifosfato (ADP) y la trombina. Las plaquetas activadas sufren cambios en la membrana, por lo que activan receptores y la coagulación plasmática. La glicoproteína IIb/IIIa (GpIIb/IIIa) es uno de los receptores más importantes porque se une al fibrinógeno permitiendo que se una a las plaquetas formando un entramado.

Así, el trombo arterial está formado por agregados plaquetarios unidos mediante fibrina. Las medicaciones que actúan sobre la activación o la agregación plaquetaria y sobre la formación de fibrina, deberían ser efectivas para la prevención de recurrencias vasculares.

Se puede actuar sobre este proceso en distintas partes:

– Los antiagregantes inhiben la fase plaquetaria.
– Los anticoagulantes inhiben la fase plasmática de la hemostasia.
– Los fibrinolíticos pueden lisiar el trombo, una vez se haya formado.

En el ictus agudo esto se traduce en la estabilización del coágulo, lo que impide que progrese, mediante la evitación de la reoclusión después de la recanalización y en la prevención de recurrencias precoces.

Los ensayos clínicos han demostrado la eficacia del tratamiento antitrombótico en la prevención secundaria del ictus isquémico; en el *Antiplatelet and Antithrombotic Trialists collaborations*, el tratamiento aleatorio con cualquier antiagregante comparado con placebo o no tratamiento demostró una disminución del 11 % del riesgo de ictus, infarto de miocardio (IAM) o muerte por causas vasculares en pacientes con ictus isquémico agudo y una reducción de riesgo del 22 % en prevención secundaria a largo plazo.[4]

En el ictus isquémico los resultados de los ensayos clínicos han sido distintos de los esperados. Las terapias antitrombóticas que han mostrado resultados prometedores en otras patologías como la cardiopatía isquémica han dado resultados negativos. De este modo, ensayos de prevención secundaria de combinaciones de fármacos han dado resultados positivos en algunas casos y en otros no.[5,6] La efectividad de la anticoagulación depende fundamentalmente del mecanismo del ictus y está limitada a la prevención secundaria.[7]

Esta diversidad de resultados se debe a las razones siguientes: el riesgo de transformación hemorrágica del tejido cerebral, los distintos mecanismos de formación del trombo, el riesgo de recurrencias precoces y también los diferentes mecanismos etiopatogénicos del ictus.

2   Antitrombóticos en el ictus isquémico

Actualmente, disponemos de un amplio arsenal terapéutico con varios fármacos antitrombóticos (véase la tabla 1).

Los fármacos que actúan sobre la vía de la coagulación tienen un uso muy limitado en el tratamiento del ictus agudo y las recomendaciones[8] se limitan a las heparinas de bajo peso molecular para la prevención de la trombosis venosa profunda (TVP) y a la descoagulación con antagonistas de la vitamina K (warfarina) para la prevención a largo plazo del ictus de mecanismo cardioembólico.

En el grupo de los antiagregantes disponemos de varios agentes.

Clasificación fármacos antiagregantes	
Mecanismo	**Fármacos**
Inhibidores ciclooxigenasa	Aspirina
Inhibidores receptores adenosindifosfato ADP	Ticlopidina Clopidogrel
Inhibidores receptor glicoproteína IIb/IIIa	Abciximab Eptifibatida Tirofibán
Clasificación fármacos anticoagulantes	
Inhibidores indirectos de la trombina	Inhibidores indirectos de la trombina
Inhibidores directos de la trombina	Inhibidores directos de la trombina
Inhibidores indirectos del factor Xa	Inhibidores indirectos del factor Xa

Tabla 1. Fármacos antitrombóticos.

2.1 Ácido acetil salicílico (AAS)

El AAS es el tratamiento antiagregante más generalizado en prevención secundaria del ictus isquémico. Es un inhibidor irreversible de la COX.

Hasta el momento actual, AAS es el único antitrombótico que ha demostrado ser eficaz en el tratamiento del ictus isquémico agudo a través de dos ensayos clínicos, el *Chinese Acute Stroke Trial* (CAST)[9] con 20.655 pacientes y el *International Stroke Trial* (IST)[10] con 19.435 pacientes.

En el CAST se administró 160 mg de AAS o placebo en las primeras 48 horas durante cuatro semanas y se observó una reducción del riesgo absoluto de muerte o ictus del 0,68 %, 2p = 0,03, lo que se traduce en que la administración de AAS reduce 7 muertes o ictus por cada 1.000 pacientes tratados.

En el IST se valoró la eficacia y seguridad de la administración de AAS 300 mg/día con o sin heparina no fraccionada subcutánea administrada en las primeras 48 horas durante 14 días. El tratamiento con AAS mostró una reducción del riesgo absoluto del 1,1 % (2p < 0,001) en ictus recurrentes.

En el *Antiplatelet Trialists'Collaboration* mostró una reducción del 23 % de ictus y del 25 % de eventos vasculares con AAS en dosis de 75 a 1.300 mg/día.[4] La dosis recomendada es de 75 mg/día a 150 mg/día, aunque una dosis de 150-300 mg/día puede ser más eficaz en situaciones que precisen un efecto inmediato.[11,12]

2.2 Clopidogrel

Clopidogrel es una tienopiridina derivada de la ticlopidina. Inhibe la agregación plaquetaria inducida por ADP, que afecta la interacción del receptor plaquetario de fibrinógeno, el complejo GpIIb/IIIa. Además, disminuyen la adhesión plaquetaria a la placa ateromatosa y a superficies artificiales.

La efectividad del clopidogrel fue determinada por el estudio CAPRIE[13] y su uso aprobado por la FDA. en 1997. En este ensayo se evaluó la prevención secundaria de ictus, IAM o muerte vascular en 19.185 pacientes de riesgo vascular elevado con IC, IAM o enfermedad arterial periférica reciente, con clopidogrel 75 mg frente a AAS 325 mg. Se observó una reducción del riesgo relativo mayor de clopidogrel frente a AAS del 8,7 % (p = 0,043) en el evento primario combinado. En el subgrupo de pacientes con IC previo a la tasa de eventos fue similar para ambos grupos, 7,15 % para clopidogrel frente a 7,71 % para AAS.

Para mejorar su efectividad, clopidogrel se ha combinado con AAS con resultados desalentadores.

El estudio MATCH[6] comparó clopidogrel 75 mg/día y AAS (75-162 mg/día) frente a clopidogrel 75 mg/día en 7.599 pacientes de alto riesgo con un AIT o IC en los tres meses previos. Las diferencias no fueron significativas, hubo una reducción del riesgo relativo del 16,7 % de clopidogrel frente a 15,7 % del tratamiento combinado. El riesgo de sangrado grave fue mayor en el grupo de tratamiento combinado (2,6 % versus 1,3 %).

En el estudio CHARISMA[14] se comparó Clopidogrel 75 mg/día y AAS (75-162 mg/día) frente a AAS (75-162 mg/día) en 15.603 pacientes de elevado riesgo vascular, 4.320 de ellos con IC o AIT previo en los últimos cinco años. No hubo diferencias significativas; 7,3 % (AAS) versus 6,8 % (clopidogrel + AAS) y además el grupo de tratamiento combinado se asoció a un aumento no significativo de sangrado grave, 1,3 % (AAS) frente a 1,7 % (AAS + clopidogrel).

2.3   *Dypiridamol*

El dypiridamol inhibe la fosfodiesteresa que destruye AMPc. Al mantenerse los niveles de AMPc elevados, se inhibe la activación plaquetaria, también disminuye la adhesión a la pared vascular y además es vasodilatador.

En contraste con clopidogrel, dypiridamol ha obtenido resultados prometedores en terapia combinada con AAS.

En el ESPS-2[15] se comparó la eficacia de dypiridamol 200 mg de liberación retardada dos veces al día con AAS frente a dypiridamol solo, AAS sola o placebo. La combinación de dypiridamol + AAS fue superior a los otros tratamientos con una reducción del riesgo relativo del 37 % (p = 0,001) respecto a placebo, sin causar excesivas hemorragias.

Para confirmar estos resultados en el año 2000 se inició el *International European/ Australian Stroke Prevention in Reversible Ischemia Trial* (ESPRIT).[5] El ESPRIT comparó AAS 30-325 mg/día con o sin dypiridamol 200 mg dos veces al día en 2.763 pacientes con AIT, amaurosis fugaz o ictus menor en los últimos 6 meses. Los resultados fueron positivos para la combinación de AAS más dypiridamol con una reducción de riesgo absoluta del 1 %, además de un inesperado menor número de sangrados en el grupo de tratamiento combinado.

Los resultados del ESPRIT junto con la evidencia previa han motivado una modificación de las guías de prevención secundaria de IC o AIT de la AHA / ASA.[16] El tratamiento de AAS combinado con dypiridamol ha pasado a ser una recomendación clase I grado A como tratamiento inicial de prevención secundaria y la combinación de AAS + dypiridamol por encima de AAS es una recomendación clase I nivel de evidencia B.

2.4 Triflusal

El triflusal es una COX-2 selectiva estructuralmente parecida a AAS. Se ha comparado la eficacia de triflusal frente a AAS en la prevención de eventos vasculares en pacientes con IC. Un metaanálisis[17] de todos los ensayos con triflusal no encontró diferencias en el riesgo de eventos vasculares (OR 1,02, IC 95 % 0,83-1,6) aunque AAS se asoció con un mayor número de sangrados leves (OR 1,62, IC 95 % 1,3-2,01) y graves (OR 2,42, IC 95 % 1,56-3,77).

Siguiendo este perfil de menor riesgo de sangrado, en el estudio NASPEAF, la combinación de triflusal con anticoagulación a dosis bajas se asoció con un menor riesgo de complicaciones hemorrágicas en pacientes con fibrilación auricular.[18]

2.5 Inhibidores de las glicoproteínas IIb/IIIa

Los antagonistas del receptor GpIIb/IIIa son potentes bloqueadores de la agregación plaquetaria, que afectan a la formación del trombo a través de la unión de la fibrina de las plaquetas. Una dosis de abciximab puede inhibir más del 80 % de los receptores plaquetarios. Además, ha mostrado ser un potente inhibidor de la formación de trombina.

Estos efectos se han intentado trasladar al tratamiento del ictus agudo. En el estudio AbESTT[19] se randomizaron 400 pacientes dentro de las primeras cinco horas tras el ictus para recibir 0,25 mg/kg en bolus seguido de infusion de 0,125 µg/kg por minuto o placebo. A los tres meses, no se encontraron diferencias significativas en el *end-point* de muerte o dependencia. El AbESTT-II[20] intentó randomizar a 1.800 pacientes pero tuvo que suspenderse precozmente por un exceso de sangrado intracraneal: 0,5 % placebo frente 5,5 % abciximab, p = 0,002.

En el ámbito de la prevención secundaria, los inhibidores de las GpIIb/IIIa también han sido ensayados. El estudio BRAVO[21] comparó lotrafibán, un inhibidor GpIIb/IIIa oral con placebo en pacientes con tratamiento con AAS por enfermedad cardiovascular o cerebrovascular (un 42,1 % del total). El ensayo finalizó precozmente por un exceso de muertes vasculares en el grupo de lotrafibán.

3 Nuevas perspectivas del tratamiento antitrombótico

La restauración de la circulación cerebral en el ictus isquémico se fundamenta en tres estrategias: la recanalización no invasiva, la recanalización invasiva y la estabilización del trombo y la placa para prevenir la progresión, la reoclusión o las recurrencias precoces del ictus. Con esta finalidad pueden ser utilizados tanto fármacos nuevos en desarrollo como fármacos ya existentes. La monitorización continua del estado vascular con técnicas como el Doppler transcraneal y la valoración del estado de la perfusión cerebral con técnicas de resonancia magnética de difusión y perfusión permitirán ajustar el tratamiento más adecuado según las circunstancias en la fase aguda del ictus.

Los nuevos tratamientos ideales deberían ser más eficaces que la aspirina o heparina y con menos riesgo de sangrado. De este modo, tendrían que estar dirigidos a dianas terapéuticas más específicas para conseguir mejores efectos en terapia combinada.

Los resultados de fármacos que han mostrado eficacia en la cardiopatía isquémica y que no se han traducido en el ictus isquémico deberían motivar un mayor énfasis en el desarrollo de ensayos randomizados fase III específicos para cada subtipo etiopatogénico de ictus isquémico.

3.1   Nuevos ensayos con antitrombóticos

Actualmente se están desarrollando muchos fármacos nuevos o previamente conocidos pero no estudiados (véase la tabla 2) y también se están ensayando combinaciones de fármacos existentes para mejorar su rendimiento.

Fármaco	Diana	Indicaciones	Ensayos
Cilostazol	Fosfodiesteresa	Enf. Art. Periférica EEUU y GB	– CAIST: prevención secundaria de ictus – TOSS-2: prevención recurrencias estenosis intracraneales
Prasugrel	Inhibidor irreversible receptor $P2Y_{12}$	—	JUMBO-TIMI-26 TRITON TIMI-38 (Sd. coronario agudo e Intervención Coronaria Percutánea)
Sarpogrelate	Inhibidor 5-HT2a	Enf. Art. Perif. Asia	S-ACCES: prevención secundaria de ictus
AZ6140	Adenosin difosfato	—	Síndrome Coronario Agudo
Argatroban	Inhibidor directo trombina	Plaquetopenia inducida por heparina	– ARGIS-1 – Argobatran tPA Stroke Study Tratamiento combinado rtPA
Idriparinux	Inhibidor específico/indirecto factor Xa	—	AMADEUS: prevención FA

Tabla 2. Ensayos clínicos de nuevos fármacos antitrombóticos.

En relación con los agentes antiplaquetarios, clopidogrel sólo ha sido probado en la fase aguda del ictus en el estudio FASTER[22] con resultados prometedores.

Clopidogrel inhibe la agregación de manera dosis-dependiente y dos horas después de una dosis de carga de 300 mg ya es efectivo. Este efecto rápido dosis-dependiente ha permitido valorar su uso de forma aguda, como ha sucedido con pacientes con IAM, que ha mostrado su eficacia.[23]

En el estudio FASTER se ha evaluado el tratamiento agudo en combinación de AAS y clopidogrel (con dosis de carga de 300 mg seguido de 75 mg/día) frente a AAS sólo en pacientes con un ictus minor o un AIT con menos de 24 horas de evolución.[22] El ensayo fue terminado precozmente por un reclutamiento lento, pero los resultados con 392 pacientes mostraron una reducción no significativa en el evento primario de todo tipo de ictus a los 90 días. En el grupo de clopidogrel + AAS hubo 14 ictus frente a 21 en el grupo de AAS con una reducción de riesgo de 3,8 % p = 0,19 aunque también hubo un aumento no significativo de hemorragias en el grupo de clopidogrel, dos hemorragias frente a ninguna en el grupo de AAS, riesgo absoluto 1 % (-0,4-2,4) p = 0,5.

Recientemente ha finalizado el estudio PRoFESS[24] que compara la eficacia de la combinación AAS / dypiridamol de liberación retardada (25 mg + 200 mg) dos veces al día con clopidogrel (75 mg/día) y telmisartan (80 mg/día versus placebo) en 20.332 pacientes con un ictus isquémico reciente (< de 3 meses; medía: 15 días). La recurrencia de ictus (objetivo principal) fue similar en el grupo tratado con AAS / dipyridamol (9 %) que en el grupo tratado con clopidogrel (8,8 %). La incidencia de cualquier evento vascular (ictus, IAM, muerte vascular) fue también similar (13,1 % versus 13,1 %), mientras que el riesgo de complicaciones hemorrágicas mayores (sistémicas o cerebrales) fue algo superior en el grupo AAS / dypiridamol que en el tratado con clopidogrel (4,1 versus 3,6, p = 0,06). Tampoco el tratamiento con telmisartan supuso un beneficio, comparado con placebo, en la reducción de recurrencias de ictus *(datos no publicados)*.

Respecto a los inhibidores de GpIIb/IIIa, hay varios ensayos con tirofiban y eptifibatide como tratamiento recanalizador en el ictus agudo.[25] Estos inhibidores GpIIb/IIIa son pépticos sintéticos, altamente selectivos para inhibir ligados que se unen a los receptores GpIIb/IIIa y el efecto es rápidamente reversible a diferencia de abciximab, dado que paraliza la infusión.

Cilostazol es un inhibidor de la fosfodiesteresa-3 con efectos antiplaquetarios y vasodilatadores. Es un fármaco que ha sido muy desarrollado en países asiáticos con resultados prometedores y con ensayos fase III en marcha.

Cilostazol ha mostrado ser eficaz en la prevención secundaria de IC en un primer ensayo clínico.[26] Se comparó cilostazol frente a placebo en 1.095 pacientes con un ictus isquémico reciente, en los seis meses previos. Los pacientes fueron aleatorizados para recibir cilostazol 100 mg, dos veces al día, encontrándose una reducción del riesgo anual de eventos vasculares del 39 % comparado con placebo (6,8 % placebo vs 4,2 % cilostazol, RR 0,61 % IC 95 % 0,41-0,91). Recientemente se ha publicado otro ensayo clínico con resultados favorables, el CASISP,[27] en el que se incluyeron 720 pacientes con un IC en los últimos seis meses, randomizándose para recibir tratamiento con cilostazol o aspirina. El evento primario fue cualquier recurrencia de ictus. Hubo doce eventos primarios en el grupo de cilostazol frente a veinte en el grupo de aspirina, *hazard ratio* 0,62 (IC 95 % 0,30-1,26, p = 0,185). Los sangrados cerebrales fueron significativamente más frecuentes en el grupo de aspirina, siete frente a uno, p = 0,034.

También ha mostrado ser útil en la prevención de restenosis postangioplastia coronaria[28] y en reducir el crecimiento del grosor íntima-media en pacientes diabéticos.[29] Estos efectos han motivado el estudio del fármaco en la progresión de las estenosis intracraneales con un primer estudio, el TOSS,[30] con 135 pacientes con estenosis aguda sintomática de la arteria cerebral media o la basilar. Los pacientes fueron randomizados para recibir cilostazol 200 mg al día o placebo; todos los pacientes recibieron aspirina 100 mg. Se excluyeron potenciales fuentes cardioembólicas o estenosis en arterias extracraneales. En el grupo de cilostazol sólo progresaron 3 (6,7 %) frente a 15 (28,8 %) del grupo placebo. En once pacientes (24,4 %) del grupo de cilostazol la estenosis regresó, frente a ocho (15,4 %) del grupo placebo. La progresión en el grupo de cilostazol fue significativamente menor (p = 0,008).

Estos resultados han generado varios ensayos actualmente en desarrollo. El CAIST,[25] *cilostazol in Acute Ischemic Stroke Treatment*, en el que se compara la eficacia de cilostazol frente a aspirina en el ictus isquémico agudo. El TOSS-II,[25] *Trial of Cilostazol in Symptomatic Intracranial Arterial Stenosis – II*, que compara el tratamiento cilostazol 200 mg/día + aspirina 100 mg/día frente a clopidogrel 75 mg/día + aspirina 100 mg/día en la progresión de la estenosis intracraneal. El CATHARSIS,[31] *Cilostazol-Aspirin therapy against recurrent Stroke with intracranial stenosis*, que compara el efecto de la terapia combinada cilostazol + AAS con AAS sola en pacientes con ictus y estenosis intracraneal del 50-99 %, valorando la progresión de la estenosis durante un seguimiento de dos años.

Otro agente antiplaquetario es el prasugrel. Es una tienopiridina de tercera generación que está en estudio de fase III. En pacientes con un síndrome coronario agudo (SCA) con revascularización ha mostrado menor tasa de eventos isquémicos que clopidogrel, pero con mayor número de complicaciones hemorrágicas.[32]

Sarpogrelate es un agente antiplaquetario inhibidor selectivo del receptor de 5-hidroxitriptamina (5-HTA2a). Inhibe acciones mediadas por receptores 5-HT2a que incluyen la agregación plaquetaria y la vasoconstricción. Es un agente que ha sido utilizado durante años para el tratamiento de la enfermedad arterial periférica en pacientes en Japón, China y la República de Corea.[33] Sarpogrelate ha mostrado prevenir la formación de trombos en modelos experimentales[34] y en el campo farmacológico inhibe la agregación plaquetaria en pacientes con ictus isquémico.[35] El *Sarpogrelate-Aspirin Comparative Clinical study for Efficacy and Safety in Secondary prevention of cerebral infarction (S-ACCESS) trial*[36] fue diseñado para comparar la eficacia y seguridad de sarpogrelate con aspirina en la prevención de recurrencias en pacientes con ictus isquémico reciente. Se han incluido 1.510 pacientes con ictus isquémico reciente (últimos 6 meses) que han recibido un tratamiento con sarpogrelate 100 mg tres veces al día o aspirina 81 mg/día. Se siguió a los pacientes durante una media de 1,59 años. No hubo diferencias significativas en el *end-point* primario de recurrencias de ictus, 72 pacientes (6,09 %) del grupo sarpogrelate frente a 58 (4,86 %) en el grupo de aspirina, *hazard ratio* 1,25; IC 95 % 0,89-1,77) p = 0,19. Pero sí hubo diferencias significativas en el número de sangrados, 89 (11,9 %) en el grupo sarpogrelate frente a 131 (17,3 %) en el grupo aspirina, p = 0,01. Estos resultados pueden ser interesantes y requieren más estudios para establecer su valor clínico.

Próximamente podremos valorar nuevos agentes como el AZD6140 que es un antiagregante plaquetario reversible que está siendo evaluado en el síndrome coronario agudo.[31]

Con relación a los agentes que actúan en la vía de la coagulación, los más desarrollados son los inhibidores directos de la trombina, el factor II. La trombina es el enzima que convierte fibrinógeno en fibrina. Los inhibidores directos de la trombina (IDT) neutralizan la trombina y bloquean su interacción con diferentes sustratos que impiden la formación de fibrina, la activación de factores mediada por la trombina (factores V, VIII, XI y XIII) y la agregación plaquetaria inducida por la trombina. No hay antídotos para los IDT, pero en contraste con la heparina, producen una respuesta anticoagulante más predecible y no suelen necesitar de monitorización.

Disponemos de tres IDT mediante vía parenteral (lepirudín, argatrobán y bivalirudín) y uno oral (ximelagratán) aprobados para el tratamiento de la trombocitopenia inducida por heparina y como alternativa a las GpIIb/IIIa para intervenciones coronarias percutáneas.

En modelos animales de infarto cerebral argatroban aumenta el beneficio de rtPA al mejorar el flujo de la microcirculación, que permite aumentar la velocidad de recanalización y prevenir la reoclusión.[37, 38, 39,40]

Argatroban ha sido evaluado en el ictus isquémico en un estudio fase II, el ARGIS-1[41] y ha mostrado ser seguro al administrarse en las primeras doce horas después del ictus, lo que ha dado lugar a una correcta anticoagulación sin aumentar las hemorragias intracerebrales.

El *Argatroban tPA Stroke Study*[42] es un estudio prospectivo abierto con escalada de dosis, en el que se evalúa la seguridad y actividad de argatroban y rtPA en pacientes con ictus isquémico. El evento primario es la incidencia de hemorragia intracerebral y el secundario la recanalización completa a las dos horas. Después de la administración estándar de rtPA, se sigue con un bolus de 100 μg/kg de argatroban y una infusión de 1μg/kg por minuto durante 48 horas, ajustando un tiempo parcial de tromboplastina de 1,75 respecto al control. En los primeros quince pacientes se han producido dos hemorragias intracerebrales sintomáticas, una muerte y se ha observado una recanalización completa en seis pacientes y parcial en cuatro.

Ximelagratan es un IDT que se puede administrar vía oral y que ha mostrado no ser inferior a warfarina en la prevención del ictus en pacientes con fibrilación auricular [43] pero que no ha sido aprobado en Estados Unidos ni en Europa por la toxicidad hepática.

Los inhibidores del factor Xa incluyen agentes que bloquean el factor Xa directa o indirectamente. Idraparinux y fondaparinux son pentasacáridos sintéticos que inhiben indirectamente el factor Xa activando antitrombina III. Se administran en inyecciones subcutáneas una vez por semana y no precisan monitorización. No disponen de antídoto.

Idraparinux ha sido evaluado en la prevención de la enfermedad tromboembólica venosa, y ha mostrado no ser inferior a heparina y antagonistas vitamina K, pero es inferior en la prevención del tromboembolismo pulmonar.[43] También ha sido estudiado en prevención en pacientes con fibrilación auricular y también ha mostrado no ser inferior, sin embargo sí que ha causado un número mayor de sangrados.[44] Actualmente, no han habido estudios en el ictus agudo.

Con perspectivas futuras, los nuevos fármacos antitrombóticos pueden mejorar el pronóstico a corto y largo plazo con fármacos más específicos, con una mejor selección de pacientes que permita diferenciar perfiles: pacientes con riesgo de recurrencia elevado, como la estenosis carotidia grave sintomática, con riesgo de progresión, como los infartos lacunares, además de incluir tratamientos que actúen sobre la barrera hematoencefálica para prevenir la transformación hemorrágica.

Bibliografía

1. Hankey GJ. Preventable stroke and stroke prevention. J Thromb Haemost 2005; 3: 1638-645.
2. van WI, Kappelle LJ, van GJ, Koudstaal PJ, Franke CL, Vermeulen M, Gorter JW, Algra A. Long term survival and vascular event risk after transient ischaemic attack or minor ischaemic stroke: a cohort study. Lancet 2005; 365: 2098-104.
3. Del Zoppo GJ, Kalafut M. Mechanisms of thrombosis and thrombolysis in Stroke. Phatophysiology, Diagnosis, and management; 4th ed: 785-98.
4. Collaborative meta-analysis of randomized trials of antiplatelet therapy for prevention of death, myocardial infarction, and stroke in high risk patients. BMJ 2002; 324: 71-86.
5. Halkes PH, van GJ, Kappelle LJ *et al.* Aspirin plus dypiridamol versus aspirin alone after cerebral ischaemia of arterial origin (ESPRIT): randomised controlled trial. Lancet 2006; 367: 1665-673.
6. Diener HC, Bogousslavsky J, Brass LM, *et al.* Aspirin and clopidogrel compared with clopidogrel alone after recent ischaemic stroke or transient ischaemic attack in high-risk patients (MATCH): randomised, double-blind, placebo controlled trial. Lancet 2004; 364: 331-37.
7. Mohr JP, Thompson JL, Lazar RM *et al.* A comparison of warfarin and aspirin for the prevention of recurrent ischemic stroke (WARSS). N Eng J Med 2001; 345: 1444-451.
8. Sacco RL, Adams R, Albers G, *et al.*; American Heart Association; American Stroke Association Council on Stroke; Council on Cardiovascular Radiology and Intervention; American Academy of Neurology. Guidelines for prevention of stroke in patients with ischemic stroke or transient ischemic attack: a statement for healthcare professionals from the American Heart Association/American Stroke Association Council on Stroke: co-sponsored by the Council on Cardiovascular Radiology and Intervention: the American Academy of Neurology affirms the value of this guideline. Stroke 2006; 37(2): 577-617.
9. CAST: A randomised placebo-controlled trial of early aspirin use in 20000 patients with acute ischaemic stroke. Chinase Acute Stroke Trial Collaborative Group. Lancet 1997; 349: 1641-469.
10. The International Stroke Trial (IST): a randomised trial of aspirin, subcutaneous heparin, both, or neither among 19435 patients with acute ischaemic stroke. The International Stroke Trial Collaborative Group. Lancet 1997; 349: 1569-581.
11. Antiplatelet Trialist'Collaboration. Collaborative overview of randmised trials of antiplatelet therapy. Prevention of death, myocardial infrction, and stroke by prolonged antiplatelet therapy in various categories of patients. BMJ 1994; 308: 80-106.
12. Álvarez-Sabin J, Montaner-Villalonga J. Antiagregación plaquetaria en la prevención secundaria del ictus después del ESPS-2 y del CAPRIE. Rev Neurol 1999; 29: 780-84.
13. CAPRIE steering comitee. A randomised, blinded, trial of clopidogrel versus aspirin in patients at risk of ischaemic events (CAPRIE). Lancet 1996; 348: 1329-339.
14. Bhatt DL, Fox KA, Hacke W, *et al*; CHARISMA investigators. Clopidogrel and aspirin versus aspirin alone for the prevention of atherothrombotic events. N Eng J Med 2006; 354: 1706-717.
15. Diener HC, Cunha L, Forbes C *et al.* European Stroke Study-2. Dypiridamol and acetylsalicilic acid in secondary prevention prevention of stroke. J Neurol Sci 1996; 143: 1-13.
16. Adams RJ, Albers G, Alberts MJ *et al.* Update to the AHA/ASA recommendations for the prevention of stroke in patients with stroke and transient ischemic attack. Stroke 2008; 39: 1647-652.
17. Costa J, Ferro JM, Matias-Guiu J, Alvarez-Sabin J, Torres F. Trifusal for preventing serious vascular events in people at high risk. Cochrane Database Syst Rev 2005; CD004296.

18. Pérez-Gómez F, Alegría E, Berjón J, *et al*; NASPEAF Investigators. Comparative effects of antiplatelet, anticoagulant, or combined therapy in patients with valvular and nonvalvular atrial fibrillation: a randomized multicenter study. J Am Coll Cardiol 2004; 44(8): 1557-566.

19. Abciximab Emergent Stroke Treatment Trial (AbESTT) Investigators. Emergency administration of abciximab for treatment of patients with acute ischemic stroke: results of a randomized phase 2 trial. Stroke 2005; 36(4): 880-90.

20. Adams HP Jr, Effron MB, Torner J, *et al*; AbESTT-II Investigators. Emergency administration of abciximab for treatment of patients with acute ischemic stroke: results of an international phase III trial: Abciximab in Emergency Treatment of Stroke Trial (AbESTT-II). Stroke 2008; 39(1): 87-99.

21. Topol EJ, Easton JD, Amarenco P, *et al*. Design of the blockade of the glycoprotein IIb/IIIa receptor to avoid vascular occlusion (BRAVO) trial. Am Heart J 2000; 139(6): 927-33.

22. Kennedy J, Hill MD, Ryckborst KJ, *et al*; FASTER investigators. Fast assesment of stroke and transient ischaemic attack to prevent early recurrence (FASTER): a randomized controlled pilot trial. Lancet Neurol 2007; 6: 961-69.

23. Yusuf S, Zhao F, Mehta SR *et al*. Effects of clopidogrel in addition to aspirin in patients with acute coronary syndrommes without ST-elevation. N Eng J Med 2001; 345: 494-502.

24. Diener HC, Sacco R, Yusuf S; Steering Committee; PRoFESS Study Group. Rationale, design and baseline data of a randomized, double-blind, controlled trial comparing two antithrombotic regimens (a fixed-dose combination of extended-release dipyridamole plus ASA with clopidogrel) and telmisartan versus placebo in patients with strokes: the Prevention Regimen for Effectively Avoiding Second Strokes Trial (PRoFESS). Cerebrovasc Dis 2007; 23(5-6): 368-80.

25. www.strokecenter.org/trials

26. Gotoh F, Tohgi H, Hirai S, *et al*. Cilostazol stroke prevention study: a placebo-controlled double blind trial for the secondary prevention of cerebral ischemia. J Stroke Cerebrovasc Dis 2000; 9: 147-57.

27. Huang Y, Cheng Y, Wu J *et al*. Cilostazol as an alternative to aspirin after ischaemic stroke : a randomised, double-blind, pilot study. Lancet Neurol 2008 May 2 (Epub ahead of print).

28. Park SW, Lee CW, Kim HS *et al*. Effects of cilostazol on angiographic restenosis after coronary stent placement. Am J Cardiol 2000; 86: 499-503.

29. Ahn CW, Lee HC, Park SW *et al*. Decrease in carotid intima media thickness after 1 year of cilostazol treatment in patients with type 2 diabetes mellitus. Diabetes Res Clin Practice 2001; 52: 45-53.

30. Kwon SU, Cho YJ, Koo JS *et al*. Cilostazol Prevents the Progression of the Symptomatic Intracranial Arterial Stenosis. Stroke 2005; 36: 782-86.

31. www.clinicaltrials.gov

32. Wiviott SD, Braunwald E, McCabe CH, *et al*. TRITON-TIMI 38 Investigators. Prasugrel versus clopidogrel in patients with acute coronary syndromes. N Engl J Med 2007 Nov 15; 357(20): 2001-015.

33. Furukawa K, Tanabe T, Hoshino S *et al*. Therapeutic effects of sarpogrelate hydrochloride (MCI-9042) on chronic arterial occlusive disease: a double-blind comparison with ticlopidine hydrochloride. Jpn J Clin Pharmacol Ther 1991; 7: 1747-770.

34. Hara H, Kitajima A, Shimada H *et al*. Antithrombotic effect of MCI-9042, a new antiplatelet agent on experimental thrombosis models. Thromb Haemost 1991; 66: 484-88.

35. Uchiyama S, Ozaki Y, Satoh K *et al*. Effect of sarpogrelate, a 5-HT2a antagonist, on platelet aggregation in patients with ischemic stroke: clinical pharmacological dose-response study. Cerebrovasc Dis 2007; 24: 264-70.

36. Shinohara Y, Nishimaru K, Sawada T *et al*. Sarpogrelate-Aspririn Comparative Clinical Study for Efficacy and Safety in Secondary Prevention of Cerebral Infarction (S-ACCESS). Stroke 2008 Apr 3 (Epub ahead of print).

37. Tamao Y, Kikumoto R. Effect of argotroban, a selective thrombin inhibitor, on animal models of cerebral thrombosis. Semin Thromb Hemost 1997; 23: 523-30.

38. Jang IK, Gold HK, Leinbach RC *et al*. In vivo thrombin inhibition enhances and sustains arterial recanalization with recombinant tissue-type plasminogen activator. Circ Res 1990; 67: 1552-561.

39. Morris DC, Zhang L, Zhang ZG cols. Extension of the therapeutic window for recombinant tissue plasminogen activator with argatroban in a rat model of embolic stroke. Stroke 2001; 32: 2635-640.

40. LaMonte MP, Nash ML, Wang DZ *et al*; ARGIS-1 investigators. Argatroban anticoagulation in patients with acute ischemic stroke (ARGIS-1): a randomized, placebo controlled safety study. Stroke 2004; 35: 1677-682.

41. Sugg RM, Pary JK, Uchino K *et al*. Argatroban tPA Stroke Study. Arch Neurol 2006; 63: 1057-062.

42. Hankey GJ, Klijn CJM, Eikelboom JW. Ximelagratan or warfarin for stroke prevention in patients with atrial fibrillation? Stroke 2004; 35: 389-91.

43. Van Gogh investigators. Idraparinux versus standard therapy for venous thromboembolic diseases. N Eng J Med 2007; 13: 1094-104.

44. Amadeus investigators. Comparison of idraparinux with vitamin K antagnists for prevention of thromboembolism in patients with atrial fibrillation: a randomised, open-label, non-inferiority trial. Lancet 2008; 371(9609): 315-21.

Capítulo 9. Variabilidad en la respuesta a fármacos antiplaquetarios en la enfermedad aterotrombótica

J. Vallés, A. Moscardó, M. T. Santos

Centro de Investigación
Hospital Universitario La Fe
Valencia

Dirección para correspondencia
Hospital Universitario La Fe
Dra. J. Vallés
valles-jua@gva.es

1 Introducción

La terapéutica antiplaquetaria ha demostrado un beneficio clínico en la prevención secundaria de eventos en pacientes con patología vascular cerebral o coronaria, donde la aparición de episodios clínicos se asocia con frecuencia a la trombosis.[1]

La combinación de resultados de distintos estudios clínicos mediante metaanálisis indica que el tratamiento antiplaquetario con aspirina previene aproximadamente en un 25 % la aparición de nuevos eventos en diversos tipos de pacientes con riesgo. La prevención del infarto de miocardio es más elevada (1/3), mientras que la de los accidentes cerebrovasculares es más reducida (1/4).[1] Las tienopiridinas, inhibiendo un mecanismo de activación plaquetaria distinto al de la aspirina, muestran un beneficio ligeramente superior al de ésta.[2]

Estos datos demuestran el beneficio clínico de la inhibición de la función plaquetaria y el papel esencial de las plaquetas en la patología vascular. No obstante, también evidencian que no existe una efectividad clínica uniforme. No es infrecuente la recurrencia de eventos a pesar del tratamiento con los distintos fármacos antiplaquetarios.

Las bases del fracaso clínico de las diferentes drogas antiplaquetarias utilizadas no están claramente esclarecidas. Una posible explicación es la complejidad de la plaqueta, capaz de responder a diversos agonistas a través de los múltiples receptores y mecanismos de señalización que emplea para agregar. Adicionalmente, la trombosis es un proceso multifactorial al que contribuyen activamente, además de las plaquetas, el endotelio, los factores plasmáticos de la coagulación, otras células sanguíneas y factores hemorreológicos. Por tanto, tendremos que definir a qué nos referimos en relación con el término «resistencia» o «variabilidad en la respuesta».

2   Papel de las plaquetas en la formación del trombo

La formación de un trombo se inicia después de la rotura de la placa de ateroma o la presencia de daño endotelial. Las plaquetas se adhieren a las áreas del vaso dañado en un proceso en el cual participan receptores plaquetarios como la glucoproteína VI y las GPIa-

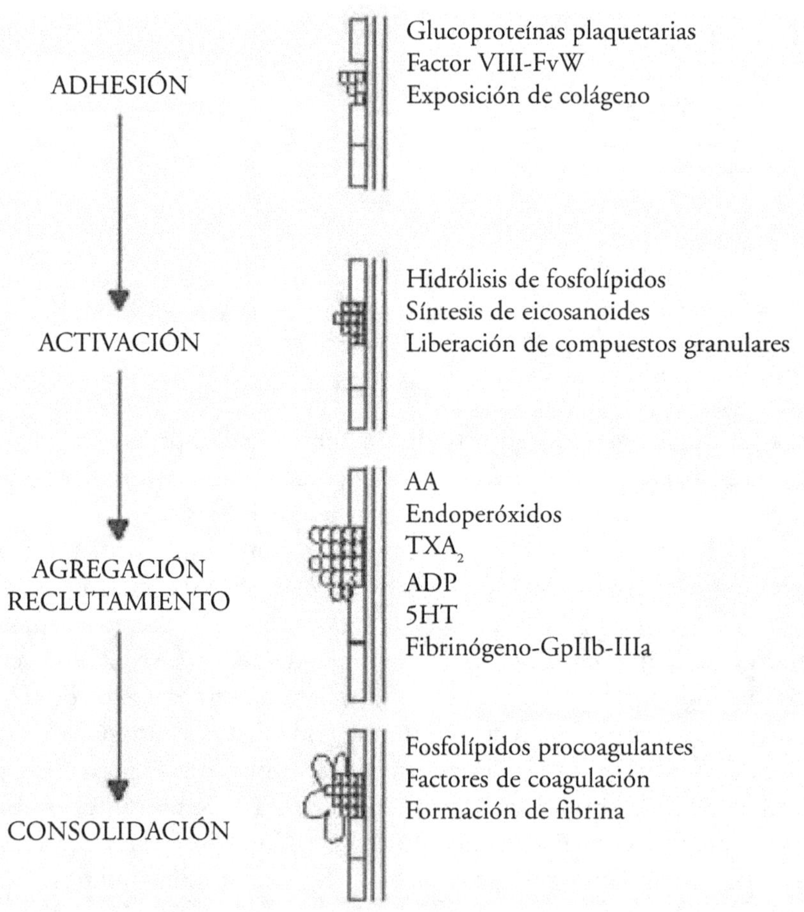

Figura 1. Secuencia de formación del trombo plaquetario. Las plaquetas se adhieren a las estructuras subendoteliales expuestas (colágeno, factor von Willebrand), activándose. Esta activación provoca la liberación de gránulos y la síntesis de compuestos del metabolismo de eicosanoides, los cuales van a reclutar nuevas plaquetas al trombo en formación. La agregación de estas plaquetas provoca, entre otros efectos, el crecimiento del trombo y su consolidación posterior, mediada por la aparición de una actividad procoagulante en la superficie de la plaqueta. Las plaquetas también participan en la retracción del coágulo.

IIa, GPIc-IIa, GPIc′-IIa, Ib/V/IX y GPIIbIIIa y sus respectivos ligandos y componentes de la matriz subendotelial (colágeno, fibronectina, laminina, factor von Willebrand y fibrinógeno), iniciándose su activación por el colágeno.[3] Además, el daño endotelial inicia la generación de trombina, la cual contribuye a la etapa de activación plaquetaria, secuencia de transmisión de señales activantes en las plaquetas[4] y consolidación del trombo (véase la figura 1). Las plaquetas activadas, a su vez, liberan componentes granulares y productos metabólicos al medio extracelular. Estos liberados celulares son un agonista fisiológico complejo que activa a otras plaquetas del entorno iniciando el reclutamiento plaquetario.[3,5] Los estímulos fisiológicos primarios y los liberados celulares[6] convergen en la activación del receptor GPIIbIIIa y en la formación de agregados plaquetarios, mediados por unión entre plaquetas próximas por puentes de fibrinógeno. A esta unión pueden contribuir otras proteínas como la P-selectina, que influye en el tamaño y estabilidad de las uniones plaqueta-plaqueta[7] y en la multicelularidad del trombo (uniones plaqueta-leucocitos).[8] Las propias plaquetas también contribuyen en la generación de trombina y la retracción del coágulo.[3]

Todos estos aspectos de la función plaquetaria pueden contribuir a la formación del trombo *in vivo*, y es conocido que adhesión, agregación, secreción, etc. son procesos regulados por mecanismos bioquímicos específicos, los cuales pueden ser inhibidos de modo diferencial por los fármacos antiplaquetarios.

En la actualidad, los fármacos disponibles sólo inhiben una vía de activación de las plaquetas, por lo que no es de extrañar la existencia en algunos pacientes de una respuesta antiplaquetaria al fármaco moderada o baja a pesar de la adhesión al tratamiento. Por este motivo es interesante profundizar en el conocimiento de los mecanismos de acción de los fármacos antiplaquetarios.

3 Fármacos antiplaquetarios más utilizados en la prevención secundaria: aspirina y clopidogrel

3.1 Aspirina

La mayoría de los agonistas plaquetarios inducen la síntesis de tromboxano (TXA_2), que se inicia con la activación de la fosfolipasa A_2 citosólica ($cPLA_2$). Estos procesos se regulan por la actividad de las serina/treonina fosfatasas PP1/PP2A.[9] La $cPLA_2$ activada libera el ácido araquidónico de los fosfolípidos, que posteriormente se metaboliza por la vía lipooxigenasa para formar el hidroxiácido 12-HETE, y por la ciclooxigenasa-1 (COX-1) para sintetizar endoperóxidos cíclicos PGG_2/PGH_2, que por la acción de la tromboxano sintetasa formarán TXA_2. También se forman pequeñas cantidades de otras prostaglandinas y eicosanoides (véase la figura 2).

El efecto mejor caracterizado de la aspirina es su capacidad para acetilar la serina en la posición 529 de la COX-1, lo que produce una inhibición irreversible de la actividad. Esto

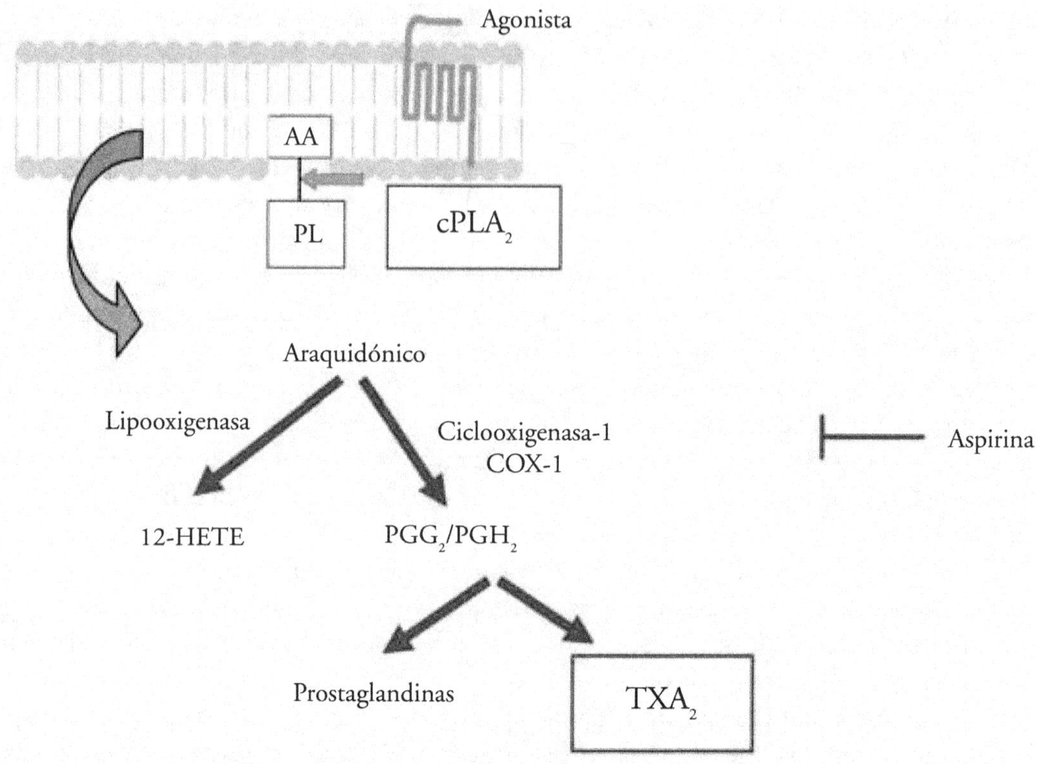

Figura 2. Síntesis de TXA₂ en las plaquetas. El estímulo fisiológico induce a un aumento del calcio intracelular en las plaquetas y la activación de la fosfolipasa A₂ citosólica (cPLA₂), que se trastoca a la membrana y libera ácido araquidónico (AA) de los fosfolípidos. El AA se metaboliza a 12-HETE por la lipooxigenasa y a los endoperóxidos cíclicos PGG₂/PGH₂ por la cicloxigenasa-1 (COX-1). El subsiguiente metabolismo de PGH₂ por la tromboxano sintetasa da lugar al metabolito fisiológicamente más importante, el TXA₂. También se forman otros derivados del AA (HHT, MDA) y pequeñas cantidades de prostaglandinas estables.

resulta en la inhibición de la síntesis de TXA_2 durante toda la vida de la plaqueta en circulación, lo que es de suma importancia, ya que el TXA_2 es una sustancia que amplifica la función de las plaquetas que lo producen, es vasoconstrictora[10] y regula el reclutamiento plaquetario por activación de otras plaquetas circulantes.[5,6] No obstante, una proporción (7-10 %) de las plaquetas se renuevan diariamente, proporción que puede ser incluso superior en pacientes con enfermedad vascular, aspecto que hay que tener en cuenta en el contexto de la terapéutica antiplaquetaria.

Además de su efecto sobre la síntesis de TXA_2, la aspirina puede contribuir a su efecto beneficioso mediante otros mecanismos.[11] Éstos incluyen la reducción en la progresión de la aterosclerosis, ya que la oxidación de las LDL y mejora la disfunción endotelial. Además de las plaquetas, otras células sanguíneas (leucocitos y eritrocitos) pueden verse afectadas por la aspirina en su función y/o en los efectos de su interacción con las plaquetas. En este sentido, es conocido que la interacción eritrocito-plaqueta estimula la reactividad trombocitaria, un efecto que se modifica por el tratamiento con aspirina,[5,6,12-14] mientras que la interacción leucocito-plaqueta la inhibe, un efecto que se amplía con aspirina.[15-17]

El metabolismo transcelular de eicosanoides también puede jugar un papel importante en los efectos antitrombóticos de la aspirina.[3] Mediante este mecanismo, el ácido araquidónico, o metabolitos del mismo generados por una célula, pueden ser transformados por otra a un eicosanoide con efectos biológicos distintos. Esta cooperatividad metabólica puede tener lugar entre distintas células sanguíneas y el endotelio. En este sentido, el descubrimiento de la COX-2 inducible[18] y su presencia en células relevantes en la trombogénesis (células endoteliales, monocitos, macrófagos o las propias plaquetas) es un aspecto importante. A través de este metabolismo transcelular se puede formar TXA_2 por la interacción de plaquetas tratadas con aspirina y PGH_2 formado por células endoteliales o monocitos/macrófagos de la placa vía COX-2 y/o COX-1[19,20] y también a la inversa, la célula endotelial podría sintetizar PGI_2 a partir de endoperóxidos plaquetarios.

Dado que la trombosis es un fenómeno multifactorial y multicelular, que la fisiología de las plaquetas es muy compleja y que distintos condicionantes clínicos y/o farmacológicos pueden modificar la función de las mismas, es realmente destacable que la aspirina, el patrón de oro de la terapéutica antiplaquetaria, prevenga un 25 % de los eventos isquémicos en pacientes con patología vascular, aunque sería muy deseable incrementar esta proporción.

3.1.1   *Mecanismos de activación plaquetaria COX-1-independientes*

El tratamiento de las plaquetas con aspirina reduce o bloquea los procesos de activación COX-1-dependientes, es decir, los que requieren la síntesis de TXA_2 para que se produzcan. Éste es el ámbito de protección más importante de la aspirina. No obstante, la estimulación de las plaquetas con dosis altas de agonistas fisiológicos, como colágeno, trombina o ADP, induce la reactividad plaquetaria a pesar del bloqueo del TXA_2, por mecanismos conocidos globalmente como COX-1-independientes.[4] Es decir, que la respuesta COX-1-independiente de las plaquetas puede reducirse, pero no bloquearse por el tratamiento con aspirina.

3.2   *Tienopiridinas*

El ADP se encuentra en grandes concentraciones (molares) en los gránulos plaquetarios que se liberan al medio extracelular de plaquetas activadas con otros agonistas (colágeno, trombina) y actúa tanto como mecanismo de amplificación de las propias plaquetas que lo liberan, como induciendo y amplificando el reclutamiento plaquetario.[5,12]

La inhibición del efecto agonista del ADP es el mecanismo de acción de fármacos ampliamente utilizados en el campo clínico en la actualidad, como las tienopiridinas más conocidas (ticlopidina, clopidogrel).[2]

El ADP actúa sobre los receptores $P2Y_{12}$ y $P2Y_1$ expresados en las plaquetas, y la respuesta completa depende de la activación de ambos receptores (véase la figura 3). El receptor $P2Y_{12}$ está acoplado a la proteína señalizadora G_i que produce la inhibición de la adenil ciclasa y, por tanto, reduce la concentración de AMPc, hecho que favorece la agregabilidad a ADP y la estabilización de los agregados plaquetarios. El bloqueo de $P2Y_{12}$ con tienopiridinas inhibe este proceso e impide la activación de proteínas cinasas dependientes de AMPc, como la PKA que fosforila a VASP,[21] proceso que se ha empleado para determinar la eficacia del bloqueo de $P2Y_{12}$ en el laboratorio.

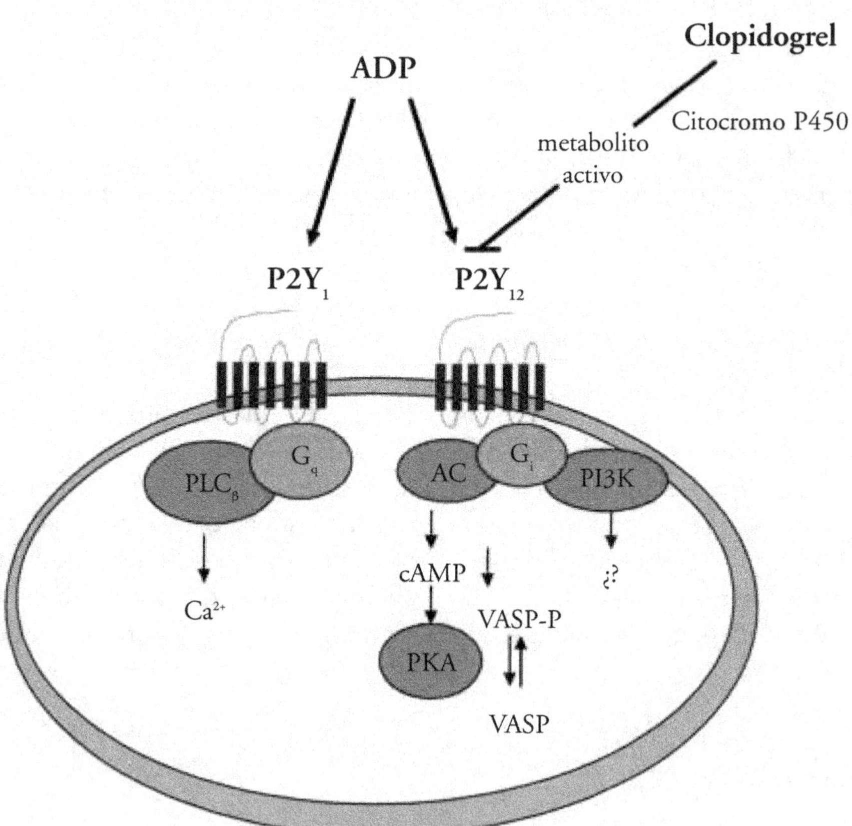

Figura 3. Inhibición del efecto agonista del ADP. Existen dos receptores para el ADP en las plaquetas: el $P2Y_1$ y el $P2Y_{12}$. La respuesta funcional completa tiene lugar por el estímulo simultáneo de ambos, que señalizan por mecanismos bioquímicos distintos. El $P2Y_1$ se une a G_q, lo que activa a la fosfolipasa $C_β$, que inicia el metabolismo del fosfatidil inositol y conduce a la elevación del calcio citosólico. En cambio, $P2Y_{12}$ señaliza vía G_i, inhibiendo la adenilciclasa y reduciendo la concentración de AMPc en las plaquetas y la actividad de la proteína cinasa A (PKA), que fosforila a VASP. La unión del metabolito activo del clopidogrel al receptor $P2Y_{12}$ bloquea esta vía de agregación al ADP, lo que resulta en una inhibición parcial del efecto de este agonista plaquetario.

El receptor $P2Y_1$ señaliza a través de la proteína G_q lo que activa la fosfolipasa C_β, e inicia el metabolismo del fosfatidil inositol y el aumento de calcio en el citosol.

El clopidogrel es una prodroga que necesita una transformación por las isoencimas CYP3A4 y 3A5 del citocromo P450 del hígado para obtener el metabolito activo (SR 26334) con efecto antiplaquetario.[22]

El metabolito activo del clopidogrel se une irreversiblemente a $P2Y_{12}$ y su efecto sobre la función se mantiene durante el tiempo que la plaqueta esté en circulación. No obstante, hay que tener en cuenta que su efecto antitrombótico se modifica al aparecer nuevas plaquetas en circulación por el recambio plaquetario diario, normalizándose la función a los siete días de interrumpir el tratamiento.

4   Definición del concepto de «resistencia» a las drogas antiplaquetarias

El término «resistencia» ha sido utilizado de una manera amplia, de modo que abarca situaciones diversas, algunas basadas en observaciones clínicas y otras en resultados obtenidos en el laboratorio, lo que ha creado cierta confusión en su definición.

La «resistencia» a un fármaco antiplaquetario es el efecto insuficiente del fármaco para actuar sobre la diana farmacológica específica para la que ha sido diseñado. Basado en esta definición, el término «resistencia» a la aspirina debería referirse a situaciones en que la administración del fármaco es incapaz de inhibir la COX-1, y, por tanto, las funciones plaquetarias dependientes de la síntesis de TXA_2.

De forma paralela, la resistencia a las tienopiridinas tendría que hacer mención a situaciones en las que el fármaco es incapaz de inhibir adecuadamente el receptor $P2Y_{12}$ y en consecuencia, las funciones plaquetarias dependientes de este receptor.

Desde un punto de vista clínico, el término «resistencia» está asociado a la recurrencia de episodios vasculares en pacientes, a pesar de la adhesión al tratamiento antiplaquetario. En este contexto, la «resistencia clínica» sería equivalente al fracaso terapéutico, particularmente si tenemos en cuenta la complejidad del proceso trombótico, en el que el fracaso terapéutico puede producirse por mecanismos independientes del fármaco antiplaquetario.

De este modo, un acuerdo sobre estas definiciones aclararía el concepto de resistencia a fármacos antiplaquetarios.

Como los efectos antitrombóticos de la aspirina y las tienopiridinas son dependientes de la inhibición de la COX-1 y el receptor $P2Y_{12}$, respectivamente, se podría pensar que aquellos pacientes en los que no se alcanzase una inhibición óptima de estas vías no se beneficiarían adecuadamente de la protección de estos fármacos, pudiendo presentar una mayor probabilidad de accidentes aterotrombóticos. Esto plantea la posibilidad, actualmente teórica, de que la realización de un control individual a los pacientes permitiría optimizar el tratamiento, mejorando la eficacia clínica de los fármacos. Hoy en día, en este contexto, existe un gran debate sobre qué técnicas podrían utilizarse para este propósito.

5   Métodos de medida de la función plaquetaria para el control de los fármacos antiplaquetarios

A continuación haremos referencia a las diferencias entre los métodos más utilizados en la actualidad para el control del efecto antiplaquetario de fármacos antitrombóticos.[23] No obstante, hay que indicar que estas técnicas se enmarcan en el ámbito de la investigación, ya que en el momento actual no existe consenso para recomendar el control del laboratorio de la función plaquetaria en los pacientes como rutina clínica,[24] ni es conocida cuál de las técnicas de laboratorio resultaría más predictiva de eventos clínicos en los pacientes.

Agregometría óptica. Mide el incremento del paso de luz que se produce a través de una suspensión plaquetaria en plasma (PRP) cuando las plaquetas agregan, en respuesta a un agonista. Esta técnica se considera el patrón de oro para medir la función de las plaquetas. La simplicidad (teórica) y la versatilidad del método no obvia que se requiera una realización cuidadosa y experta, lo que lo hace laborioso.

En el contexto de la monitorización de los fármacos antitrombóticos, la agregación inducida por ácido araquidónico es muy informativa sobre el efecto de aspirina en las plaquetas, ya que ésta se produce principalmente por el TXA_2 formado a partir del ácido graso exógeno, aunque hay que tener en cuenta que a la respuesta agregatoria final del ácido araquidónico también contribuye el ADP liberado de los gránulos, por lo que su especificidad para monitorizar el efecto de aspirina es menor que la cuantificación directa de la síntesis de TXA_2, como comentaremos más adelante. Así mismo, la agregación en PRP con concentraciones moderadas de ADP ($1{,}5\text{-}5\mu M$) es indicativa del efecto de los antagonistas de $P2Y_{12}$, como el clopidogrel.

Agregometría de impedancia. Mide cambios en la resistencia con el paso de la corriente cuando las plaquetas forman un agregado sobre un electrodo inmerso en una muestra diluida de sangre total después de la adición de un agonista. El sistema permite medir la función de las plaquetas en sangre total, un medio más fisiológico que el PRP, aunque presenta inconvenientes similares a la agregación óptica.

VerifyNow® (Accumetrics Inc.). Es un método facilitado técnicamente *(point of care)* de la agregación plaquetaria. La técnica mide la capacidad de las plaquetas para aglutinar bolitas recubiertas de fibrinógeno en sangre total cuando se estimulan con un agonista. Permite monitorizar el efecto de la aspirina y los bloqueantes de $P2Y_{12}$. Por su simplicidad, está siendo utilizado en estudios sobre el efecto de fármacos antiplaquetarios y su significación clínica.

Sistema de activación-reclutamiento. Consiste en un sistema dual de células: el sistema generador y el sistema de ensayo. En el sistema generador se estimula PRP o sangre total con colágeno fibrilar por mezclado (tres inversiones del tubo, diez segundos) y rápidamente se centrifuga (13.000 xg, un minuto) para obtener un liberado celular. En este liberado se cuantifican diversos parámetros de activación plaquetaria: liberación de gránulos densos (^{14}C-5HT), gránulos α (β-tromboglobulina) y síntesis de TXA_2. Adicionalmente, una alícuota del liberado se utiliza como inductor de la agregación de otras plaquetas (sistema de ensayo) y la respuesta agregatoria (reclutamiento) se detecta por agregometría óptica[5,12] o citometría de flujo.[6] Es interesante destacar que el estudio del reclutamiento consiste realmente en una agregometría óptica, en la que se usa como inductor de la agregación, en vez de productos de laboratorio (ADP, TRAP, etc.), el agonista fisiológico autólogo que es el liberado celular de activación del propio paciente a examen, por lo que cabría esperar una mayor aproximación a la fisiología de la reactividad plaquetaria. No existe todavía una forma facilitada de este procedimiento.

Platelet Function Analyzer (PFA-100®, Dade-Behring). Es un sistema que imita *in vitro* el tiempo de sangría. El sistema hace pasar sangre citratada a través de un capilar con alta velocidad de cizallamiento, hacia una pequeña apertura en una membrana recubierta de colágeno más epinefrina (CEPI) o colágeno más ADP (CADP). La función plaquetaria se monitoriza como el tiempo que tardan las plaquetas en ocluir la apertura en la membrana. Este sistema proporciona una evaluación global de la función plaquetaria que depende de procesos de adhesión-agregación y también del número de plaquetas, hematocrito, FvW, activación de GPIIbIIIa, etc.[25] Este sistema es también un *point of care* de fácil uso. El cartucho CEPI se ha utilizado ampliamente para monitorizar el efecto de la aspirina, mientras que su utilidad es escasa en la monitorización del efecto de las tienopiridinas.

Citometría de flujo. Permite medir la expresión de receptores para el estudio de la activación plaquetaria. Este sistema monitoriza el efecto antiplaquetario de la aspirina[6,26] y de bloqueantes del receptor $P2Y_{12}$. Para el estudio del efecto del clopidogrel se monitoriza el efecto del fármaco sobre la fosforilación de la proteína intracelular VASP,[27] la cual es directamente proporcional al grado de inhibición del receptor $P2Y_{12}$.

Monitorización de la síntesis de TXA_2. La determinación del TXB_2, el metabolito estable del TXA_2 en las plaquetas es, en nuestra opinión, la medida más específica para controlar el efecto farmacológico de la aspirina. Puede realizarse en suero (en condiciones específicas de incubación inmediata a 37 ºC) o en sangre total citratada y estimulada con ácido araquidónico o colágeno. También se han determinado los metabolitos del TXA_2 en la orina. No obstante, en la orina la presencia de metabolitos del TXA_2 puede tener su origen no sólo en las plaquetas, sino también en otras células (riñón, leucocitos, etc.). Por lo tanto, la determinación en sangre citratada y estimulada con ácido araquidónico o colágeno es la más específica para determinar el efecto de la aspirina, sobre todo con este último agonista, ya que el ácido araquidónico podría ser utilizado por otras células capaces de metabolizar este compuesto, dando resultados muy orientativos pero menos específicos del TXB_2 de origen plaquetario.

6   Incidencia de la variabilidad de los fármacos antiplaquetarios o «resistencia»

Los estudios realizados con diferentes grupos de pacientes que han recibido terapia antiplaquetaria muestran una gran variabilidad en la incidencia de este fenómeno.

La incidencia de sujetos con una baja respuesta a la aspirina varía del 5,5 % al 61 %, cuando se utilizan diferentes técnicas globales no específicas para medir el efecto de la droga.[28,29] En lo que se refiere a la prueba más específica, el TXB_2 plaquetario, si se considera un grado de inhibición óptima de este compuesto ($\geq$ 95 % con respecto a una población normal no tratada con aspirina), se ha encontrado en pacientes con enfermedad vascular crónica tratados con dosis habituales de aspirina una baja respuesta en un 4-8 % de los pacientes.[30] Esta proporción de efecto reducido de la aspirina aumenta hasta un 34 % en pacientes con síndrome coronario agudo.[31] Esto nos demuestra que la prevalencia varía dependiendo del tipo de técnica utilizada y de la situación clínica en la que se encuentre el paciente.

En relación con el clopidogrel, los estudios se han efectuado principalmente en pacientes programados para la implantación de un *stent*, y la variación de respuesta encontrada en distintas pruebas de función plaquetaria oscila entre 5-44 %;[28,32] también al estudiar la fosforilación de VASP se ha observado que existen pacientes con una gran actividad residual del $P2Y_{12}$.

En conjunto, estos resultados indican la necesidad de establecer criterios y técnicas para definir la respuesta óptima y no óptima en los pacientes, lo que queda lejos de estar establecido en este momento en la literatura.

7   Mecanismos de la resistencia a las drogas antiplaquetarias

7.1   *Aspirina*

Las posibles causas que podrían considerarse como responsables de la respuesta variable al fármaco pueden clasificarse en dos grupos: *a)* las relacionadas con el principal mecanismo de acción del fármaco que es la inhibición de la COX-1 y la síntesis de TXA_2 en las plaquetas circulantes (mecanismos COX-1-dependientes), y *b)* las no relacionadas con esta vía de activación plaquetaria que denominaremos COX-1-independientes. Adicionalmente, l*a no adhesión al tratamiento* se podría considerar una de las causas de una baja respuesta a la aspirina, aunque este factor no ha sido considerado en la mayoría de estudios realizados. Se ha demostrado que un porcentaje importante de pacientes[33] no cumplen con el tratamiento prescrito por el clínico. Este dato puede ser un importante factor de confusión al interpretar una menor respuesta de la aspirina en los pacientes.

7.1.1   *Mecanismos de «resistencia» COX-1-dependientes*

Reducida absorción del fármaco. Se ha descrito que la absorción del fármaco puede modificarse por las condiciones de pH. El tipo de aspirina que se administre también es importante, ya que las formas de administración recubiertas tienen una absorción más lenta, hecho que debe tenerse presente en las situaciones en las que el fármaco tenga que actuar rápidamente, como ocurre en los eventos vasculares agudos.

Interferencia con otros fármacos. En algunos pacientes, la administración concomitante de antiinflamatorios no esteroideos como el ibuprofeno, naxopreno o indometacina,[34] puede interferir con el acceso de la aspirina a la serina en la posición 529 de la COX-1 y, como consecuencia, dificultar o impedir su irreversible acetilación e inactivación por la aspirina.

En situaciones clínicas que se acompañen *de un elevado recambio plaquetario,* la entrada de nuevas plaquetas a la circulación no modificadas por la aspirina y por tanto capaces de sintetizar TXA_2, disminuirán el efecto antitrombótico del fármaco. Apoyando esta idea, estudios *in vitro* muestran que la presencia de un 10 % de plaquetas no aspirinizadas (que es la proporción de plaquetas nuevas diarias) es suficiente para producir un incremento en la función plaquetaria.[12] Recientemente se ha publicado sobre la capacidad de las plaquetas de sintetizar *de novo* el enzima COX-1, lo que afectaría al efecto del fármaco,[35] aunque este tema está en debate.

En general, hay que tener en cuenta que el bloqueo permanente de la COX-1 es importante para que el efecto antitrombótico de la aspirina sea óptimo, ya que la presencia de una síntesis de TXA_2 residual podría influir en la función de las plaquetas.[30]

Variantes genéticas de la COX-1. La variabilidad genética también puede influir en el efecto antiplaquetario de la aspirina. En este sentido, se ha demostrado la existencia de varios polimorfismos de la COX-1 en las plaquetas que podrían modificar la etapa de acetilación de este enzima por la aspirina.[36] Aunque el estudio Framingham sugiere que al menos 1/3 de la variación en la respuesta a fármacos antiplaquetarios está determinada genéticamente, y se ha demostrado que polimorfismos de la COX-1 en las plaquetas influyen en la respuesta a la aspirina, los resultados no son actualmente concluyentes y son necesarios más estudios para clarificar este punto.

7.1.2   *Mecanismos de resistencia a la aspirina COX-1-independientes*

Como hemos comentado anteriormente, pese a la inhibición completa de la COX-1, la plaqueta puede responder a diferentes estímulos por una respuesta COX-1-independiente, no mediada por la síntesis de TXA_2. En estos casos, la participación de diferentes agonistas plaquetarios con elevada concentración de colágeno, trombina, serotonina o catecolaminas y diferentes vías de transmisión de señales como la fosforilación de proteínas en tirosina, pueden contribuir a respuestas plaquetarias COX-1-independientes.[4] Por otra parte, la participación de otras células sanguíneas y su interacción de las plaquetas con monocitos, macrófagos y eritrocitos puede modular el efecto antiplaquetario de la aspirina.[37] También la existencia en diferentes patologías trombóticas de procesos infecciosos o inflamatorios concomitantes podrían favorecer una elevada peroxidación lipídica no específica del ácido araquidónico y un incremento de la producción de isoprostanos, compuestos que pueden activar también a las plaquetas y modificar el efecto de la aspirina.[29]

7.2 Mecanismos de resistencia al clopidogrel

Absorción del fármaco. Recientemente se ha propuesto que la absorción de la droga podría estar regulada por la glucoproteína transportadora P del intestino, lo que podría tener importancia en la biodisponibilidad del fármaco. Se han encontrado diferencias en la respuesta a la administración de dosis usuales de clopidogrel (75 mg/día) en pacientes con sobrepeso.

Metabolismo de la prodroga a su metabolito activo. La transformación de este profármaco a su metabolito activo por los isoenzimas del citocromo P450 del hígado podría contribuir a la respuesta distinta que se ha encontrado entre individuos tras la administración de este fármaco. Apoyando esta idea, varios estudios asocian una baja respuesta a este fármaco con variantes genéticas del citocromo P450.[38]

Interacciones farmacológicas. La disponibilidad del clopidogrel parece verse afectada por su posible interferencia con las benzodiacepinas y los inhibidores de la captación de serotonina. La interferencia con las estatinas que se metabolizan también en el citocromo P450 podría impedir el paso de la prodroga al metabolito activo, aunque es un tema abierto a debate.[32]

Variantes genéticas del receptor P2Y$_{12}$ de las plaquetas. También en este caso puede tener influencia la variabilidad genética. En este sentido, recientemente se ha publicado un estudio que asocia una respuesta de las plaquetas elevada tras la administración del fármaco con el haplotipo H2 del receptor del ADP P2Y$_{12}$.[39]

8 Implicaciones clínicas de la variabilidad en la respuesta

Actualmente existe un número reducido de estudios que utilizando alguna de las técnicas anteriormente descritas, asocie una inhibición insuficiente de la función plaquetaria con la incidencia de eventos en los pacientes, aunque ya se están generando metaanálisis, que parecen sugerir una implicación clínica del fenómeno.[40]

No obstante, dada la importancia que tiene el conocer la implicación clínica de la resistencia a fármacos antiplaquetarios, se tendrá que plantear el elegir una técnica que permita medir la acción del fármaco de la manera más especifica posible, además de establecer consensos en los rangos de respuesta de los fármacos estudiados.

9 Conclusiones y perspectivas futuras

Los datos disponibles a día de hoy demuestran que existe una variabilidad individual en la respuesta analítica de los pacientes al tratamiento antitrombótico con dosis terapéuticas de aspirina o clopidogrel, lo que podría condicionar, en aquéllos en los que el efecto es menor, una mayor probabilidad de recurrencia de eventos clínicos. Esto último parece deducirse de los estudios clínico-analíticos que se han publicado recientemente, aunque son necesarios unos estudios más amplios y detallados que permitan confirmar estos hallazgos.

En nuestra opinión, la monitorización del efecto de la aspirina en pacientes individuales sería muy conveniente, aunque todavía es un tema debatido, por lo que la investigación clínica en este ámbito parece prioritaria.

Los retos futuros podrían ser:

a) Establecer en un mayor número de pacientes la relación entre el efecto óptimo/insuficiente de los fármacos sobre la función plaquetaria y los eventos clínicos.

b) Profundizar en el estudio de los mecanismos clínicos y bioquímicos de la respuesta insuficiente a la aspirina.

c) Automatizar, en los casos en los que sea posible, las pruebas de función plaquetaria útiles para la monitorización del efecto biológico de los distintos fármacos utilizados en la terapéutica antitrombótica para establecer consensos de control de la acción del fármaco.

Agradecimientos

Grupo de investigación financiado por el Fondo de Investigaciones Sanitarias del Instituto de Salud Carlos III (PI07/0463), Programas Redes (Red RENEVAS RD06/0026) y Fundación Mutua Madrileña 2006.

BIBLIOGRAFÍA

1. Antithrombotic Trialists' Collaboration. Collaborative meta-analysis of randomised trials of antiplatelet therapy for prevention of death, myocardial infarction, and stroke in high risk patients. BMJ 2002; 324: 71-86.

2. Gent M, Beaumont D, Blanchard J, Bousser MG, Coffman J, Easton JD, *et al.* A randomised, blinded, trial of clopidogrel versus aspirin in patients at risk of ischaemic events (CAPRIE). Lancet 1996; 348: 1329-339.

3. Marcus AJ. Platelets: their role in hemostasis, thrombosis and inflammation. In: Gallin JI, Snyderman R, editors. Inflammation: basic principles and clinical correlates. Philadelphia: Lippincott Williams & Wilkins, 1999; 77-95.

4. Santos MT, Moscardó A, Vallés J, Martinez M, Piñón M, Aznar J, *et al.* Participation of tyrosine phosphorylation in cytoskeletal reorganization, alphaIIbbeta3 integrin receptor activation and aspirin-insensitive mechanisms of thrombin-stimulated human platelets. Circulation 2000; 102: 1924-930.

5. Santos MT, Vallés J, Marcus AJ, Safier LB, Broekman MJ, Islam N, *et al.* Enhancement of platelet reactivity and modulation of eicosanoid production by intact erythrocytes. J Clin Invest 1991; 87: 571-80.

6. Vallés J, Santos MT, Aznar J, Martínez M, Moscardó A, Pinon M, *et al.* Platelet-erythrocyte interactions enhance aIIbb3 integrin receptor activation and P-selectin expression during platelet recruitment: down-regulation by aspirin ex vivo. Blood 2002; 99: 3978-984.

7. Merten M, Thiagarajan P. P-selectin expression on platelets determines size and stability of platelet aggregates. Circulation 2000; 102: 1931-936.

8. McEver RP, Cummings RD. Role of PSGL-1 binding to selectins in leukocyte recruitment. J Clin Invest 1997; 100: 485-92.

9. Moscardó A, Vallés J, Piñon M, Aznar J, Martínez-Sales V, Santos M-T. Regulation of cytosolic PlA2 activity by PP1/PP2A serine/threonine phosphatases in human platelets. Platelets 2006; 17: 405-15.

10. FitzGerald GA. Mechanisms of platelet activation: thromboxane A2 as an amplifying signal for other agonists. Am J Cardiol 1991; 68: 11B-5B.

11. Awtry EH, Loscalzo J. Aspirin. Circulation 2000; 101: 1206-218.

12. Vallés J, Santos MT, Aznar J, Marcus AJ, Martínez-Sales V, Portoles M, *et al.* Erythrocytes metabolically enhance collagen-induced platelet responsiveness via increased thromboxane production, ADP release, and recruitment. Blood 1991; 78: 154-62.

13. Santos MT, Vallés J, Aznar J, Marcus AJ, Broekman MJ, Safier LB. Prothrombotic effects of erythrocytes on platelet reactivity:reduction by aspirin. Circulation 1997; 95: 63-8.

14. Vallés J, Santos MT, Aznar J, Osa A, Lago A, Cosin J, *et al.* Erythrocyte promotion of platelet reactivity decreases the effectiveness of aspirin as an antithrombotic therapeutic modality: the effect of low-dose aspirin is less than optimal in patients with vascular disease due to prothrombotic effects of erythrocytes on platelet reactivity. Circulation 1998; 97: 350-55.

15. Vallés J, Santos MT, Marcus AJ, Safier LB, Broekman MJ, Islam N, *et al.* Downregulation of human platelet reactivity by neutrophils. Participation of lipoxygenase derivatives and adhesive proteins. J Clin Invest 1993; 92: 1357-365.

16. Lopez-Farre A, Caramelo C, Esteban A, Alberola ML, Millas I, Monton M, *et al.* Effects of aspirin on platelet-neutrophil interactions: Role of nitric oxide and endothelin-1. Circulation 1995; 91: 2080-088.

17. De la Cruz JP, Blanco E, Sánchez de la Cuesta F. Effect of dipyridamole and aspirin on the platelet-neutrophil interaction via the nitric oxide pathway. Eur J Pharmacol 2000; 397: 35-41.

18. Xie WL, Chipman JG, Robertson DL, Erikson RL, Simmons DL. Expression of a mitogen-responsive gene encoding prostaglandin synthase is regulated by mRNA splicing. Proc Natl Acad Sci U S A 1991; 88: 2692-696.

19. Maclouf J, Folco G, Patrono C. Eicosanoids and iso-eicosanoids: constitutive, inducible and transcellular biosynthesis in vascular disease. Thromb Haemost 1998; 79: 691-705.

20. Cipollone F, Ciabattoni G, Patrignani P, Pasquale M, Digregorio D, Bucciarelli T, *et al.* Oxidant stress and aspirin-insensitive thromboxane biosynthesis in severe unstable angina. Circulation 2000; 102: 1007-013.

21. Schwarz UR, Geiger J, Walter U, Eigenthaler M. Flow cytometry analysis of intracellular VASP phosphorylation for the assessment of activating and inhibitory signal transduction pathways in human platelets - Definition and detection of ticlopidine/clopidogrel effects. Thromb Haemost 1999; 82: 1145-152.

22. Beinart SC, Kolm P, Veledar E, Zhang Z, Mahoney EM, Bouin O, *et al.* Long-term cost effectiveness of early and sustained dual oral antiplatelet therapy with clopidogrel given for up to one year after percutaneous coronary intervention results: from the Clopidogrel for the Reduction of Events During Observation (CREDO) trial. J Am Coll Cardiol 2005; 46: 761-69.

23. Gurbel PA, Becker RC, Mann KG, Steinhubl SR, Michelson AD. Platelet function monitoring in patients with coronary artery disease. J Am Coll Cardiol 2007; 50: 1822-834.

24. Patrono C, Bachmann F, Baigent C, Bode C, De Caterina R, Charbonnier B, *et al.* Expert consensus document on the use of antiplatelet agents. The task force on the use of antiplatelet agents in patients with atherosclerotic cardiovascular disease of the European society of cardiology. Eur Heart J 2004; 25: 166-81.

25. Jilma B, Fuchs I. Detecting aspirin resistance with the platelet function analyzer (PFA-100). Am J Cardiol 2001; 88: 1348-349.

26. Frelinger AL 3rd, Furman MI, Linden MD, Li Y, Fox ML, Barnard MR, *et al.* Residual arachidonic acid-induced platelet activation via an adenosine diphosphate-dependent but cyclooxygenase-1- and cyclooxygenase-2-independent pathway: a 700-patient study of aspirin resistance. Circulation 2006; 113: 2888-896.

27. Aleil B, Ravanat C, Cazenave JP, Rochoux G, Heitz A, Gachet C. Flow cytometric analysis of intraplatelet VASP phosphorylation for the detection of clopidogrel resistance in patients with ischemic cardiovascular diseases. J Thromb Haemost 2005; 3: 85-92.

28. Gladding P, Webster M, Ormiston J, Olsen S, White H. Antiplatelet drug nonresponsiveness. Am Heart J 2008; 155: 591-99.

29. Gasparyan AY, Watson T, Lip GYH. The role of aspirin in cardiovascular prevention: implications of aspirin resistance. J Am Coll Cardiol 2008; 51: 1829-843.

30. Santos MT, Vallés J, Lago A, Tembl J, Sánchez E, Moscardo A, *et al.* Residual platelet thromboxane A2 and prothrombotic effects of erythrocytes are important determinants of aspirin resistance in patients with vascular disease. Thromb Haemostas 2008; 6: 615-21.

31. Vallés J, Santos MT, Fuset MP, Moscardó A, Ruano M, Pérez F, *et al.* Partial Inhibition of Platelet Thromboxane A(2) Synthesis by Aspirin Is Associated With Myonecrosis in Patients With ST-Segment Elevation Myocardial Infarction. Am J Cardiol 2007; 99: 19-25.

32. Fitzgerald DJ, Maree A. Aspirin and clopidogrel resistance. Hematology (Am Soc Hematol Educ Program) 2007; 2007: 114-20.

33. Lago A, Tembl JI, Pareja A, Ponz A, Ferrer JM, Valles J, *et al.* Adherence to aspirin in secondary prevention of ischemic stroke. Cerebrovasc Dis 2006; 21(5-6): 353-56.

34. Gladding PA, Webster MWI, Farrell HB, Zeng ISL, Park R, Ruijne N. The antiplatelet effect of six non-steroidal anti-inflammatory drugs and their pharmacodynamic interaction with aspirin in healthy volunteers. Am J Cardiol 2008; 101: 1060-063.

35. Evangelista V, Manarini S, Di Santo A, Capone ML, Ricciotti E, Di Francesco L, *et al.* De novo synthesis of cyclooxygenase-1 counteracts the suppression of platelet thromboxane biosynthesis by aspirin. Circ Res 2006; 98: 593-95.

36. Goodman T. Pharmacogenetics of aspirin resistance: a comprehensive systematic review. Br J Clin Pharmacol 2008; 66: 222-32.

37. Wang TH, Bhatt DL, Topol EJ. Aspirin and clopidogrel resistance: an emerging clinical entity. Eur Heart J. 2006; 27: 647-54.

38. Frere C, Cuisset T, Morange P-E, Quilici J, Camoin-Jau L, Saut N, *et al.* Effect of cytochrome p450 polymorphisms on platelet reactivity after treatment with clopidogrel in acute coronary syndrome. Am J Cardiol 2008; 101: 1088-093.

39. Staritz P. Platelet reactivity and clopidogrel resistance are associated with the H2 haplotype of the P2Y(12)-ADP receptor gene. Int J Cardiol 2008 May 14; [Epub ahead of print].

40. Krasopoulos G, Brister SJ, Beattie WS, Buchanan MR. Aspirin «resistance» and risk of cardiovascular morbidity: systematic review and meta-analysis. BMJ 2008; 336(7637): 195-98.

Capítulo 10. Historia natural y prevención del ictus aterotrombótico

A. I. Calleja, J. F. Arenillas

Unidad de Ictus
Servicio de Neurología
Hospital Clínico Universitario
Valladolid

Dirección para correspondencia
Hospital Clínico Universitario
Dr. J. F. Arenillas
jarenillas@hcuv.sacyl.es

1   Introducción

La aterosclerosis de las grandes arterias cerebrales, extra e intracraneales, constituye la causa más importante de ictus isquémico en el mundo. En nuestro medio, se estima que alrededor del 30 % de los ictus isquémicos son de origen aterotrombótico.[1] La aterosclerosis es una enfermedad progresiva y sistémica que permanece clínicamente silente durante gran parte de su historia natural, y que cuando se manifiesta, puede tener consecuencias devastadoras para los pacientes.[2] Por este motivo, es necesario optimizar la prevención, tanto primaria como secundaria, del ictus aterotrombótico.

La distribución topográfica de las lesiones ateromatosas en las arterias cerebrales puede estar influenciada por factores dietéticos, ambientales, genéticos y raciales, aún poco conocidos. Así, la aterosclerosis intracraneal es más frecuente en personas de origen asiático, africano e hispanoamericano que en los caucásicos.[3] Especialmente llamativa es la predominancia de la aterosclerosis intracraneal en Asia, dado que constituye, por sí misma, la causa más frecuente de ictus en los países asiáticos, siendo responsable de entre el 40 y el 50 % de los ictus isquémicos en China, Hong-Kong, Corea, Singapur, Filipinas y Tailandia.[4,5] En nuestro medio, se estima que la aterosclerosis intracraneal causa entre el 8-10 % de los ictus isquémicos, mientras que el porcentaje de ictus atribuibles a la aterosclerosis extracraneal es más elevado (15-20 %).[6] Sin embargo, un estudio reciente realizado en autopsias de pacientes franceses fallecidos a causa de un ictus, reveló que más del 50 % de los cadáveres presentaban placas ateromatosas en la circulación intracraneal, y que cerca de un 40 % mostraban estenosis intracraneales superiores al 30 %.[7] Por lo tanto, puede ser que la aterosclerosis intracraneal sea más frecuente en caucásicos de lo que tradicionalmente se ha pensado. En cualquier caso, teniendo en cuenta que Asia aporta el 60 % de la población del planeta, puede decirse abiertamente que la aterosclerosis intracraneal de gran arteria es la causa más importante de ictus en el mundo.[8] Debido a su importancia creciente también en nuestro medio, la aterosclerosis intracraneal merece una atención especial en este capítulo.

2   Historia natural de la aterosclerosis cerebral

2.1 Fase asintomática

La aterosclerosis se caracteriza por la formación de placas de ateroma en el seno de la pared de las arterias. El grado de estenosis o reducción del calibre arterial causado por las placas depende, por una parte, de la rapidez del crecimiento de la placa, y por otra, del proceso de remodelado arterial. Si el remodelado es eficaz, el crecimiento de la placa será dirigido hacia la adventicia y no hacia el lumen arterial, consiguiendo así que se reduzca el grado de estenosis. De esta forma, puede que la carga de ateroma de una arteria no se refleje adecuadamente en el grado de estenosis que presente, ya que un remodelado eficaz puede hacer que una placa extensa cause una mínima reducción del calibre arterial. El proceso de remodelado arterial ha adquirido una mayor importancia en biología vascular. La placa se desarrolla y permanece silente durante mucho tiempo, hasta que en un momento determinado, de forma abrupta, tiene lugar su complicación, la cual ocasionará las manifestaciones clínicas de la enfermedad. El riesgo de que una placa se convierta en sintomática, también llamado vulnerabilidad, depende del grado de estenosis que produzca, pero tiene suma importancia en este punto su composición histológica.

La prevalencia de la aterosclerosis carotídea extracraneal asintomática ha quedado definida en varios estudios epidemiológicos. En el *Cardiovascular Health Study* se detectó una estenosis carotídea superior al 50 % en el 7 % de los hombres y en el 5 % de las mujeres mayores de sesenta y cinco años, mientras que se encontraron estenosis entre el 75 y el 99 % en el 1,2 % y 1,1 % de hombres y mujeres de esas edades, respectivamente.[9] Los porcentajes observados en el estudio Framingham fueron similares. El riesgo anual de ictus asociado a una estenosis asintomática de arteria carótida interna extracraneal entre el 50 % y el 99 % se sitúa entre el 1 y el 3,4 %.[10] Algunos factores incrementan considerablemente este riesgo: sexo masculino, grado de la estenosis, progresión de la estenosis y coexistencia de cardiopatía isquémica.

Respecto a la aterosclerosis intracraneal asintomática, su prevalencia varía en función de la raza y del perfil de factores de riesgo vascular. Únicamente se han hecho estudios poblacionales en países asiáticos. En un estudio realizado en el medio rural de China se detectaron estenosis intracraneales asintomáticas en el 9 % de la población general, si bien la frecuencia aumentaba hasta el 25 % en individuos expuestos a varios factores de riesgo vascular.[11] La historia natural de la aterosclerosis intracraneal asintomática no es bien conocida. No obstante, se sabe que el riesgo de las estenosis asintomáticas es menor que el de las sintomáticas.[12]

2.2　Riesgo de recurrencia clínica

La aterosclerosis cerebral sintomática es responsable del grupo de ictus isquémicos con mayor riesgo de recurrencia clínica, que característicamente suele ser mayor durante los primeros días o semanas tras el episodio inicial. Por este motivo es de crucial importancia realizar un estudio completo y urgente de la circulación arterial cerebral (porciones extra e intracraneales de los sistemas carotídeo y vertebrobasilar) a todos los pacientes que presenten un primer episodio isquémico cerebral. En este sentido, por su relación coste-efectividad, se recomienda la práctica de un examen neurosonológico urgente en estos pacientes, dado que permite descartar la existencia de estenosis extra e intracraneales.

Debido a la práctica sistemática de endarterectomía carotídea en nuestro medio a los pacientes con estenosis sintomática de la arteria carótida interna, se conoce mejor la historia natural de la aterosclerosis intracraneal sintomática que la de la extracraneal. Los pacientes con estenosis intracraneal sintomática están expuestos a un elevado riesgo de recurrencia clínica. El ensayo clínico prospectivo WASID incluyó a 569 pacientes con aterosclerosis intracraneal sintomática, a quienes se randomizó a recibir warfarina o aspirina. Tras una media de seguimiento de 1,8 años, la tasa de recurrencia anual ipsilateral a la estenosis sintomática fue de 12 % en el brazo de aspirina y de 11 % en el brazo de warfarina, mientras que el riesgo anual de sufrir cualquier nuevo ictus fue del 15 % y del 14 % en los pacientes que tomaron aspirina y warfarina, respectivamente.[13] En el estudio GESICA, tras veintitrés meses de seguimiento, el 38 % de los 102 pacientes con aterosclerosis intracraneal sintomática incluidos presentó un nuevo ictus isquémico.[14] Además, los eventos recurrentes se produjeron tras una media de los dos meses posteriores al episodio inicial. Por lo tanto, los regímenes de tratamiento antitrombótico habituales parecen estar lejos de conseguir una reducción aceptable del riesgo de recurrencia de la aterosclerosis intracraneal sintomática.

2.3　Carácter progresivo de la aterosclerosis cerebral sintomática

Se conoce que la aterosclerosis es una enfermedad dinámica y progresiva. La progresión de la aterosclerosis cerebral se caracteriza por el agravamiento de las lesiones preexistentes y por el desarrollo de nuevas placas en otros lugares de la circulación extra e intracraneal. La progresión de las estenosis asintomáticas de arteria carótida interna extracraneal conlleva una mayor vulnerabilidad de las mismas.[10] De modo análogo, la progresión de la aterosclerosis intracraneal sintomática, definida mediante Doppler transcraneal, incrementa significativamente el riesgo de recurrencia clínica[15,16] (véanse las figuras 1 y 2).

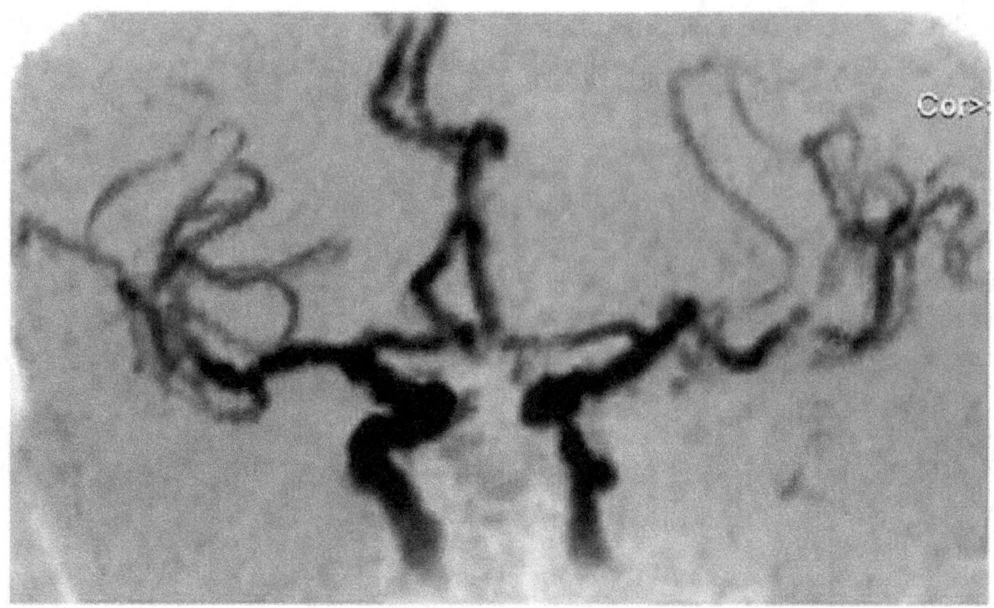

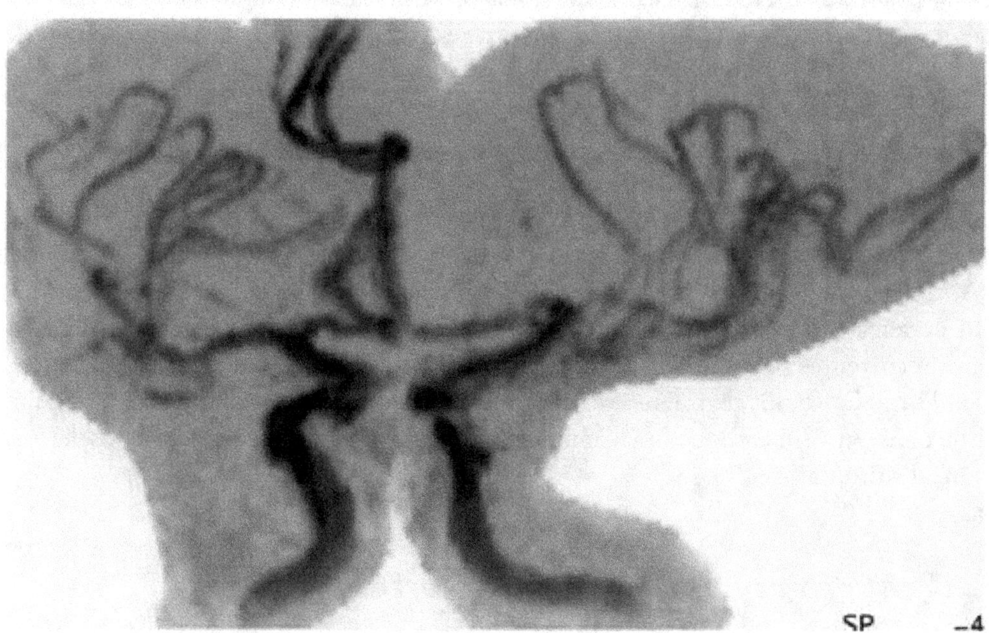

Figura 1. Progresión de la aterosclerosis intracraneal.
En la parte superior de la figura, angiografía por resonancia magnética (ARM) mostrando una estenosis multifocal que afecta a la arteria cerebral media izquierda. Abajo, otra ARM del mismo paciente obtenida nueve meses después, tras un nuevo infarto cerebral, muestra progresión de la aterosclerosis intracraneal, consistente en el agravamiento de la estenosis de la arteria cerebral media izquierda y en la aparición de nuevas estenosis en arteria carótida interna intracraneal izquierda y arteria cerebral media derecha.
(Adaptado de Arenillas *et al.* Cerebrovasc Dis 2005; 20 Suppl 2: 75-83, con permiso. Cortesía del Dr. Álex Rovira, Unidad de Resonancia Magnética, Servicio de Radiología, Hospital Vall d'Hebron).

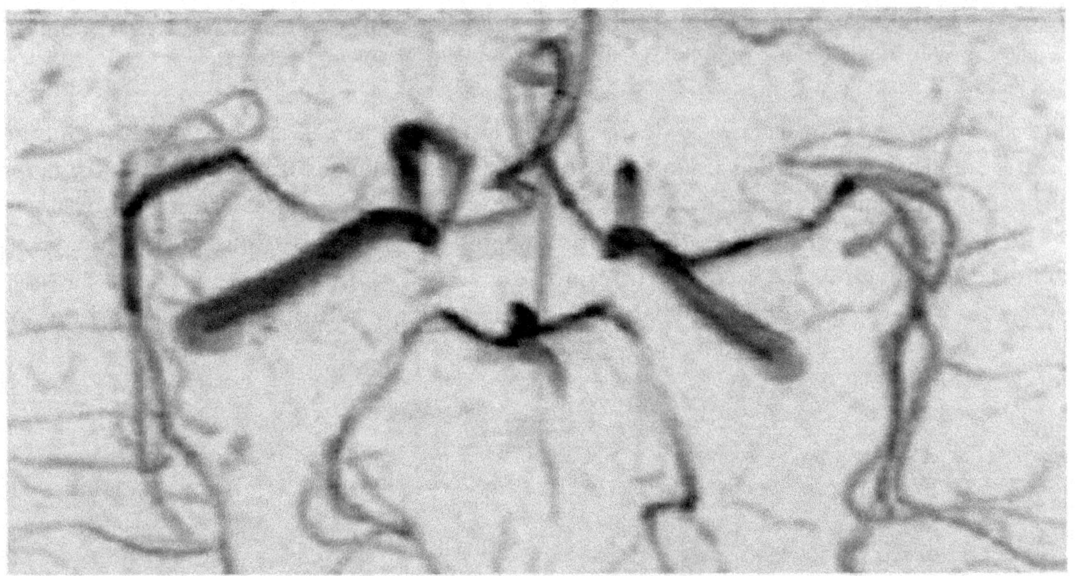

Figura 2. Aterosclerosis intracraneal multifocal.
ARM en tiempo de vuelo que muestra la existencia de múltiples estenosis intracraneales localizadas en
ambas arterias cerebrales posteriores, en el segmento M1 de ambas arterias cerebrales medias y en la arteria
carótida interna intracraneal derecha. En esta proyección no puede apreciarse otra estenosis situada en la
arteria carótida interna intracraneal izquierda. (Cortesía del Dr. Álex Rovira, Unidad de Resonancia
Magnética, Servicio de Radiología, Hospital Vall d'Hebron.)

2.4   Riesgo vascular global de los pacientes con aterosclerosis cerebral sintomática

Los pacientes con aterosclerosis cerebral sintomática presentan un riesgo elevado de sufrir en el futuro eventos coronarios y muerte vascular. El riesgo que tienen estos pacientes de presentar cardiopatía isquémica oculta, detectable mediante pruebas no invasivas como el GATED-SPECT miocárdico, se sitúa por encima del 50 %, tanto en pacientes con aterosclerosis extracraneal[17] como intracraneal.[18] Desde el punto de vista de la prevención primaria de la cardiopatía isquémica, los pacientes con aterosclerosis cerebral sintomática deben ser considerados como poseedores de un equivalente de enfermedad coronaria.

2.5   Factores pronósticos en aterosclerosis cerebral sintomática

Los factores que confieren un mayor riesgo de sufrir nuevos eventos isquémicos a los pacientes con aterosclerosis cerebral, ya sea extra o intracraneal, pueden dividirse en dos categorías: (1) factores locales, relacionados con la propia lesión ateromatosa, responsables de la vulnerabilidad de la placa, y (2) factores sistémicos, los cuales promueven la progresión y complicación de las placas. Tradicionalmente, los factores pronósticos en aterosclerosis extracraneal han sido más estudiados que en la intracraneal. Podemos mencionar, entre los factores locales, el grado de estenosis y las características morfológicas de la placa de ateroma (placa inestable caracterizada por infiltrado inflamatorio, abundante carga lipídica, neovasculatura intraplaca y fina cubierta fibrosa). En relación con los factores sistémicos, destaca un pronóstico peor en los pacientes de sexo masculino. Como novedad, sobresale el conocimiento de los factores que inciden en el pronóstico de la aterosclerosis intracraneal, derivados de publicaciones aparecidas durante la última década.[14,19,31] El resumen de estos factores se expone en la tabla 1.

Estenosis vulnerable (Factores locales)	Paciente vulnerable (Factores sistémicos)
– Gravedad de la estenosis (> 70%)	– Mal control de hipertensión arterial y cifras de colesterol
– Compromiso hemodinámico	– Diabetes mellitus (en caucásicos)
– Número de estenosis (lesiones en tándem extra-intracraneales)	– Síndrome metabólico
– Progresión de las estenosis por Doppler transcraneal	– Sexo femenino
– Indicadores indirectos de placa inestable: detección de microembolias por Doppler transcraneal, patrón de lesión en la secuencia de DWI	– Inflamación: concentración elevada de proteína C reactiva (PCR) y otros marcadores inflamatorios, cifra alta de leucocitos
– Composición de la placa: infiltrado inflamatorio, núcleo lipídico, neovasculatura intraplaca. Estudio por resonancia magnética de alta resolución (en progreso)	– Inhibición de la fibrinólisis endógena: concentración elevada de plasminogen activator inhibitor-1 (PAI-1)
	– Inhibición de la respuesta angiogénica: endostatina alta
	– Genéticos: polimorfismo C1444T del gen de la PCR

Revisión actualizada de los factores pronósticos en aterosclerosis intracraneal sintomática aparecidos en la literatura científica durante la última década. Estos factores podrán ser útiles en el futuro para guiar el tratamiento en prevención secundaria, que deberá ser individualizado en cada paciente.[14,19-31]

Tabla 1. Factores pronósticos en aterosclerosis intracraneal sintomática.

3   Prevención primaria del ictus aterotrombótico

La prevención primaria del ictus aterotrombótico se basa fundamentalmente en los siguientes puntos:[32-34]

3.1　Manejo de los factores de riesgo vascular

- Hipertensión arterial: debe ser manejada con cambios en el estilo de vida y tratamiento médico para conseguir cifras de 120/80 mmHg. Los pacientes con tensión normal alta (120-140/80-90) y coexistencia de diabetes, cardiopatía isquémica, insuficiencia renal crónica e insuficiencia cardiaca congestiva, se benefician de tratamiento médico.
- Diabetes mellitus: dieta adecuada, estilo de vida y tratamiento farmacológico.
- Hipercolesterolemia: los diabéticos y los pacientes con aterosclerosis cerebral significativa (estenosis superior al 50 % en las arterias extra e intracraneales) deben ser considerados como poseedores de un equivalente de cardiopatía isquémica. En consecuencia, deben tratarse con estatinas aquellos pacientes con LDL colesterol superior a 100 mg/dl.
- Abandono de los hábitos tabáquicos y enólicos.
- Dieta baja en sal y en grasas saturadas, además de rica en fruta, verdura y fibra. Los pacientes con un índice de masa corporal elevado deben seguir una dieta adelgazante.
- Ejercicio físico aeróbico regular. Se recomienda caminar al menos media hora al día.

3.2　Tratamiento antitrombótico

- Se recomienda el empleo de dosis bajas de aspirina en los pacientes con estenosis superiores al 50 % de cualquier gran arteria cerebral, extra o intracraneal. En caso de ser contraindicada la aspirina, se debe usar otro antiagregante (clopidogrel, triflusal).

3.3　Detección precoz de aterosclerosis cerebral

- Se recomienda realizar estudios neurosonológicos para detectar de forma precoz la existencia de estenosis de arterias cerebrales extra e intracraneales en aquellos pacientes considerados de alto riesgo vascular. En este sentido, se carece de estudios epidemiológicos en los que basar la selección de los pacientes para estas pruebas de despistaje. En el futuro, deberá evaluarse la utilidad de las escalas de riesgo vascular (REGICOR en nuestro medio), de determinados biomarcadores y de pruebas de cribaje como el índice tobillo-brazo.

3.4　Cirugía o tratamiento endovascular

- Se recomienda la endarterectomía carotídea en aquellos pacientes con estenosis asintomáticas de la arteria carótida interna superiores al 60 %, en especial si son considerados de alto riesgo (hombres, estenosis graves, progresión de la estenosis), siempre que sea llevada a cabo por equipos quirúrgicos con tasas de morbimortalidad inferiores al 3 %.

– El tratamiento de estenosis asintomáticas superiores al 60 % de arteria carótida interna mediante angioplastia y/o *stenting* ha sido desaconsejado en las últimas guías de la European Stroke Organization, después de los resultados de estudios como SPACE o EVAS2. Podría considerarse su uso únicamente en pacientes de altísimo riesgo, como los incluidos en el estudio SAPPHIRE.

4   Prevención secundaria del ictus aterotrombótico

4.1   Manejo de los factores de riesgo vascular

– Hipertensión arterial: debe ser manejada con cambios en el estilo de vida y tratamiento médico de manera análoga a lo indicado en la prevención primaria, una vez superada la fase aguda del ictus isquémico. En el caso de las estenosis intracraneales sintomáticas, el estudio WASID demostró que la idea tradicional de que los pacientes se beneficiaban de mantener cifras elevadas de tensión arterial era falsa. [35] Contrariamente, cuanto mejor es el control de la hipertensión arterial en estos pacientes (120/80), menor es el riesgo de recurrencia.

– La diabetes mellitus debe ser tratada de forma óptima tras el ictus aterotrombótico.

– Hipercolesterolemia: se recomienda la administración de estatinas en los pacientes con aterosclerosis cerebral sintomática. El estudio SPARCL demostró el beneficio del empleo de dosis altas (80 mg/día) de atorvastatina sobre el riesgo de presentar nuevos eventos vasculares en este subgrupo de pacientes con ictus.

– Abandono de los hábitos tabáquicos y enólicos.

– Dieta baja en sal y en grasas saturadas, además de rica en fruta, verdura y fibra. Los pacientes con un índice de masa corporal elevado deben seguir una dieta adelgazante.

– Ejercicio físico aeróbico regular. Es aconsejable caminar durante treinta minutos al día.

– Se recomienda el despistaje del síndrome de apneas del sueño en estos pacientes y su tratamiento oportuno, si es preciso.

4.2   Tratamiento antitrombótico

– Los pacientes con aterosclerosis cerebral sintomática deben recibir tratamiento antitrombótico.

– El tratamiento anticoagulante en pacientes con ictus aterotrombótico en prevención secundaria únicamente se considera indicado en el caso de placas móviles superiores a 4 mm situadas en cayado aórtico. En aterosclerosis intracraneal, el estudio WASID no demostró el beneficio de la anticoagulación.[13]

– Respecto al tratamiento antiplaquetario, existen múltiples opciones en nuestro medio (aspirina, clopidogrel, triflusal). En otros países se considera de elección la aspirina combinada con dipiridamol. Si un paciente presenta un nuevo evento bajo tratamiento antiagregante, debe reevaluarse el estudio etiológico y revisar el control de los factores de riesgo antes de cambiar de fármaco.

– No se recomienda el empleo a largo plazo de la doble antiagregación (aspirina con clopidogrel) en la prevención secundaria del ictus aterotrombótico. De forma empírica, puede utilizarse doble antiagregación durante la fase aguda en el caso de estenosis de alto riesgo para evitar la recurrencia precoz.

4.3 *Cirugía y procedimientos endovasculares*

– Las principales recomendaciones con relación a las intervenciones en prevención secundaria del ictus aterotrombótico se recogen en la tabla 2. A continuación se comentan algunos aspectos adicionales.

– Cirugía de *bypass* extra-intracraneal: el estudio de *bypass* extra-intracraneal en el contexto de estenosis intracraneales sintomáticas realizado en los años ochenta fue negativo. Sin embargo, se cree que la selección de los pacientes para ese estudio no fue del todo correcta. Actualmente, se está investigando sobre el potencial beneficio del *bypass* extra-intracraneal en pacientes con estenosis intracraneales y con oclusiones crónicas de la arteria carótida interna extracraneal que causen un importante compromiso hemodinámico cerebral. La selección de los pacientes para la cirugía se realizaría de acuerdo con las técnicas de neuroimagen avanzada, como la determinación de una fracción de extracción de oxígeno elevada mediante PET cerebral.

– *Stenting* en aterosclerosis intracraneal sintomática: se encuentra en fase de investigación, aunque la FDA ha aprobado el uso del *stent* Wingspan en casos refractarios al tratamiento médico. Existe un ensayo clínico en marcha, esponsorizado por la NIH, que comparará el tratamiento endovascular con el mejor tratamiento médico en la prevención de ictus recurrente en pacientes con estenosis intracraneales sintomáticas superiores al 70 %. La tabla 3 resume la experiencia con *stents* intracraneales hasta el presente.

Localización	Recomendaciones
Arteria carótida interna extracraneal	Pacientes con AIT o infarto cerebral en los últimos seis meses causados por estenosis de arteria carótida interna (ACI) ipsilateral 70-99 % se benefician de endarterectomía realizada por equipos quirúrgicos con morbimortalidad inferior al 6 %. Pacientes con estenosis de ACI entre 50 y 69 %, sintomática en los últimos seis meses, se benefician de cirugía sólo en algunas situaciones, tomando en considereación factores como el sexo, la edad, la comorbilidad y la gravedad de los síntomas. Si indicada, la cirugía debería realizarse tan pronto como posible tras el evento isquémico cerebral, idealmente antes de dos semanas. Pacientes con ictus isquémico y estenosis de ACI ipsilateral inferior al 50 % no se benefician de endarterectomía carotídea. La angioplastia/*stenting* carotídeo está indicada en pacientes con estenosis sintomática de ACI superior al 70 %, siempre que esté presente alguno de los siguientes factores: dificultad de acceso quirúrgico, comorbilidad grave que incremente el riesgo quirúrgico, estenosis postradiación, estenosis postendarterectomía. El procedimiento deberá realizarse por intervencionistas con morbimortalidad inferior al 6 %. En todas las circunstancias, los procedimientos deberán asociarse al mejor tratamiento médico a largo plazo.
Arteria vertebral extracraneal	Se puede considerar el tratamiento endovascular de estenosis sintomáticas de la arteria vertebral extracraneal cuando los pacientes continúen presentando síntomas a pesar del mejor tratamiento médico.
Aterosclerosis intracraneal	El tratamiento endovascular de las estenosis intracraneales sintomáticas está en fase de investigación clínica. En pacientes con estenosis superiores al 70 % y con compromiso hemodinámico, puede considerarse el uso de *stents* intracraneales si persisten los síntomas pese al tratamiento médico (antitrombóticos, estatinas, control de factores de riesgo vascular). Estudio SAMPPRIS en marcha.
Adaptado de las últimas versiones de las guías de la American Stroke Association y de la European Stroke Organization.	

Tabla 2. Intervenciones en prevención secundaria del ictus aterotrombótico.

Localización	Número de pacientes/ Número de estenosis tratadas	Procedi- miento	Riesgo peri- proc. Ictus/ muerte	Seguimiento medio clínico/ radiológico	Riesgo ictus/ muerte 1.er año	R. anual ictus (o período de seguim.)	R. anual ictus ipsilateral	Re-estenosis
Jiang *et al.* 2007	213/220 (†:126/121) (‡: 94/92)	S	†: 4,8 % ‡: 4,3 %	†: 26 m ‡: 27,6 m	†: 7,2 % ‡: 5,3 %	–	–	†: 25 % ‡: 11 % (8,6 m)
Jiang *et al.* 2007	79	S (territorio V-B)	6,3 %	26,7 m	–	5,7 %	4,6 %	18,8 % (6 m)
Wojak *et al.* 2006	60/71 (84 proc.)	A (+ S 26,2 %)	4,8 %	62,5 m	–	1,8 %	–	27,4 %
Gupta *et al.* 2006	59/62	DES: Cypher 16, Taxus 46	1,6 %	4 m	3,22 % (4 m)	–	–	6 %
Abou-Chebl *et al.* 2006	40/48	A (+S 83,3 %)	10,5 %	–	–	–	–	–
GESICA 2006	28	A (+S 65 %)	7,1 %	19,5 m	–	17,8 % (19,5 m)	–	–
Marks *et al.* 2006	120/124	A (+ S 12,9 %)	5,8 %	42,3 m	8,8 %	4,4 %	3,2 %	–
Lylyk *et al.* 2005	104	A + S	9,5 %	6 m	–	–	–	12,5 % (21/58 p)
Marks *et al.* 2005	36/37	A	8,3 %	52,9 m	11 %	5,38 %	3,36 %	0 % (0/20 p)

Continúa

Tabla 3. Stenting *en aterosclerosis intracraneal. Resumen de las principales series publicadas.*

Localización	Número de pacientes/ Número de estenosis tratadas	Procedimiento	Riesgo peri-proc. ictus/ muerte	Seguimiento medio clínico/ radiológico	Riesgo ictus/ muerte 1.er año	R. anual ictus (o período de seguim.)	R. anual ictus ipsilateral	Re-estenosis
Suh *et al.* 2005	35	A (+ S 46 %)	5,7 %	22 m	5,7 %	14,2 % (22 m)	–	18,5 % (5/27 p)
Yoon *et al.* 2005	32	A	6,2 %	20 m	6,2 %	6,2 % (20 m)	6,2 % (20 m)	3,4 % (1/29 p)
WINGSPAN 2007	45	A + S (Wingspan)	4,4 %	13 m	11,6 %	9,7 % (6 m)	9,3 % (1 a)	7,5 % (6 m)
SSYLVIA 2004	61	A + S (Neurolink)	6,6 %	12 m	13,1 %	13,1%	11,4 %	32,4 % (12/37 p)
Cochrane 2006	1.999	A ± S	9,5 %	–	5,6 %	–	–	–
H.ª natural (GESICA)	102	Tto. médico	–	2 a	–	14,7 % (2 a)	13,7 % (2 a)	–
H.ª natural (WASID)	569 †: 206 ‡: 355	Tto. médico	–	1,8 a	15-17 %	17-20 % (2 a)	13-15 % (2 a) †: 23 % ‡: 8 %	–

Adaptada de: Del Saz P, Maestre J, Arenillas JF. Aterosclerosis intracraneal. Historia natural y terapéutica. Med Clin (Barcelona). 2008; en prensa.

Nota: El riesgo periprocedimental hace referencia a lo ocurrido durante el procedimiento o en los primeros treinta días. A: angioplastia; S: *stenting*; DES: *drug-eluting stent*. V-B: vértebrobasilar. m: meses. a: años. Tto.: tratamiento. *: Supervivientes libres de ictus y reestenosis. †: estenosis de > 70 %. ‡: estenosis de 50-69 %. Proc.: procedimientos. p: pacientes.

Tabla 3. (Continuación.)

BIBLIOGRAFÍA

1. Bogousslavsky J, Van Melle G, Regli F. The Lausanne Stroke Registry: analysis of 1.000 consecutive patients with first stroke. Stroke 1988; 19: 1083-092.

2. Ross R. Atherosclerosis-an inflammatory disease. N Engl J Med 1999; 340: 115-26.

3. Sacco R, Kargman DE, Quiong Gu, Zamanillo MC. Race-ethnicity and determinants of intracranial atherosclerotic cerebral infarction. The Northern Manhattan Stroke Study. Stroke 1995; 26: 14-20.

4. Huang YN, Gao S, Li SW, Huang Y, Li JF, Wong KS, Kay R. Vascular lesions in Chinese patients with transient ischemic attacks. Neurology 1997; 48: 524-25.

5. Wong KS, Huang YN, Gao S, Lam WWM, Chan YL, Kay R. Intracranial stenosis in Chinese patients with acute stroke. Neurology 1998; 50: 812-13.

6. Arenillas JF, Molina CA, Chacón P, et al. High lipoprotein (a), diabetes and the extent of symptomatic intracranial atherosclerosis. Neurology 2004; 63: 27-32.

7. Mazighi M, Labreuche J, Gongora-Rivera F, Duyckaerts C, Hauw J-J, Amarenco P. Autopsy Prevalence of Intracranial Atherosclerosis in Patients With Fatal Stroke. Stroke 2008; 39: 1142-147.

8. Gorelick PB, Wong KS, Bae HJ, Pandey PK. Large Artery Intracranial Occlusive Disease. A Large Worldwide Burden but a Relatively Neglected Frontier. Stroke 2008; 39: Eprint.

9. O'Leary DH, Polak JF, Kronmal RA, Kittner SJ, Bond MG, Wolfson SK Jr, Bommer W, Price TR, Gardin JM, Savage PJ. Distribution and correlates of sonographically detected carotid artery disease in the Cardiovascular Health Study. The CHS Collaborative Research Group. Stroke 1992; 23: 1752-760.

10. Mackey AE, Abrahamowicz M, Langlois Y, Battista R, Simard D, Bourque F, Leclerc J, Cote R. Outcome of asymptomatic patients with carotid disease. Asymptomatic Cervical Bruit Study Group. Neurology 1997; 48: 896-903.

11. Wong KS, Ng PW, Tang A, Liu R, Yeung V, Tomlinson B. Prevalence of asymptomatic intracranial atherosclerosis in high-risk patients. Neurology 2007; 68: 2035-038.

12. Kern R, Steinke W, Daffertshofer M, Prager R, Hennerici M. Stroke recurrences in patients with symptomatic vs asymptomatic middle cerebral artery disease. Neurology 2005; 65: 859-64.

13. Chimowitz MI, Lynn MJ, Howlett-Smith H, et al. Warfarin-Aspirin Symptomatic Intracranial Disease Trial Investigators. Comparison of warfarin and aspirin for symptomatic intracranial arterial stenosis. N Engl J Med 2005; 352: 1305-316.

14. Mazighi M, Tanasescu R, Ducrocq X, et al. Prospective study of symptomatic atherothrombotic intracranial stenoses: the GESICA study. Neurology 2006; 66: 1187-191.

15. Arenillas JF, Molina CA, Montaner J, Abilleira S, González-Sánchez MA, Álvarez-Sabín J. Progression and clinical recurrence of symptomatic middle cerebral artery stenosis. A long-term follow-up transcranial Doppler ultrasound study. Stroke 2001; 32: 2898-904.

16. Wong KS, Li H, Lam WWM, Chan YL, Kay R. Progression of middle cerebral artery occlusive disease and its relationship with further vascular events after stroke. Stroke 2002; 33: 532-36.

17. Chimowitz MI, Poole RM, Starling MR, Schwaiger M, Gross MD. Frequency and severity of asymptomatic coronary disease in patients with different causes of stroke. Stroke 1997; 28: 941-45.

18. Arenillas JF, Candell-Riera J, Romero-Farina G, et al. Silent myocardial ischemia in patients with symptomatic intracranial atherosclerosis: Associated factors. Stroke 2005; 36: 1201-206.

19. Kasner SE, Chimowitz MI, Lynn MJ, et al.; Warfarin Aspirin Symptomatic Intracranial Disease Trial Investigators. Predictors of ischemic stroke in the territory of a symptomatic intracranial arterial stenosis. Circulation 2006; 113: 555-63.

20. Wong KS, Li H. Long-term mortality and recurrent stroke risk among Chinese stroke patients with predominant intracranial atherosclerosis. Stroke 2003; 34: 2361-366.

21. Gao S, Wong KS, Hansberg T, Lam WWM, Droste DW, Ringelstein EB. Microembolic signal predicts recurrent cerebral ischemic events in acute stroke patients with middle cerebral artery stenosis. Stroke 2004; 35: 2832-836.

22. Chen XY, Wong KS, Lam WW, Zhao HL, Ng HK. Middle cerebral artery atherosclerosis: histological comparison between plaques associated with and not associated with infarct in a postmortem study. Cerebrovasc Dis 2008; 25: 74-80.

23. Klein IF, Lavallée PC, Touboul PJ, Schouman-Claeys E, Amarenco P. In vivo middle cerebral artery plaque imaging by high-resolution MRI. Neurology 2006; 67: 327-29.

24. Chaturvedi S, Turan TN, Lynn MJ, Kasner SE, Romano J, Cotsonis G, Frankel M, Chimowitz MI; WASID Study Group. Risk factor status and vascular events in patients with symptomatic intracranial stenosis. Neurology 2007; 69: 2063-068.

25. Arenillas JF, Molina CA, Chacón P, et al. High lipoprotein (a), diabetes and the extent of symptomatic intracranial atherosclerosis. Neurology 2004; 63: 27-32.

26. Obviagele B, Saver JL, Lynn MJ, Chimowitz M, for the WASID Study Group. Impact of metabolic syndrome on prognosis of symptomatic intracranial atherostenosis. Neurology 2006; 66: 1344-349.

27. Williams JE, Chimowitz MI, Cotsonis GA, Lynn MJ, Waddy SP. Gender differences in outcomes among patients with symptomatic intracranial arterial stenosis. Stroke 2007; 38: 2055-062.

28. Arenillas JF, Alvarez-Sabín J, Molina CA, Chacón P, Fernández-Cadenas I, Ribó M, Delgado P, Rubiera M,

Penalba A, Rovira A, Montaner J. Progression of symptomatic intracranial large artery atherosclerosis is associated with a proinflammatory state and impaired fibrinolysis. Stroke 2008; 39: 1456-463.
29. Ovbiagele B, Lynn MJ, Saver JL, Chimowitz MI; WASID Study Group. Leukocyte count and vascular risk in symptomatic intracranial atherosclerosis. Cerebrovasc Dis 2007; 24: 283-88.
30. Arenillas JF, Álvarez-Sabín J, Montaner J, *et al.* Angiogenesis in symptomatic intracranial atherosclerosis: Predominance of the inhibitor endostatin is related to a higher extent and risk of recurrence. *Stroke.* 2005; 36: 92-97.
31. Arenillas JF, Fernández-Cadenas I, Molina CA, *et al.* C-reactive Protein Gene C1444T Polymorphism Is Associated With An Increased Risk Of Further Ischemic Events In Patients With Symptomatic Intracranial Atherostenoses. Stroke 2008; 39: 536.
32. Goldstein LB, Adams R, Alberts MJ, *et al.* Primary prevention of ischemic stroke: a guideline from the American Heart Association/American Stroke Association Stroke Council. Stroke 2006; 37: 1583-633.
33. European Stroke Organization (ESO) Executive Committee; ESO Writing Committee. Guidelines for management of ischemic stroke and transient ischemic attack 2008. Cerebrovasc Dis 2008; 25: 457-507.
34. Sacco RL, Adams R, Albers G, *et al.* Guidelines for prevention of stroke in patients with ischemic stroke or transient ischemic attack: a statement for healthcare professionals from the American Heart Association/American Stroke Association Council on Stroke. Stroke 2006; 37: 577-617.
35. Turan TN, Cotsonis G, Lynn MJ, Chaturvedi S, Chimowitz M; Warfarin-Aspirin Symptomatic Intracranial Disease (WASID) Trial Investigators. Relationship between blood pressure and stroke recurrence in patients with intracranial arterial stenosis. Circulation 2007; 115: 2969-975.

Capítulo 11. Historia natural y prevención en el ictus cardioembólico

M. Ribó

Unidad Neurovascular
Servicio de Neurología
Hospital Vall d'Hebron
Barcelona

Dirección para correspondencia
Hospital Vall d'Hebron
Dr. M. Ribó
marcriboj@hotmail.com

1 Concepto y clasificación

Entendemos por ictus de origen embólico aquellos ictus isquémicos que son secundarios a la oclusión de una arteria cerebral por un trombo originado a distancia. Los trombos procedentes del corazón son la causa más frecuente de embolismo cerebral después del embolismo arteria-arteria secundario a aterosclerosis. El ictus cardioembólico constituye entre un 20 % y 30 % de los ictus isquémicos, siendo estos porcentajes más elevados en el subgrupo de ictus ocurridos en pacientes jóvenes. El ictus cardioembólico será, por lo tanto, el principal protagonista de este capítulo, aunque otras causas de embolismo cerebral que se dan con menor frecuencia también serán abordadas. Los ictus causados por émbolos originados en la pared arterial (embolismos arteria-arteria) son considerados de etiología aterotrombótica.

2 Criterios diagnósticos

No existen criterios válidos absolutos que permitan establecer de forma concluyente el diagnóstico de ictus cardioembólico (CE), de modo que para poder catalogar un ictus de causa CE deben cumplirse los siguientes criterios:

- Cuadro clínico y paraclínico compatible con ictus CE.
- Identificación de una cardiopatía embolígena.
- Exclusión de aterosclerosis carotídea/cerebral u otra posible etiología de ictus.

3　Cuadro clínico compatible con ictus cardioembólico

Se han descrito diferentes características clínicas que sugieren una etiología embólica del ictus, como la instauración brusca en segundos o pocos minutos del déficit neurológico máximo. Alrededor del 80 % de los ictus CE se instauran de forma brusca coincidiendo con la impactación del émbolo en la arteria cerebral. Además, hay que recordar que en una quinta parte de los ictus cardioembólicos los síntomas se inician de forma progresiva o fluctuante.

Los síntomas pueden darse durante la vigilia, en el momento de la práctica de una actividad física o en relación con cambios posturales. Tan sólo el 20 % de los ictus CE se originan durante el sueño, identificándose al despertar.

También son habituales en el ictus cardioembólico la pérdida de conciencia (normalmente transitoria) y las crisis comiciales iniciales, probablemente relacionadas con el tamaño del infarto y la disminución brusca del flujo cerebral.

La historia reciente o coexistencia de embolismos sistémicos orientan claramente hacia una etiología CE, pero su incidencia en las distintas series es muy baja (2-3 %).

Otro dato clínico altamente sugestivo de origen CE es la historia de ataques isquémicos transitorios (AIT) o infartos en diferentes territorios vasculares cerebrales (véase la figura 1). Sin embargo, los AIT son menos frecuentes que en el ictus de etiología aterotrombótica, aunque la recurrencia de este tipo de ataques en diferentes territorios vasculares apunta a etiología CE.

Se han descrito síndromes clínicos característicos que son más frecuentes en ictus CE, pero su presencia no indica un diagnóstico definitivo. Se trata de los síndromes ocasionados por oclusión de ramas distales de las arterias cerebrales con afectación predominantemente de la corteza cerebral: afasia de Wernicke, afasia de Broca, síndrome del top de la arteria basilar, entre otros. Las lesiones isquémicas subcorticales grandes (> 1,5 cm) o estriatocapsulares indican la oclusión momentánea de la arteria cerebral media y posterior recanalización típica de embolismos de origen cardíaco (véase la figura 2). Otros hallazgos radiológicos típicos de ictus CE son la presencia de infartos corticales, infartos hemorrágicos o infartos cerebrales múltiples en diferentes territorios vasculares. En el Lausanne Stroke Registry los infartos localizados en el territorio superficial de la arteria cerebral media fueron en su mayoría embólicos y la identificación de una cardiopatía embolígena fue más frecuente en pacientes con infartos de la división posterior de la arteria cerebral media que en la división anterior. Un infarto cerebeloso aislado también se ha asociado con la presencia de una cardiopatía embolígena. El infarto hemorrágico, habitualmente como consecuencia de la recanalización tardía de la arteria afectada también es típico, aunque no exclusivo del ictus CE. En los estudios angiográficos, el hallazgo de una oclusión arterial aislada sin evidencia de lesiones ateroscleróticas en el resto del árbol arterial sugiere causa embólica.

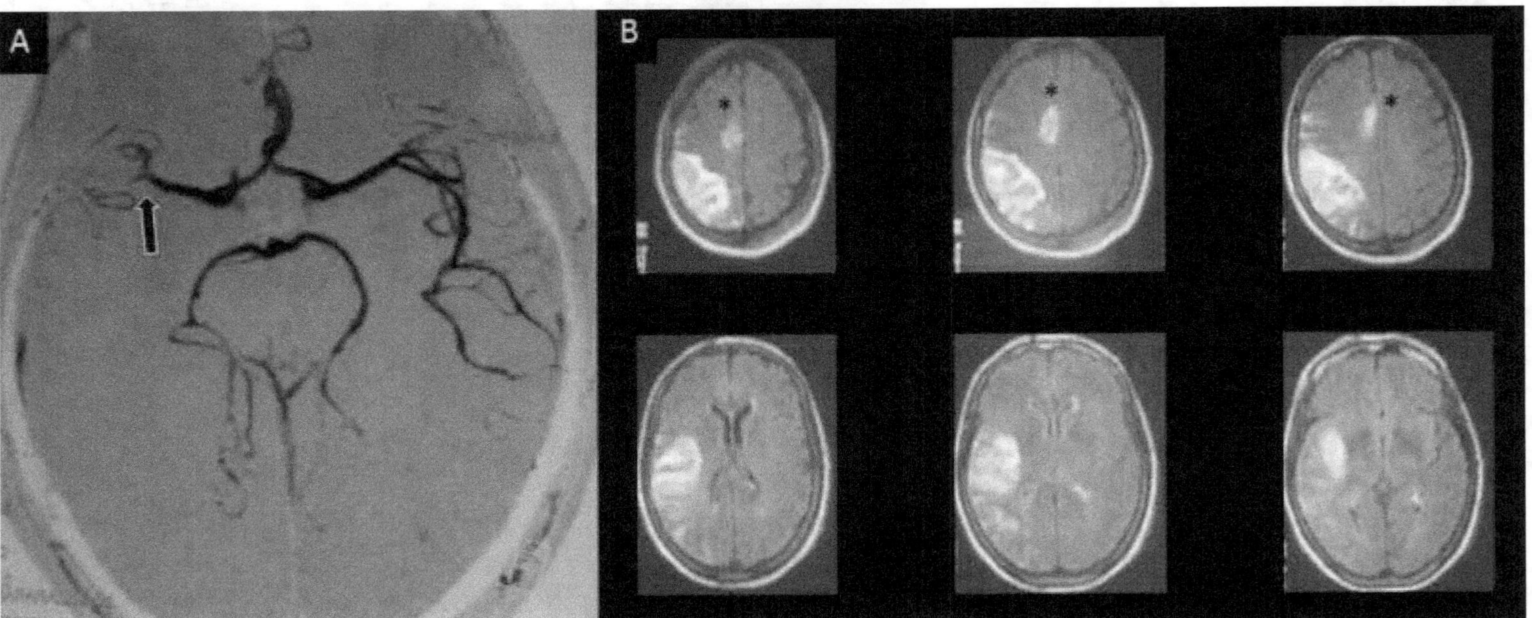

Figura 1. Resonancia magnética de un paciente con fibrilación auricular crónica e ictus agudo cardioembólico.
A: la secuencia angiográfica muestra una oclusión distal de las ramas de la arteria cerebral media derecha (flecha).
B: las secuencias de difusión muestran que el émbolo probablemente se fragmentó en dos produciendo infartos en territorio de las arterias cerebrales media y anterior (*).

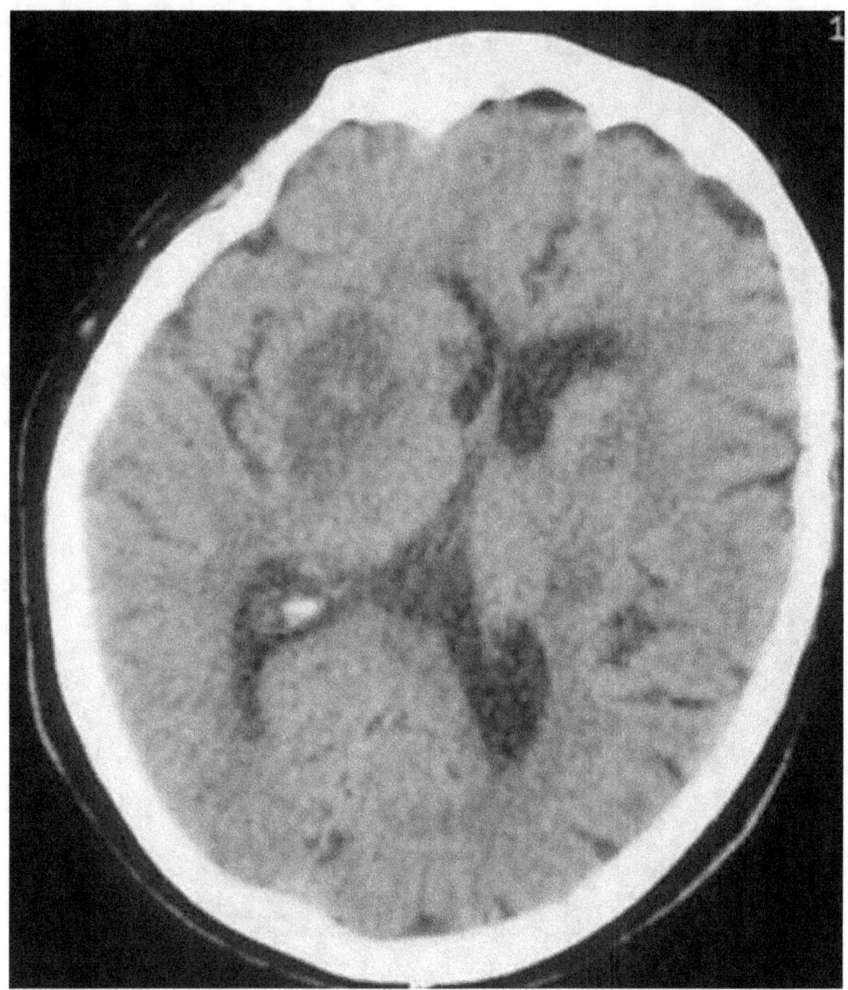

Figura 2. Las lesiones isquémicas subcorticales grandes (>1,5 cm) o estriatocapsulares indican la oclusión momentánea de la arteria cerebral media y posterior recanalización típica de embolismos de origen cardíaco.

4 Etiología del embolismo cerebral

Como ya se ha comentado, la cardiopatía embolígena es la causa más frecuente de embolismo cerebral. Ésta puede ser conocida previamente; sin embargo, con frecuencia el infarto cerebral es la primera manifestación de una cardiopatía. El conocimiento sobre las fuentes cardíacas de embolismo ha crecido considerablemente en los últimos cincuenta años. En la década de 1950, las dos únicas patologías cardíacas embolígenas aceptadas eran la estenosis mitral reumática asociada a fibrilación auricular y el infarto de miocardio reciente. Hoy en día sabemos que las alteraciones cardíacas potencialmente embolígenas son numerosa y habitualmente se clasifican en dos grupos: mediano y alto riesgo de embolismo (véase la tabla 1). Esta clasificación es muy importante por sus connotaciones diagnósticas, de pronóstico y terapéuticas. Los avances en las técnicas de imagen como la ecocardiografía, la resonancia magnética o tomografía cardíaca y el análisis de los datos obtenidos en grandes estudios epidemiológicos han hecho posible que en las últimas décadas se identifiquen nuevas patologías causantes de ictus CE y se cuantifique su riesgo. Estas patologías pueden dividirse en siete grupos:

- Arritmias: especialmente fibrilación o *flutter* auricular.
- Valvulopatías: estenosis mitral, válvulas protésicas, endocarditis infecciosas o marántica, etc.
- Anomalías miocárdicas responsables de dilatación ventricular: relacionadas con una enfermedad coronaria o miocarditis.
- Masas intracardíacas: especialmente tumores como el mixoma o trombos.
- Cortocircuitos intracardíacos: como los del septo interauricular como foramen oval permeable que puede estar asociado a un aneurisma del septo interauricular o permitir el paso de trombos formados en venas periféricas a la circulación arterial, en lugar de ser filtrados en la circulación pulmonar (embolismo paradójico).
- Lesiones auriculares: dilatación, trombos, tumores (mixomas, fibroelastomas), aneurisma del septo.
- Lesiones aórticas: aterosclerosis aórticas responsables de embolizaciones distales que a menudo se clasifican como CE.

Las condiciones necesarias para la formación de trombos ya fueron descritas en 1856 por Virchow:[1] estasis circulatoria, daño endotelial e hiperecoagulabilidad.

Los trombos originados en las cavidades cardíacas formados en condiciones de estasis sanguínea son ricos en eritrocitos y fibrina y están poco compactados. La estasis normalmente se localiza en aurículas dilatadas y orejuelas, siendo éstas las localizaciones más fre-

Riesgo alto	Riesgo medio / bajo
Fibrilación auricular	Prolapso de válvula mitral
Infarto miocardio reciente	Válvula bioprotésica
Válvula mecánica	Calcificación anillo mitral
Estenosis mitral reumática	Estenosis aórtica calcificada
Trombo / tumor intracardíaco	Foramen oval permeable
Endocarditis infecciosa / marántica	Aneurisma septo auricular
Miocardiopatía dilatada	Ecocontraste espontáneo

Tabla 1. Cardiopatías embolígenas.

cuentes en las que se forman los trombos, principalmente en combinación con fibrilación auricular o miocardiopatía dilatada. También pueden originarse en ventrículos con contractilidad disminuida, en zonas de discinesia o acinesia. Las alteraciones del endotelio miocárdico pueden ser debidas a infartos, aneurismas ventriculares o procesos inflamatorios.

5 Arritmias

La fibrilación auricular se caracteriza por una actividad eléctrica auricular desorganizada e inefectiva. Es la arritmia más frecuente y afecta a más de dos millones y medio de personas en Estados Unidos. Su prevalencia aumenta con la edad, con lo que se sitúa cerca del 5 % entre los mayores de 60 años. La coexistencia de valvulopatía multiplica el potencial embolígeno de la fibrilación auricular. El estudio Framingham mostró que el riesgo de padecer un ictus en relación con un sujeto sano se incrementaba cinco veces en presencia de fibrilación auricular aislada, aumentando hasta 17,6 si además se asociaba una valvulopatía. Otros factores que incrementan el riesgo de ictus CE en la fibrilación auricular son: edad avanzada, insuficiencia cardíaca congestiva, hipertensión arterial o tromboembolismo previo. Los hallazgos ecocardiográficos que indican un aumento del riesgo embólico son: dilatación auricular, disfunción de la orejuela, calcificación del anillo mitral y disfunción ventricular izquierda. En cambio, en los pacientes con fibrilación auricular la insuficiencia mitral parece ejercer un efecto protector sobre los fenómenos tromboembólicos.[2]

Una ecocardiografía transesofágica puede poner de manifiesto la presencia de eco-contraste espontáneo,[3] que es el hallazgo predictor de embolismo en pacientes con fibrilación auricular más importante tras la visualización directa de un trombo intracavitario. El ecocontraste espontáneo aparece como una columna de humo ecogénico en las cavidades cardíacas y puede ser tan intenso que a veces dificulta la observación de trombos. Puede ser debido a la interacción de proteínas plasmáticas con los hematíes a velocidades bajas[4] y también está relacionado con los niveles de fibrinógeno. Los tratamientos antitrombóticos no parecen tener efecto sobre la intensidad de este fenómeno.

Otra arritmia causante de ictus CE es el *flutter* auricular, aunque su riesgo es mucho menos conocido que el de la fibrilación auricular, principalmente por su relativa baja prevalencia o porque a menudo degenera a fibrilación auricular. Pese a que la contractilidad de la aurícula está más organizada que en la fibrilación, en el *flutter* auricular la función de la orejuela sigue deprimida y es frecuente visualizar ecocontraste espontáneo.[5]

6 Valvulopatías

El ictus CE es un fenómeno frecuente entre los pacientes con valvulopatías cardíacas. Cualquier disfunción valvular o cambios en su superficie incrementan la probabilidad de que se formen trombos rojos ricos en fibrina y/o trombos blancos plaquetarios. Las turbulencias causadas por las estenosis activan las plaquetas, las cuales al entrar en contacto con la superficie dañada de la válvula pueden formar trombos.[6] Las disfunciones valvulares también pueden causar dilatación de las cavidades y estasis sanguínea. Fragmentos calcificados asociados a valvulotatías crónicas pueden desprenderse y dar lugar a una embolia.

Aunque su incidencia ha disminuido mucho en los países desarrollados, la valvulopatía reumática sigue siendo una de las causas más importantes de ictus CE en algunas zonas del mundo. Mientras que las valvulopatías mitrales son más frecuentes entre mujeres, las aórticas lo son entre los hombres. Es muy frecuente que el ictus CE sea la primera manifestación de la enfermedad, incluso con anterioridad a la disnea. Además, normalmente se trata de infartos cerebrales de gran tamaño, con importantes repercusiones clínicas y frecuentemente mortales.[7] Como ya se ha comentado, la coexistencia de fibrilación auricular aumenta exponencialmente el riesgo de embolismo cerebral.

La afectación de la válvula aórtica suele aparecer entre la tercera y sexta década de la vida en pacientes con válvula aórtica bicúspide o valvulitis reumática, que habitualmente se inicia con una calcificación progresiva de las valvas. Aunque su potencial embolígeno es mucho más bajo que el de la mitral, se han descrito numerosos casos de ictus en los que la única causa detectada fue una válvula aórtica bicúspide.[8] También son frecuentes en la literatura los casos en los que se describe la embolización de material cálcico a las arterias cerebrales[9] o retinianas[10] proveniente de la válvula aórtica. Cuando el material cálcico llega a las arterias retinianas, su identificación es fácil en el examen fundoscópico de la retina: densidades blancas irregulares e inmóviles fácilmente diferenciables de los émbolos de colesterol o agregados fibrino-plaquetares. El riesgo que suponen los cateterismos cardíacos en pacientes con calcificación aórtica suele estar infravalorado: el 3 % de estos pacientes en los que el catéter atravesó retrógradamente la válvula aórtica sufrieron un ictus, y un 19 % adicional lesiones isquémicas cerebrales subclínicas en la resonancia magnética.[11]

El riesgo embolígeno asociado con la presencia de un prolapso de la válvula mitral es controvertido. El prolapso de válvula mitral es una entidad relativamente frecuente (prevalencia de 1 % en hombre y 5 % en mujeres). Los cambios anatomopatológicos observados son la disrupción de las fibras de colágeno de las válvulas e infiltrados de una sustancia rica en mucopolisacáridos. El prolapso de válvula mitral suele aparecer de forma aislada, pese a que es frecuente en los pacientes con enfermedades hereditarias del tejido conectivo como Marfan, Ehlers-Danlos u osteogénesis imperfecta. Varios estudios han establecido que en los pacientes con prolapso de válvula mitral el riesgo de presentar ictus cardioembólico es bajo, incluso sin tratamiento antitrombótico y, en especial, en menores de cuarenta y cinco años.[12] Sin embargo, un 8 % de estos pacientes acabarán desarrollando una insuficiencia mitral grave asociada a insuficiencia cardíaca congestiva y fibrilación auricular.

La calcificación del anillo mitral es otra cardiopatía embolígena de bajo grado. Se trata de un proceso degenerativo del soporte fibroso de la válvula mitral que ocurre especialmente en edades avanzadas y en mujeres. En 1962, en la descripción inicial de esta patología,[13] cuatro de los catorce pacientes descritos habían presentado infartos cerebrales (tres de ellos múltiples). La relación entre ambas entidades quedó claramente establecida por el estudio Framingham Heart[14] que mostró un riesgo relativo del 2,1 en comparación con sujetos sin calcificación del anillo mitral. Cada milímetro adicional de engrosamiento del anillo medido por ecocardiografía supuso un riesgo relativo de 1,24. Las placas de calcio que pueden estar ulceradas protuyen en la cavidad ventricular y es posible encontrar trombos pegados a su superficie.[15]

Hoy en día, las prótesis valvulares son muy frecuentes, así como una fuente potencial de émbolos importante. Las válvulas mecánicas están hechas principalmente de metal y aleaciones de carbono, lo que les confiere un elevado potencial trombogénico, especialmente aquellas cuyo mecanismo es una «bola enjaulada». Las válvulas bioprotésicas, las que están hechas habitualmente con tejido porcino o vacuno montados en soportes metálicos, son actualmente las más utilizadas, en especial, en pacientes de edad más avanzada. Estas últimas válvulas tienen un potencial trombogénico más bajo, aunque superior al de las válvulas nativas normales, que no suelen requerir anticoagulación profiláctica. Las complicaciones más importantes de estas válvulas son la trombosis o endocarditis que pueden ser responsables de embolismos cerebrales. Se estima que la frecuencia de estas complicaciones está entre 0,1 y 5,7 % anual.[16] La mayor parte de los émbolos sintomáticos originados en las válvulas protésicas llegan a la circulación cerebral. El riesgo es mayor en los recambios de válvula mitral en comparación con los de aórtica, probablemente porque la velocidad de la sangre que las atraviesa es menor, además, frecuentemente se asocia con fibrilación auricular.

6.1 *Endocarditis*

Las complicaciones neurológicas de la endocarditis infecciosa se conocen desde su descripción por Osler en 1885.[17] Las vegetaciones valvulares de las endocarditis están compuestas por agregados de plaquetas, fibrina, hematíes y células inflamatorias pegadas al endotelio dañado o a la prótesis, con la peculiaridad de que en su interior se encuentran alojados los microorganismos causantes de la infección. Esto explica la dificultad existente para esterilizar estas lesiones y la necesidad de prolongadas pautas de antibióticos. El tamaño de estas vegetaciones varía desde escasos milímetros hasta varios centímetros y su potencial embolígeno depende del tamaño, pero también de su movilidad y friabilidad.[18] Las principales complicaciones neurológicas de la endocarditis infecciosa son: infarto cerebral, hemorragia intracerebral, hemorragia subaracnoidea, encefalopatía y meningitis.[19] Alrededor del 20 % de los pacientes con endocarditis infecciosa desarrollan un infarto cerebral. El ictus puede ser la manifestación inicial de una endocarditis, que suele presentarse al inicio del cuadro antes del inicio del tratamiento antibiótico o en los primeros días. Los infartos más voluminosos suelen asociarse a endocarditis por *staphylococcus aureus*. Las hemorragias cerebrales son menos frecuentes y a menudo se trata de transformaciones hemorrágicas de infartos cerebrales. Los émbolos sépticos causan una arteritis séptica responsable de la ruptura de la pared. Otro hallazgo característico es la presencia de aneurismas micóticos, habitualmente múltiples y sucesivos en ramas distales de una misma arteria, causados por la embolización de material séptico a la pared arterial y adventicia. Se trata de una localización distal típica característica en oposición a los aneurismas seculares de otras etiologías que suelen encontrarse en las porciones proximales de las arterias cerebrales o en el polígono de Willis. La ruptura de estos aneurismas produce hematomas cerebrales o hemorragias subaracnoideas según la localización del aneurisma. Muchos de los pacientes con endocarditis que acaban desarrollando una hemorragia cerebral han presentado en los días previos ictus isquémicos o ataques isquémicos transitorios. Las hemorragias masivas y letales suelen ocurrir en pacientes que siguen un tratamiento anticoagulante.

En relación con el tratamiento, lo más importante es iniciar cuanto antes un régimen antibiótico adecuado, puesto que las complicaciones neurológicas ocurren casi siempre antes de que éste se inicie o en los primeros días.

El engrosamiento valvular frecuentemente asociado a vegetaciones también puede aparecer en pacientes en los que no hay evidencia de fiebre reumática o infección. Este fenómeno fue descrito por primera vez por Libman y Sacks en 1924.[20] Los primeros casos descritos fueron en pacientes que padecían una enfermedad que posteriormente se definió como lupus eritematoso sistémico, dado que presentaban rash cutáneo, artritis, anemia y glomerulonefritis. Aunque la presencia de estos agregados de fibrina y plaquetas también se puede encontrar en pacientes con carcinomas, leucemias, tuberculosis; se la conoce con el nombre de endocarditis trombótica no bacteriana o marántica. La afectación de las válvulas cardíacas es frecuente en pacientes con lupus;[21] además existen estudios que remencionan la presencia de vegetaciones en hasta el 43 % de los casos, principalmente en válvula mitral.[22] La presencia de alteraciones valvulares puede ser autolimitada en estos pacientes resolviéndose espontáneamente, no está relacionada con la duración de la enfermedad, ni con otras manifestaciones clínicas del lupus o con su tratamiento, pero tiene un importante factor pronóstico, puesto que la mayoría de los pacientes murieron por problemas derivados de la valvulopatía.[22]

El síndrome antifosfolípido caracterizado por abortos de repetición, ictus, infarto de miocardio, tromboflebitis, embolismo pulmonar y trombocitopenia se considera una entidad diferenciada del lupus. Los fosfolípidos juegan un papel importante en la composición de las válvulas cardíacas, el endotelio, las plaquetas y las proteínas de la coagulación. Los estudios serológicos de estos pacientes muestran serologías positivas para anticoagulante lúpico y cardiolipina. También es frecuente encontrar vegetaciones en las válvulas de estos pacientes que junto con un estado de hipercoagulabilidad son los principales responsables de los infartos cerebrales.[23]

6.2 *Infarto de miocardio*

Los embolismos sistémicos ocurren en aproximadamente un 3 % de los pacientes con infarto agudo de miocardio, sobre todo si el infarto es anteroapical, con formación secundaria de aneurisma cardíaco o infartos extensos transmurales con disminución marcada de la contractilidad.[24] En los infartos inferiores este fenómeno es menos frecuente. Gran parte de los émbolos se forman en el ventrículo izquierdo y con menor frecuencia en la aurícula izquierda, mayormente en los tres días posteriores al infarto.[25] La embolización sistémica del trombo formado ocurre catorce días después del infarto de miocardio.[26] En los días siguientes al infarto de miocardio se produce un incremento de reactantes de fase aguda, incluyendo las serin proteasas de la coagulación. Este estado de hipercoagulabilidad puede favorecer también la oclusión primaria de vasos cráneocervicales con lesiones ateroscleróticas preexistentes.

Una vez pasada la fase aguda del infarto de miocardio, el riesgo de sufrir un ictus sigue siendo elevado, aproximadamente del 1,5 % anual.[27] El riesgo es mayor si persiste una alteración de la contractilidad o disfunción ventricular; por cada disminución de la fracción de eyección del 5 % se incrementa el riesgo de ictus en un 18 %.[27] El ictus puede ser también la primera manifestación clínica de un infarto silente, pero en algunos pacientes con ictus en los que se identifica un trombo intracardíaco no se logra identificar la enfermedad coronaria.

7 Miocardiopatías

Otras patologías no isquémicas que afectan el endocardio o el miocardio pueden ser causa de trombos intracavitarios. Los factores más importantes en el desarrollo del trombo son: la extensión de la afectación del endocardio, la gravedad de la afectación de la contractilidad y la activación secundaria de plaquetas y el sistema de la coagulación.

De las tres principales miocardiopatías, dilatada, restrictiva e hipertrófica, la primera es la que más se asocia a fenómenos tromboembólicos. En un estudio ecocardiográfico de pacientes con miocardiopatía dilatada idiomática, hasta un 60 % presentaron trombos intracavitarios.[28] La formación de trombos es relativamente infrecuente en la miocardiopatía hipertrófica.

Otras miocardiopatías de etiopatogenia menos frecuentes también se han asociado a fenómenos tromboembólicos (distrofias musculares, miocardiopatía no compactada, amiloidosis cardíaca, miocardiopatía periparto, sarcoidosis cardíaca o miocardiopatía asociada al consumo de cocaína). En estos casos los trombos suelen formarse en las trabéculas adyacentes al ápex cardíaco y su formación también se facilita en presencia de fibrilación auricular.

8 Tumores cardíacos

Estos tumores son raros, aunque una fuente importante de émbolos de origen cardíaco.

Mixomas cardíacos: las células que originan los mixomas son endocárdicas y provienen de células mesenquimales pluripotenciales que persisten como remanentes embrionarios.[29] Tres cuartos de los mixomas se originan en la aurícula izquierda, normalmente en el septo interauricular. Otro 20 % se origina en la aurícula derecha y los mixomas ventriculares son muy infrecuentes. Aparecen en pacientes entre treinta y sesenta años, algo más en mujeres y en un 10-15 % de los casos existe una historia familiar de mixomas. Los embolismos se producen en un 30-50 % de los mixomas cardíacos y a veces se asocian a otros síntomas sistémicos como fiebre, mialgias o sudores nocturnos. Si el mixoma es lo suficientemente grande como para obstruir el flujo sanguíneo mitral, también pueden aparecer síncopes. El material embolizado puede ser fragmentos del tumor o trombos formados en su superficie.[30] Estos pacientes también pueden presentar hemorragias cerebrales o subaracnoideas por un mecanismo similar al descrito para la endocarditis infecciosa. Además, se han descrito casos de aneurismas similares a los aneurimas micóticos en ramas distales de arterias cerebrales. Las metástasis a distancia son muy poco frecuentes, pese a que están descritas.

Fibroelastomas papilares: son otros tumores pediculados intracardíacos que suelen originarse cerca de las válvulas, en especial la aórtica. Aunque no son muy frecuentes, su potencial embolígeno es alto.[31] Otros tumores cardíacos son menos corrientes y no suelen ser causa de embolismo cerebral.

8.1   Embolismo paradójico

La asociación de foramen oval permeable (FOP) e ictus sigue generando controversia. La elevada prevalencia de FOP en la población adulta, que ronda el 30 %[32] (diámetro medio de 4,9 mm), ha dificultado el reconocimiento de esta entidad como factor de riesgo de ictus. El diagnóstico puede hacerse mediante el test de burbujas (9 cc de suero fisiológico + 1 cc de aire agitados) por ecocardiografía o Doppler transcraneal.

Estudios ecocardiográficos han demostrado que FOP es más frecuente entre pacientes jóvenes con ictus criptogenético que en controles sanos.[33,34] El embolismo a las arterias cerebrales de trombos formados en el sistema venoso suele asociarse a: estados de hipercoagulabilidad, inmovilización prolongada (hospitalización, cirugía, largos viajes, etc.), inicio del ictus coincidiendo con maniobras de Valsalva y embolismo pulmonar en los días previos o posteriores al ictus. El territorio cerebral más frecuentemente afectado es la arteria cerebral media, aunque parece existir una predisposición por el territorio vertebrobasilar.[35] La presencia de aneurisma del septo interauricular (ASA) asociado a FOP ha cobrado en los últimos años importancia, porque parece que la asociación ictus criptogenético-FOP es mucho más importante en presencia de ASA que en su ausencia.[36] Los mecanismos mediante los cuales el ASA puede contribuir a causar el ictus se desconocen, aunque se especula que podría contribuir creando turbulencias u ofrecer unas condiciones óptimas para la formación del trombo.

8.2   Émbolos de origen no cardíaco

La mayoría de los infartos cerebrales embólicos son de etiología cardíaca. Los infartos producidos por embolismos arteria-arteria secundarios a lesión ateromatosa de gran vaso se clasifican como aterotrombóticos, pero existen otras patologías arteriales que pueden ser responsables de embolia cerebral.

El reconocimiento de la aorta como fuente de émbolos no se ha producido hasta finales del siglo XX, cuando estudios con ecocardiografía transesofágica pusieron de relieve su importancia. La ecocardiografía transesofágica se considera hoy en día como la mejor exploración para visualizar las placas de ateroma en el arco aórtico. En 1992, Amarenco demostró que la prevalencia de placas de ateroma ulceradas en aorta era del 26 % en pacientes que habían padecido un ictus en comparación con el 5 % en controles que sufrieron otras enfermedades neurológicas.[37,38] La presencia de lesiones ulceradas en la aorta no se correlacionó con la presencia de estenosis carotídea, lo que sugirió que ambas entidades constituyen dos enfermedades diferentes. Por otra parte, también observaron que el riesgo de ictus se incrementaba proporcionalmente con el grosor de la placa aórtica.[37] Otros estudios han observado un mayor riesgo de ictus en placas irregulares o móviles o de tamaño superior a cinco milímetros.

Otras patologías arteriales potencialmente generadoras de émbolos son la disección arterial o la displasia fibromuscular.

9   Otros émbolos de origen extravascular

Los émbolos cerebrales no compuestos por elementos sanguíneos son muy infrecuentes, tienen orígenes muy dispares y a veces curiosos.

Embolismos grasos: conocidos desde 1861,[39] ocurren normalmente tras politraumatismos graves y múltiples fracturas óseas. Normalmente las fracturas afectan a huesos largos (especialmente el fémur) o pelvis. También se han descrito durante cirugías cardíacas probablemente secundarias a la esternotomía. Las embolias grasas son excepcionales en niños o en fracturas de extremidades superiores. La tríada clásica consiste en distrés respiratorio, petequias cutáneas y disminución del nivel de conciencia y se puede acompañar de hipotensión, fiebre y coagulación intravascular diseminada. El síndrome de embolia grasa suele ocurrir transcurridas varias horas o días del traumatismo. Existen dos teorías que intentan explicar la fisiopatología del cuadro clínico: la teoría mecánica defiende que se trata de médula ósea que penetra en el espacio vascular a consecuencia del traumatismo en el lugar de la fractura; mientras que la teoría biomecánica propone que debido al estrés derivado del traumatismo y a liberación de catecolaminas se produce una movilización de los depósitos lipídicos del cuerpo. Independientemente de su origen, el material graso llega a la circulación pulmonar y se convierte en ácidos grasos libres por la acción de la lipasa pulmonar. Estos son neumotóxicos y provocan un edema pulmonar, taquipnea y dísnea antes de pasar a la circulación sistémica. Las manifestaciones neurológicas aparecen en más del 80 % de los pacientes: encefalopatía, agitación, confusión y estupor. También pueden observarse crisis epilépticas y signos focales como hemiparesia o afasia. Entre el 50-75 % de los pacientes presentan petequias con más frecuencia en la conjuntiva palpebral inferior o en el cuello, hombro o axilas. Las embolias grasas también pueden observarse en las arterias retinianas en el examen del fondo del ojo.

Las exploraciones de neuroimagen pueden poner de manifiesto lesiones isquémicas corticales o en territorio frontera, pero también un edema cerebral o pequeñas hemorragias.

El pronóstico de esta entidad es frecuentemente negativo, con una tasa de mortalidad de hasta el 50 % en algunas series, y no se conoce un tratamiento específico, que se basa en medidas de soporte vital. Se han probado corticoides, heparina o soluciones alcohólicas al 5 % endovenosas, aunque en casos aislados o series cortas sin resultados concluyentes.

Embolismo aéreo: la etiología más frecuente es el síndrome de descompresión que padecen los buzos. Pequeñas burbujas de aire pueden quedar atrapadas en los bronquios en el momento de realizar un ascenso brusco, puesto que la presión disminuye rápidamente y el volumen de estas burbujas de aire se incrementa drásticamente. Este aumento de volumen puede causar la entrada de parte de este gas al espacio intravascular. Este fenómeno es relativamente frecuente en buzos poco preparados o en accidentes submarinos que requieren un ascenso rápido y sin pausas. La presentación clínica suele ser: mareo, visión borrosa y parestesias seguidas de síntomas neurológicos focales o convulsiones. Posteriormente, suele presentarse una disminución del nivel de conciencia poco después de alcanzar la superficie.[40] Estos síntomas son mucho más frecuentes en buzos con foramen oval permeable.[41]

Otras causas de embolismo aéreo son las iatrogénicas, habitualmente cateterismos, endoscopias, laparoscopias y frecuentemente, partos por cesárea. También existen estudios con Doppler que muestran que el embolismo aéreo no acompañado de síntomas ocurre en hasta un 50 % de las cesáreas.[42] Las burbujas de aire pueden observarse en las exploraciones de neuroimagen. En su tratamiento se utiliza la inhalación de oxígeno al 100 % o las cámaras hiperbáricas.

Embolismos tumorales: son otra causa poco frecuente de ictus. Esto ocurre cuando el tumor invade directamente las arterias cervicales,[43] venas pulmonares o la aurícula izquierda.[44] Lo más frecuente es que se trate de neoplasias pulmonares primarias o metástasis pulmonares. También se han publicado casos de paso de fragmentos tumorales a través de un foramen oval permeable.

Embolismos de cuerpos extraños: son otra posible causa de ictus. Su paso al espacio intravascular puede producirse en los diferentes puntos ya descritos para otros tipos de émbolos. Se han descrito diversos casos de embolismo cerebral por balas o perdigones disparados al tórax o cuello. Otra causa, afortunadamente inhabitual, es la embolización iatrogénica de material médico-quirúrgico. Una serie de catorce casos[45] describe embolizaciones de agujas, fragmentos de catéteres de Swan-Ganz o de prótesis valvulares. En los supuestos en los que los pacientes eran adictos a las drogas por vía parenteral también se han observado casos de embolización de talco o almidón tras inyección venosa y paso por foramen oval permeable o después de punción directa de arteria carótida.

10 Prevención del ictus cardioembólico

El conocimiento sobre la etiopatogenia del ictus embólico ha avanzado; además, también ha habido un progreso en el conocimiento racional de su tratamiento, a pesar de que todavía hay muchas preguntas a las que no sabemos responder.

10.1 Fibrilación auricular

El tratamiento de los pacientes con fibrilación auricular para prevenir primaria o secundariamente un ictus es una de las situaciones más frecuentes a las que se tiene que enfrentar el clínico.

En pacientes con fibrilación auricular de debut en los que se plantee la cardioversión, la anticoagulación es necesaria para evitar embolizaciones. Clásicamente, se atribuía el aumento de riesgo en los días posteriores a la cardioversión, al liberar émbolos ya preformados en las cavidades cardíacas. Últimamente se ha descrito también una alteración en la contractilidad de la aurícula y aparición de ecocontraste espontáneo en las semanas posteriores a la cardioversión, motivo por el cual se recomienda mantener el tratamiento durante un mes.

En pacientes con fibrilación auricular persistente se plantea el dilema entre intentar controlar el ritmo revirtiendo a ritmo sinusal (antiarrítmicos y repetir la cardioversión si es necesario) o controlar la frecuencia ventricular e iniciar anticoagulación. El estudio AFFIRM dio respuesta a esta pregunta. Se estudiaron cuatro mil pacientes mayores de sesenta y cinco años con fibrilación auricular y otro factor de riesgo añadido: no se demostró beneficio en cuanto al riesgo de ictus con el control agresivo del ritmo.[46]

Diversos estudios están valorando la posibilidad de emplear el tratamiento de ablación (aislamiento de vena pulmonar) para controlar la fibrilación auricular crónica.

El riesgo de sufrir un ictus isquémico de los pacientes con fibrilación auricular fue de 4-5 % anual en el estudio Framingham, pero el riesgo absoluto varía entre los individuos dependiendo de varios factores. Un metaanálisis de diferentes trabajos, los cuales estudiaron la prevención primaria de ictus en pacientes con fibrilación auricular no valvular, determinó que es recomendable iniciar anticoagulación (INR diana 2 a 3) cuando se asocia: edad superior a sesenta y cinco años, diabetes mellitus o hipertensión arterial.[47] Además, también está recomendada la anticoagulación en aquellos pacientes que ya han sufrido un ictus o accidente isquémico transitorio. Los individuos con fibrilación auricular aislada y que no presenten alguno de estos factores asociados (aproximadamente el 15 %) tienen un riesgo de ictus inferior a 1 % anual, tratados solamente con aspirina. También se han utilizado parámetros ecocardiográficos para estratificar el riesgo de tromboembolismo en estos pacientes. El riesgo relativo de ictus se incrementó 2,5 veces en pacientes con fibrilación auricular y disfunción ventricular izquierda moderada o severa.[48] La dilatación de la aurícula izquierda no aparece como factor de riesgo en este estudio, probablemente por su asociación con la insuficiencia mitral, la cual demostró ser un factor protector al impedir el estasis sanguíneo en la aurícula izquierda dilatada.[2] Otros hallazgos ecocardiográficos que incrementan el riesgo de ictus son: evidencia de ecocontraste espontáneo, presencia de trombos en la aurícula y ateromatósis aórtica asociada. En cuanto a la combinación de tratamientos antitrombóticos, la asociación de 325 miligramos de aspirina y anticoagulación de baja intensidad (INR diana: 1,2 a 1,5) no ha demostrado efectividad[49] respecto a la anticoagulación estándar (INR diana 2 a 3). En los casos de contraindicación para la anticoagulación, se recomienda aspirina 325 mg/d.

Algunos autores recomiendan, ante el hallazgo de un trombo intraauricular, incrementar la intensidad de la anticoagulación a INR diana 2,5-3,5, pese a que no existen estudios que avalen esta estrategia. La anticoagulación logra la resolución del trombo en el 80 % de estos pacientes en dos meses. Otros estudios proponen la cirugía como alternativa más eficaz en pacientes en los que se identifica un trombo superior a 15 mm en la orejuela izquierda.[50] Otras alternativas no farmacológicas propuestas son la amputación, ligamiento u oclusión de la orejuela izquierda, puesto que éste es el lugar más común de formación de trombos.[51] La amputación de la orejuela izquierda es una técnica habitual en los procedimientos de cirugía de válvula mitral. El estudio PLAATO[52] determinará en los próximos años la eficacia de un sistema de oclusión percutánea de la oreja.

En cuanto a la presencia de trombos intraventriculares, normalmente asociados a infartos de miocardio extensos anteroapicales, se recomienda un tratamiento anticoagulante en la fase aguda para evitar su aparición o facilitar su resolución. No existe una indicación clara respecto a mantener la anticoagulación una vez transcurridos seis meses.

10.2　Aterosclerosis de arco aórtico

El tratamiento de la aterosclerosis de arco aórtico todavía es controvertido. La visualización de placas de ateroma, habitualmente con ecocardiografía transesofágica, es una manifestación de aterosclerosis sistémica y se asocia con otros factores como hipertensión arterial, hipercolesterolemia o edad avanzada. También es más frecuente en pacientes con enfermedad coronaria o fibrilación auricular. El tratamiento antitrombótico que se tiene que utilizar, la antiagregación plaquetaria o anticoagulación, todavía no está definido. De acuerdo con los trabajos de los que disponemos hasta la fecha, el consenso del American College of Chest Physicians recomienda el uso de anticoagulación en pacientes con ateromatosis del arco aórtico complicada: placas móviles o superiores a cuatro milímetros.[53] El tratamiento con estatinas también está recomendado por su efecto estabilizador de las placas, el cual puede incluso promover una regresión de las lesiones.[54] La dosis óptima de estatinas sigue siendo desconocida, aunque parece que las dosis más elevadas son las que están asociadas con regresión de las placas. Pese a que tampoco existen estudios randomizados sobre el tema, actualmente no se recomienda la exéresis quirúrgica de estas lesiones.

10.3　Aneurisma del septo interauricular

El tratamiento de las anomalías del septo interauricular asociadas a ictus también es controvertido a día de hoy.[55] En ausencia de síntomas neurológicos, no hay evidencia de que el paciente deba seguir algún tratamiento, tanto si presenta foramen oval permeable (FOP), aneurisma del septo interauricular (ASA) o ambas entidades. Incluso cuando estos pacientes han presentado un ictus, el tratamiento no está claro. Existen tres opciones terapéuticas: antiagregación, anticoagulación y clausura del FOP (por cirugía directa o mediante colocación percutánea de un dispositivo). En pacientes con ictus, FOP y trombo documentado en el sistema venoso, la anticoagulación y el cierre percutáneo del FOP parecen la estrategia más adecuada. Para el resto de pacientes que presenten ictus, dada la alta prevalencia de estas anomalías septales en la población general, parece más razonable el uso de la aspirina, así como el uso de las otras medidas en casos de recurrencia. Sin lugar a dudas, hay que señalar que en todo momento el tratamiento tendrá que ser individualizado, dependiendo del modo de presentación clínica del ictus, la morfología de las lesiones, la edad del paciente, además de otros factores. En la actualidad, se están desarrollando estudios multicéntricos aleatorizados que permitirán responder mejor a estas preguntas.

El tratamiento de las valvulopatías y endocarditis va más allá del propósito de este capítulo y deberá adoptarse de acuerdo con la opinión de cardiólogos y cirujanos cardíacos.

Bibliografía

1. Virchow R. Gesamelte abhandlungen zur wissenschaftlichenmedtezin. Frankfurt, meidinger sohn. 1856: 219-732.
2. Blackshear JL, Pearce LA, Asinger RW, Dittrich HC, Goldman ME, Zabalgoitia M, Rothbart RM, Halperin JL. Mitral regurgitation associated with reduced thromboembolic events in high-risk patients with nonrheumatic atrial fibrillation. Stroke prevention in atrial fibrillation investigators. Am J Cardiol 1993; 72: 840-43.
3. Di Pasquale G, Labanti G, Urbinati S, Lusa AM, Borgatti ML, Pinelli G. The role of echocardiography in the evaluation of patients with ischemic stroke. Acta Neurol Belg 1996; 96: 322-28.
4. Merino A, Hauptman P, Badimon L, Badimon JJ, Cohen M, Fuster V, Goldman M. Echocardiographic «smoke» is produced by an interaction of erythrocytes and plasma proteins modulated by shear forces. J Am Coll Cardiol 1992; 20: 1661-668.
5. Wood KA, Eisenberg SJ, Kalman JM, Drew BJ, Saxon LA, Lee RJ, Lesh MD, Scheinman MM. Risk of thromboembolism in chronic atrial flutter. Am J Cardiol 1997; 79: 1043-047.
6. Stein PD, Sabbah HN. Measured turbulence and its effect on thrombus formation. *Circ Res.* 1974; 35: 608-14.
7. Carabello BA, Crawford FA, Jr. Valvular heart disease. N Engl J Med 1997; 337: 32-41.
8. Pleet AB, Massey EW, Vengrow ME. Tia, stroke, and the bicuspid aortic valve. Neurology 1981; 31: 1540-542.
9. O'Donoghue ME, Dangond F, Burger AJ, Suojanen JN, Zarich S, Tarsy D. Spontaneous calcific embolization to the supraclinoid internal carotid artery from a regurgitant bicuspid aortic valve. Neurology 1993; 43: 2715-717.
10. Wilson LA, Warlow CP, Russell RW. Cardiovascular disease in patients with retinal arterial occlusion. Lancet 1979; 1: 292-94.
11. Omran H, Schmidt H, Hackenbroch M, Illien S, Bernhardt P, von der Recke G, Fimmers R, Flacke S, Layer G, Pohl C, Luderitz B, Schild H, Sommer T. Silent and apparent cerebral embolism after retrograde catheterisation of the aortic valve in valvular stenosis: A prospective, randomised study. Lancet 2003; 361: 1241-246.
12. Gilon D, Buonanno FS, Joffe MM, Leavitt M, Marshall JE, Kistler JP, Levine RA. Lack of evidence of an association between mitral-valve prolapse and stroke in young patients. N Engl J Med 1999; 341: 8-13.
13. Korn D, Desanctis RW, Sell S. Massive calcification of the mitral annulus. A clinicopathological study of fourteen cases. N Engl J Med 1962; 267: 900-09.
14. Benjamin EJ, Plehn JF, D'Agostino RB, Belanger AJ, Comai K, Fuller DL, Wolf PA, Levy D. Mitral annular calcification and the risk of stroke in an elderly cohort. N Engl J Med 1992; 327: 374-79.
15. Stein JH, Soble JS. Thrombus associated with mitral valve calcification. A possible mechanism for embolic stroke. Stroke 1995; 26: 1697-699.
16. Metzdorff MT, Grunkemeier GL, Pinson CW, Starr A. Thrombosis of mechanical cardiac valves: A qualitative comparison of the silastic ball valve and the tilting disc valve. J Am Coll Cardiol 1984; 4: 50-3.
17. Osler W. Gulstonian lectures on malignant endocarditis. Lancet. 1885: 459-65.
18. Mugge A, Daniel WG. Echocardiographic assessment of vegetations in patients with infective endocarditis: Prognostic implications. Echocardiography 1995; 12: 651-61.
19. Kanter MC, Hart RG. Neurologic complications of infective endocarditis. Neurology. 1991; 41: 1015-020.
20. Libman ES, B. A hitherto undescribed form of valvular and mural endocarditis. Arch Int Med 1924; 33: 701-37.
21. Galve E, Candell-Riera J, Pigrau C, Permanyer-Miralda G, García-Del-Castillo H, Soler-Soler J. Prevalence, morphologic types, and evolution of cardiac valvular disease in systemic lupus erythematosus. N Engl J Med 1988; 319: 817-23.

22. Roldan CA, Shively BK, Crawford MH. An echocardiographic study of valvular heart disease associated with systemic lupus erythematosus. N Engl J Med 1996; 335: 1424-430.

23. Brenner B, Blumenfeld Z, Markiewicz W, Reisner SA. Cardiac involvement in patients with primary antiphospholipid syndrome. J Am Coll Cardiol. 1991;18: 931-936

24. Komrad MS, Coffey CE, Coffey KS, McKinnis R, Massey EW, Califf RM. Myocardial infarction and stroke. Neurology 1984; 34: 1403-409.

25. Spirito P, Bellotti P, Chiarella F, Domenicucci S, Sementa A, Vecchio C. Prognostic significance and natural history of left ventricular thrombi in patients with acute anterior myocardial infarction: A two-dimensional echocardiographic study. Circulation 1985; 72: 774-80.

26. Lapeyre AC, 3rd, Steele PM, Kazmier FJ, Chesebro JH, Vlietstra RE, Fuster V. Systemic embolism in chronic left ventricular aneurysm: Incidence and the role of anticoagulation. J Am Coll Cardiol 1985; 6: 534-38.

27. Loh E, Sutton MS, Wun CC, Rouleau JL, Flaker GC, Gottlieb SS, Lamas GA, Moye LA, Goldhaber SZ, Pfeffer MA. Ventricular dysfunction and the risk of stroke after myocardial infarction. N Engl J Med 1997; 336: 251-57.

28. Roberts WC, Siegel RJ, McManus BM. Idiopathic dilated cardiomyopathy: Analysis of 152 necropsy patients. Am J Cardiol 1987; 60: 1340-355.

29. Reynen K. Cardiac myxomas. N Engl J Med. 1995; 333: 1610-617.

30. Álvarez-Sabin J, Lozano M, Sastre-Garriga J, Montoyo J, Murtra M, Abilleira S, Codina A. Transient ischaemic attack: A common initial manifestation of cardiac myxomas. Eur Neurol 2001; 45: 165-70.

31. Sastre-Garriga J, Molina C, Montaner J, Mauleon A, Pujadas F, Codina A, Alvarez-Sabin J. Mitral papillary fibroelastoma as a cause of cardiogenic embolic stroke: Report of two cases and review of the literature. Eur J Neurol 2000; 7: 449-53.

32. Hagen PT, Scholz DG, Edwards WD. Incidence and size of patent foramen ovale during the first 10 decades of life: An autopsy study of 965 normal hearts. Mayo Clin Proc 1984; 59: 17-20.

33. Kim D, Saver JL. Patent foramen ovale and stroke: What we do and don't know. Rev Neurol Dis 2005; 2: 1-7.

34. Overell JR, Bone I, Lees KR. Interatrial septal abnormalities and stroke: A meta-analysis of case-control studies. Neurology 2000; 55: 1172-179.

35. Venketasubramanian N, Sacco RL, Di Tullio M, Sherman D, Homma S, Mohr JP. Vascular distribution of paradoxical emboli by transcranial doppler. Neurology 1993; 43: 1533-535.

36. Mas JL, Arquizan C, Lamy C, Zuber M, Cabanes L, Derumeaux G, Coste J. Recurrent cerebrovascular events associated with patent foramen ovale, atrial septal aneurysm, or both. N Engl J Med 2001; 345: 1740-746.

37. Amarenco P, Cohen A, Baudrimont M, Bousser MG. Transesophageal echocardiographic detection of aortic arch disease in patients with cerebral infarction. Stroke 1992; 23: 1005-009.

38. Amarenco P, Duyckaerts C, Tzourio C, Henin D, Bousser MG, Hauw JJ. The prevalence of ulcerated plaques in the aortic arch in patients with stroke. N Engl J Med 1992; 326: 221-25.

39. Zenker F. Beitrage zur anatomie und physiologie de lunge. Dresdaen, germany: J braunsdorf, 1861.

40. Gillen HW. Symptomatology of cerebral gas embolism. Neurology 1968; 18: 507-12.

41. Cantais E, Louge P, Suppini A, Foster PP, Palmier B. Right-to-left shunt and risk of decompression illness with cochleovestibular and cerebral symptoms in divers: Case control study in 101 consecutive dive accidents. Crit Care Med 2003; 31: 84-8.

42. Malinow AM, Naulty JS, Hunt CO, Datta S, Ostheimer GW. Precordial ultrasonic monitoring during cesarean delivery. Anesthesiology 1987; 66: 816-19.

43. Banerjee AK, Chopra JS. Cerebral embolism from a thyroid carcinoma. Report of a case. Arch Neurol 1972; 27: 186-87.

44. Lefkovitz NW, Roessmann U, Kori SH. Major cerebral infarction from tumor embolus. Stroke 1986; 17: 555-57.

45. Actis Dato GM, Arslanian A, Di Marzio P, Filosso PL, Ruffini E. Posttraumatic and iatrogenic foreign bodies in the heart: Report of fourteen cases and review of the literature. J Thorac Cardiovasc Surg 2003; 126: 408-14.

46. Wyse DG, Waldo AL, DiMarco JP, Domanski MJ, Rosenberg Y, Schron EB, Kellen JC, Greene HL, Mickel MC, Dalquist JE, Corley SD. A comparison of rate control and rhythm control in patients with atrial fibrillation. N Engl J Med 2002; 347: 1825-833.

47. Risk factors for stroke and efficacy of antithrombotic therapy in atrial fibrillation. Analysis of pooled data from five randomized controlled trials. Arch Intern Med 1994; 154: 1449-457.

48. Echocardiographic predictors of stroke in patients with atrial fibrillation: A prospective study of 1066 patients from 3 clinical trials. Arch Intern Med 1998; 158: 1316-320.

49. Adjusted-dose warfarin versus low-intensity, fixed-dose warfarin plus aspirin for high-risk patients with atrial fibrillation: Stroke prevention in atrial fibrillation iii randomised clinical trial. Lancet 1996; 348: 633-38.

50. Page P, Skanes AC. Surgical treatment of atrial fibrillation. Can J Cardiol 2005; 21 Suppl B: 35B-39B.

51. Blackshear JL, Odell JA. Appendage obliteration to reduce stroke in cardiac surgical patients with atrial fibrillation. Ann Thorac Surg 1996; 61: 755-59.

52. Ostermayer SH, Reisman M, Kramer PH, Matthews RV, Gray WA, Block PC, Omran H, Bartorelli AL, Della Bella P, Di Mario C, Pappone C, Casale PN, Moses JW, Poppas A, Williams DO, Meier B, Skanes A, Teirstein PS, Lesh MD, Nakai T, Bayard Y, Billinger K, Trepels T, Krumsdorf U, Sievert H. Percutaneous left atrial appendage transcatheter occlusion (plaato system) to prevent stroke in high-risk patients with non-rheumatic atrial fibrillation: Results from the international multi-center feasibility trials. J Am Coll Cardiol 2005; 46: 9-14.

53. Albers GW, Amarenco P, Easton JD, Sacco RL, Teal

P. Antithrombotic and thrombolytic therapy for ischemic stroke: The seventh accp conference on antithrombotic and thrombolytic therapy. Chest 2004; 126: 483S-512S.

54. Corti R, Fuster V, Fayad ZA, Worthley SG, Helft G, Chaplin WF, Muntwyler J, Viles-Gonzalez JF, Weinberger J, Smith DA, Mizsei G, Badimon JJ. Effects of aggressive versus conventional lipid-lowering therapy by simvastatin on human atherosclerotic lesions: A prospective, randomized, double-blind trial with high-resolution magnetic resonance imaging. J Am Coll Cardiol 2005; 46: 106-12.

55. Serena J. [patent foramen ovale. What is it and what does it indicate?]. Neurologia 2006; 21: 689-94.

Capítulo 12. Historia natural y prevención en el ictus lacunar

A. Arboix

Unidad de Enfermedades Vasculares Cerebrales
Servicio de Neurología
Hospital Universitario del Sagrado Corazón
Universidad de Barcelona
Barcelona

Dirección para correspondencia
Hospital Universitario del Sagrado
Corazón
Dr. A. Arboix
aarboix@hscor.com

1 Introducción

El *infarto cerebral de tipo lacunar* es un infarto de pequeño tamaño lesional (<15 mm diámetro), localizado en el territorio de distribución de las arteriolas perforantes cerebrales, que ocasiona clínicamente un síndrome lacunar clásico o atípico.[1,2] Aunque la microateromatosis (responsable de la mayoría de infartos lacunares sintomáticos subcorticales) y la lipohialinosis (responsable de los infartos lacunares más pequeños y asintomáticos) de las arteriolas perforantes cerebrales constituyen el sustrato patológico más frecuentemente hallado en los infartos lacunares, otras causas potenciales infrecuentes son el embolismo cardíaco (5 %), el embolismo arteria-arteria a partir de una estenosis carotídea (5-19 %), la arteritis infecciosa, el estado protrombótico y las enfermedades hematológicas.[3,4] Los infartos lacunares suelen localizarse en los ganglios de la base, el tálamo, la cápsula interna, la corona radiata, el centro semioval y la protuberancia[2] y ocasionan aproximadamente una cuarta parte de los infartos cerebrales (véase la tabla 1). Los infartos lacunares se asocian también a una mayor frecuencia y a una mayor severidad de la leucoaraiosis o leucoencefalopatía de la sustancia blanca periventricular en comparación con el resto de infartos cerebrales. Esta asociación sugiere que la enfermedad de pequeño vaso podría ser el mecanismo subyacente en ambas entidades. Los infartos lacunares suelen presentarse en edades más precoces que el resto de infartos cerebrales.[5]

Ataques isquémicos transitorios	(n=536)
Infartos cerebrales	(n=2.446)
– Trombóticos:	703
– **Lacunares:**	**674**
– Cardioembólicos:	669
– Esenciales:	296
– Causa inhabitual:	104
Hemorragias intracerebrales	(n=364)
Otras entidades	(n=74)
– Hem. subaracnoidea:	39
– Hematoma subdural:	34
– Hematoma epidural:	1

Tabla 1. Registro de enfermedades vasculares cerebrales del Hospital Universitario Sagrado Corazón de Barcelona (n= 3.420). Importancia de la frecuencia de los infartos lacunares.

2   Síndromes lacunares

Los síndromes lacunares suelen estar ocasionados por infartos cerebrales de tipo lacunar, aunque excepcionalmente los pueden ocasionar otros subtipos de ictus, principalmente pequeños hematomas intracerebrales subcorticales.[6-10] Los síndromes lacunares habituales, clásicos o típicos, son cinco: síndrome motor puro, síndrome sensitivo puro, hemiparesia atáxica, disartria-mano torpe y síndrome sensitivo motriz. Clínicamente los síndromes lacunares presentan en común las siguientes características:

a) Neurológicas (ausencia de déficit visual y óculo motor; buen nivel de conciencia y ausencia de convulsiones).

b) Neuropsicológicas (ausencia de afasia, apraxia, agnosia, negligencia, trastornos dismnésicos y deterioro de funciones superiores).

c) Clínicas generales (ausencia de cefalea intensa, vómitos y síntomas vegetativos).[1-3]

2.1 *Síndrome motor puro*

Es el síndrome lacunar que se presenta con mayor asiduidad, con topografía lesional habitual en el brazo posterior de la cápsula interna o en la base protuberancial. Consiste en la paresia o parálisis de un hemicuerpo, habitualmente completa (facio-braquio-crural) aunque a veces puede ser incompleta (faciobraquial o braquiocrural), proporcionada o no, en ausencia de déficit sensitivo, visual, trastorno de conciencia y de alteración de las funciones superiores. De forma excepcional, se han descrito pacientes con afectación motora parcial y atípica, como parálisis facial central aislada, por IL localizados en la rodilla de la cápsula interna y pacientes con paresia crural aislada por IL localizados en el extremo posterior de la cápsula interna.[11-13]

2.2 Síndrome sensitivo puro

Consiste en un trastorno sensitivo deficitario (hipoestesia) e irritativo (parestesias); global (que afecta la sensibilidad superficial y la profunda) o parcial (afecta solamente a una de ellas). Habitualmente presenta una distribución facio-braquio-crural, siendo menos frecuente la forma queiro-oral (con afectación peribucal y de la mano homolateral) o queiro-oro-podal (con afectación peribucal, y de la mano y del pie homolaterales). La topografía lesional habitual se sitúa en el núcleo ventro-póstero-lateral talámico.[14-16]

2.3 Síndrome sensitivo-motriz

Es el síndrome lacunar que más habitualmente suele estar ocasionado por etiologías diferentes a los infartos lacunares (infartos extensos, pequeñas hemorragias cerebrales o inclusive por procesos expansivos). Consiste en la presencia de un síndrome piramidal completo (facio-braquio-crural) o incompleto, proporcionado o no, asociado a un déficit sensitivo, global o parcial, del mismo hemicuerpo.[17-20]

2.4 Hemiparesia atáxica

Es debida a una lesión de la vía córtico-ponto-cerebelosa, dentato-rubro-tálamo-cortical o de la vía propioceptiva somestésica, con topografía habitual en la base pontina o en el brazo posterior capsular. Consiste en la aparición simultánea de un síndrome piramidal habitualmente de predominio crural, asociado a un síndrome atáxico homolateral; la disimetría braquio-crural no viene justificada por el grado de paresia. En casos aislados, los síntomas motores pueden ir acompañados de un débil o transitorio déficit sensitivo.[21,22]

2.5 Disartria-mano torpe

Constituye un cuadro clínico en el que predomina una disartria moderada o severa, con paresia facial central, hiperreflexia homolateral con signo de Babinski y lentitud y torpeza motora en la mano, evidenciada en la ejecución de tareas manuales que requieren habilidad, como, por ejemplo, la escritura, sin objetivarse un déficit motor importante asociado. Algunos autores lo consideran una variante de la hemiparesia-ataxia. La topografía lesional habitual se localiza en el brazo anterior de la cápsula interna o en la protuberancia.[23,24]

2.6   *Síndromes lacunares atípicos*[3]

Recientemente se han descrito otros cuadros clínicos ocasionados por IL que suelen presentar:

1. Semiología extrapiramidal (hemicorea-hemibalismo; hemidistonía).
2. Deterioro brusco de funciones superiores por infarto estratégico (ejemplo: síndrome del infarto talámico paramediano bilateral).
3. Trastornos del lenguaje (hemiparesia motora pura con afasia atípica y transitoria).
4. Síndromes neurológicos clásicos y síndromes alternos del tronco cerebral que se conocen con frecuencia con epónimos del primer autor que los describió (síndrome cerebelo-piramidal de Marie-Foix; ataxia crural pura de Garcin y Lapresle; síndrome de la encrucijada hipotalámica de Guillain y Alajouanine).
5. Formas parciales de síndromes lacunares clásicos (paresia facial central con disartria, hemiataxia aislada y disartria aislada), entre otros (véase la tabla 2). En una serie reciente se observa que los IL atípicos representan el 6,8 % de los IL.[25]

Síndromes lacunares clásicos o típicos
– Síndrome motor puro
– Síndrome sensitivo puro.
– Síndrome sensitivo-motor
– Hemiparesia atáxica
– Disartria-mano torpe
Síndromes lacunares atípicos más frecuentes[25]
– Disartria con paresia facial central
– Disartria aislada
– Hemiataxia aislada
– Hemicorea-hemibalismo

Tabla 2. Síndromes lacunares ocasionados por infartos lacunares.

2.7 Síndrome pseudobulbar[27-29]

Los IL pueden ocasionar un síndrome pseudobulbar. Este síndrome viene definido por la tríada de Thurel:

1. Trastorno de la voz (disartria).
2. Trastorno de la deglución (disfagia, principalmente a líquidos).
3. Trastorno de la mímica (risa o llanto espasmódico).

Asimismo es frecuente la braquibasia o marcha «a pequeños pasos», la astasia-abasia (o apraxia de la marcha) y la micción imperiosa e involuntaria. Puede existir asociado un deterioro de funciones superiores. La clínica del síndrome pseudobulbar es debida a la presentación sucesiva y bilateral de IL, separados por un intervalo de tiempo más o menos duradero.[2] Existen tres formas anátomo-clínicas de síndrome pseudobulbar:

1. La forma córtico-subcortical de Foix-Chavany-Marie o síndrome biopercular.
2. La forma ponto-cerebelosa.
3. La forma estriatal o central, que es la más frecuente y corresponde al «estado lacunar» de Pierre Marie.[2]

3   Diagnóstico

El diagnóstico de ictus lacunar se basa en la descripción clínica y viene corroborado por el estudio de neuroimagen. La TC cerebral presenta una sensibilidad en el diagnóstico topográfico entre el 10-50 %, mientras que la resonancia magnética la incrementa al 80-95 % (véase la figura 1). Mediante las secuencias por difusión, la eficacia diagnóstica topográfica es máxima con una sensibilidad del 95 % y una especificidad del 94 % en las primeras 48 horas.[26,27]

4   Factores de riesgo vascular

Los factores de riesgo convencionales para los IL como la edad, la hipertensión arterial y la diabetes son similares a los de los infartos trombóticos. Otros factores de riesgo, como la fibrilación auricular, la cardiopatía isquémica y la insuficiencia cardíaca son mucho menos frecuentes.

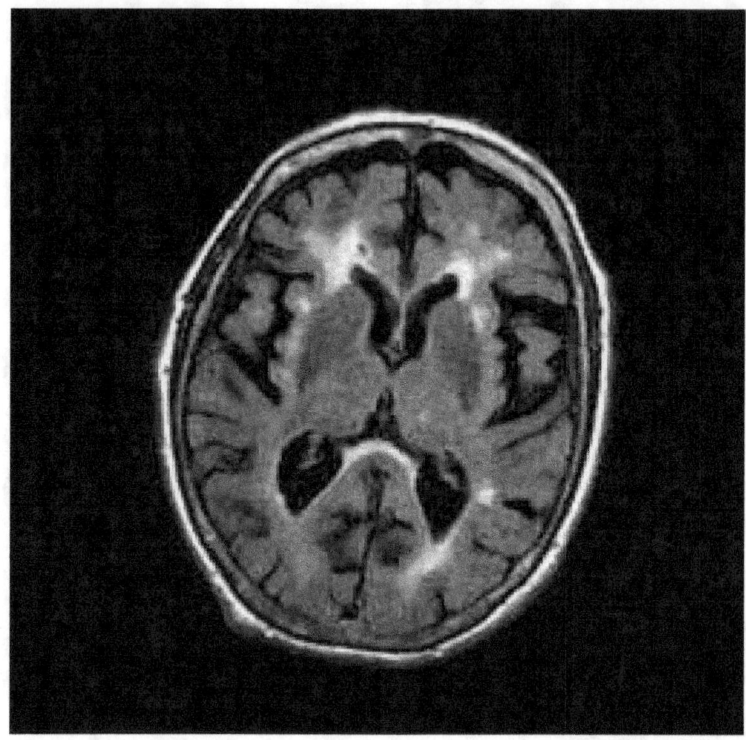

Figura 1. Resonancia magnética cerebral en un paciente con un síndrome sensitivo puro por un infarto lacunar talámico asociado a leucoaraiosis periventricular de predominio frontal.

4.1   Hipertensión arterial

Es un importante factor de riesgo independiente para los ictus en general y particularmente para los IL. Sin embargo, la prevalencia de la HTA es mayor en los IL (> 70 %) que en los otros subtipos de ictus. Además, la presencia de IL múltiples se asocia significativamente con la presencia de HTA, principalmente la diastólica.[28] La HTA se relaciona también con la leucoaraiosis y con los IL silentes clínicamente, así como con la presencia de recurrencias y deterioro cognitivo en los pacientes con IL.

4.2   Diabetes mellitus

La prevalencia de la diabetes mellitus (2-55 %) también es mayor en los IL que en otros subtipos de ictus,[2,4] por lo que se confirma como un factor de riesgo independiente para los IL, de modo especial cuando se presenta en forma de IL múltiples. La presencia de diabetes comporta una peor recuperación funcional en los pacientes que presentan un ictus lacunar.

5   Pronóstico

En los IL la mortalidad inicial es baja, la recuperación completa al alta hospitalaria es alta y el riesgo de recurrencia precoz es también muy bajo. Por este motivo se ha considerado clásicamente a los IL como una entidad vascular «benigna» e «inocente» en comparación con otros subtipos de infarto cerebral como, por ejemplo, los infartos trombóticos o cardioembólicos que presentan una mayor mortalidad hospitalaria, una mayor focalidad neurológica y un mayor índice de recurrencias.[2,5]

5.1   Mortalidad

Los IL presentan un buen pronóstico a corto plazo, puesto que la mortalidad hospitalaria es muy baja (0-2,5 % a los 30 días del ingreso hospitalario). La letalidad al año es en los IL < 2,8 %, porcentaje muy similar al de la población general. La mortalidad a largo plazo presenta en los IL un promedio de un 3 % por año. Sin embargo, posteriormente, se observa que la mortalidad incrementa y a los 5 años llega al 27,4 %, a los 10 años al 60 % y a los 14 años al 75 %, siendo las causas de fallecimiento de origen cardiovascular en el 52 %, por ictus recurrente en el 21 % y en el 27 % por otras causas.[29] Hay que destacar que la presencia en los pacientes con un primer IL sintomático de IL asintomáticos y leucoaraiosis en la neuroimagen incrementa significativamente la mortalidad.

5.2   Recurrencias

El riesgo de recurrencia es del 7,7 % al cabo de un año. Sin embargo, a los cinco años, la recurrencia es del 22,4 %, principalmente a causa de nuevos infartos lacunares (50-72 %) y con menor frecuencia por hemorragias intracerebrales (10 %). Si bien los infartos lacunares iniciales suelen ocasionar una ligera limitación funcional, los IL recurrentes o múltiples pueden ser responsables de un estado lacunar o de una demencia vascular. La presencia de leucoaraiosis y de infartos lacunares múltiples silentes se asocia también a un incremento en el riesgo ulterior de recurrencia.[29] En un estudio reciente, la hipertensión arterial y la diabetes fueron factores independientes relacionados con la recurrencia en los IL. También, en los pacientes con una primera recurrencia se observó deterioro cognitivo en el 16 % de los casos, y en los recurrentes múltiples se observó en el 40 %.[30]

5.3   Riesgo de demencia

Los IL no suelen presentar alteraciones neuropsicológicas ni deterioro cognitivo durante la fase aguda de la enfermedad.[2] Sin embargo, se han reportado casos clínicos aislados en los que se objetiva una afectación neuropsicológica focal en la fluencia verbal, con dismnesia y abulia, a consecuencia de los IL únicos y de topografía estratégica[31] (en la región dorsomedial y anterior del tálamo). En un estudio actual se observó que los pacientes con un primer infarto lacunar y con cifras medias del Minimental de 28,4 %, presentaban alteraciones neuropsicológicas menores (principalmente trastornos ejecutivos) en el 57,5 % de los casos, principalmente en el síndrome motor puro y en los infartos lacunares atípicos. Asimismo, los IL múltiples subcorticales pueden ocasionar alteraciones neuropsicológicas en forma de disfunción del sistema frontal. Recientemente también se ha observado que a los 2-3 años de evolución, el 11 % de los pacientes presentan demencia, incrementándose al 15 % a los 9 años, confirmándose recientemente que los IL constituyen el subgrupo de infartos cerebrales que más frecuentemente predisponen a la demencia vascular.[2] Entre el 36-67 % del total de las demencias vasculares se deben a la enfermedad de pequeño vaso; a la situación que incluye el estado lacunar y la enfermedad de Binswanger se la denomina como demencia vascular subcortical. En esta última entidad, la causa de la isquemia sería la hipoperfusión que ocasionaría infartos incompletos en la sustancia blanca cerebral con hiperseñal en la resonancia magnética. El deterioro cognitivo incrementa el riesgo de muerte y de institucionalización.

El riesgo de deterioro cognitivo se relaciona con la recurrencia vascular, y es mayor en caso de coexistencia de leucoaraiosis periventricular (no tanto si es subcortical) y con IL múltiples (silentes clínicamente o sintomáticos). En un estudio patológico se observó que los pacientes con infartos lacunares presentaban una mayor frecuencia de demencia que los casos sin infartos lacunares, y que también necesitaban menos cambios neuropatológicos de enfermedad de Alzheimer para ocasionar una clínica de demencia.[31]

La demencia vascular por enfermedad de pequeño vaso se caracteriza por la preservación de la memoria a largo plazo (a diferencia de su afectación predominante en la enfermedad de Alzheimer), pero con déficit en las funciones frontales ejecutivas (planificación, organización, abstracción, fluencia categórica, secuenciación, etc.). Este síndrome disejecutivo es característico de la demencia vascular subcortical y se explicaría por la interrupción de los circuitos que conectan el córtex prefrontal con los ganglios de la base y lesión de las conexiones tálamocorticales por IL localizadas en el estriado, el pálido o el tálamo, o por la isquemia de la sustancia blanca periventricular.[32]

El deterioro cognitivo leve de tipo vascular sin demencia puede ser un precursor de la demencia vascular y se observa en el 50 % de los pacientes con un primer IL. En estos pacientes, se ha comprobado una disminución significativa en el volumen de la sustancia gris cerebral cortical y subcortical por atrofia y pérdida neuronal en el hipocampo, córtex temporal y parietal y cerebelo utilizando la técnica de la *voxel-based-morphometry*. Estos datos sugieren que debería coexistir un proceso neurodegenerativo asociado o concomitante a los infartos lacunares para ocasionar deterioro cognitivo. Esta interactuación entre patología vascular y neurodegenerativa sería imprescindible para producir deterioro cognitivo.

5.4 *Progresión asintomática de la enfermedad de pequeño vaso*

La mayoría de IL son asintomáticos y aproximadamente el 20-28 % de la población con una edad superior a los 65 años presentan IL en la resonancia magnética. La presencia de IL silentes es un factor de riesgo de nuevos IL y de deterioro cognitivo.

Se ha demostrado la progresión asintomática en la enfermedad lacunar, ya que a los tres años, entre el 10-50 % de los pacientes presentarán en la resonancia magnética nuevos infartos lacunares silentes. También se evidencia una progresión de la leucoaraiosis en el 40 % de los pacientes con IL.[29]

Por tanto, la enfermedad de pequeño vaso cerebral silente es frecuente en los individuos sanos, su prevalencia es más alta que la enfermedad sintomática y constituye un factor de riesgo independiente tanto para la recurrencia vascular como para el deterioro cognitivo.[33]

6 La paradoja del pronóstico benigno a corto plazo asociado a un pronóstico deficiente a mediano y largo plazo en los infartos lacunares

El conocimiento de que los IL presentan una evolución clínica paradójica con un pronóstico benigno a corto plazo, y un riesgo excesivamente aumentado de muerte, de recurrencia de ictus y de deterioro cognitivo a largo plazo es reciente. Además, es muy llamativa la progresión asintomática de la enfermedad de pequeño vaso. En líneas generales, se podría decir que a los 10 años solamente un tercio o menos de los pacientes con IL viven y están libres de ictus recurrentes, aunque una gran proporción de los supervivientes presentan un deterioro cognitivo o demencia (15-20 %). Por este motivo, una perspectiva a medio y a largo plazo se debe considerar con relación a la enfermedad vascular lacunar como una entidad que no es benigna, como académicamente estaba establecido, sino que es potencialmente grave, lo que requiere un adecuado y riguroso control y seguimiento.[34]

7 Una nueva hipótesis lacunar

A partir de la observación clínica de la progresión de la enfermedad lacunar a medio y a largo plazo, Wardlaw *et al.*[34] considera el infarto lacunar como una manifestación focal de una enfermedad vascular patológicamente difusa y progresiva de las arteriolas cerebrales de pequeño calibre, que en el momento de presentar una extensión importante, puede ocasionar un deterioro cognitivo y demencia. La alteración del endotelio arteriolar, facilitado por la HTA y la diabetes, ocasionaría un sutil incremento de la permeabilidad de la barrera hematoencefálica con extravasación de componentes sanguíneos tóxicos para el cerebro (plasmina y otras proteasas), afectando inicialmente a la pared arteriolar y posteriormente al tejido perivascular con daño celular neuronal y glial. Posteriormente, el fluido intersticial ocasionaría un cese en la transmisión de señal axonal y el engrosamiento de la pared produciría adelgazamiento de la luz, y reducción del flujo cerebral. Este proceso asintomático y gradual explicaría la formación de IL silentes, leucoaraiosis, deterioro cognitivo y demencia.

8   Prevención en los infartos lacunares

La prevención de la recurrencia en los IL es básica para prevenir el deterioro cognitivo y la demencia vascular en los pacientes con IL.

8.1   Antiagregación plaquetaria[35]

Hasta la fecha, todavía no ha finalizado ningún ensayo clínico de prevención secundaria en los IL. Sin embargo, tenemos datos indirectos a partir de algunos ensayos clínicos de prevención secundaria que han analizado *a posteriori* los resultados obtenidos en el subgrupo de IL.

a) En el estudio francés AICLA *(Accidents Ischémiques Cérébraux Liés à l'Athérosclérose)* se comparaba la reducción de recurrencia en pacientes con aspirina o aspirina y dipidiramol frente a placebo. En el subgrupo de 98 pacientes con IL se redujo la recurrencia en un 69 % (p < 0,03) en los que tomaban aspirina con o sin dipiridamol.

b) En el CATS *(Canadian-American Ticlopidine Study)* (ticlopidina frente a placebo) se observó una reducción en el riesgo relativo de ictus recurrente y mortalidad por ictus del 50 % por año en el subgrupo de IL (n= 275).

c) En el *Cilostazol Stroke Prevention Study* (cilostazol frente a placebo) se observó una reducción en el riesgo de ictus recurrente del 43 % por año en el subgrupo de IL (n = 810).

d) En el CAST *(Chinese Acute Stroke Trial)* se observó una reducción del riesgo relativo de recurrencia o muerte a los 30 días (aspirina frente a placebo) del 10 % en el subgrupo de pacientes tratados (n = 6.102).

e) En el WARSS *(Warfarin-Aspirin Recurrent Stroke Study)* se reclutaron 1.237 pacientes con IL y la recurrencia o muerte fue del 8 % en los tratados con aspirina y del 9 % en los tratados con warfarina (p = 0,31).

f) En el AAASPS *(African American Aspirin Stroke Prevention Study)* no se observó una reducción significativa en el riesgo relativo de ictus recurrente y mortalidad por ictus entre los pacientes que tomaban ticlopidina y los que tomaban aspirina en el subgrupo de IL (n = 1.221).

g) En el MATCH *(Management of AtheroThrombosis with Clopidogrel in High-risk patients with TIA or stroke)* (clopidogrel 75 mg frente a clopidogrel plus aspirina

75 mg) la terapia combinada presentó una disminución no significativa del evento primario (infarto cerebral, infarto de miocardio, muerte de causa vascular o rehospitalización por eventos isquémicos) con un incremento significativo de sangrados intracraneales y extracraneales. Sin embargo, no se analizaron los resultados obtenidos en el subgrupo de IL.

8.2 *Control de la tensión arterial*[5]

La hipertensión arterial es el principal factor de riesgo en los IL. Se ha demostrado que reducciones modestas de la tensión arterial tienen un beneficio significativo en la reducción de la incidencia y la recurrencia de eventos isquémicos cerebrales. En el estudio PROGRESS *(The Perindopril Protection Against Recurrent Stroke Study)* con una muestra de 6.105 pacientes con ictus o AIT randomizados en dos grupos (placebo frente a perindopril con o sin un diurético) se observó que la reducción media de 9 mmHg de la presión sistólica en el subgrupo de pacientes tratados reducía en un 28 % la recurrencia de ictus. En el subgrupo que recibió perindopril más diurético se consiguió un descenso medio de 12 mmHg de la presión sistólica, lo que permitió conseguir una reducción de recurrencias del 45 %.

De este modo, el control de la TA es más importante que el agente terapéutico antihipertensivo utilizado. Además, un control óptimo de la TA contribuye no sólo a una reducción significativa en la presencia de ictus, sino también en el deterioro cognitivo y en la progresión de los cambios isquémicos de la sustancia blanca cerebral.

8.3 *SPS3*

Actualmente, está en curso el primer ensayo clínico de prevención secundaria en fase III randomizado, multicéntrico y doble ciego, efectuado en pacientes con infartos lacunares. Se llama SPS3, acrónimo de *Secondary Prevention of Small Subcortical Strokes* y su objetivo es reclutar una muestra de 2.500 pacientes con IL sintomáticos. Los pacientes se randomizan en dos grupos (aspirina 325 mg frente a aspirina más clopidogrel 75 mg) distribuidos, asimismo, en dos grupos de tensión arterial sistólica:

a) Intensiva (< 130 mmHg).
b) Usual (130-149 mmHg).

Los eventos primarios a considerar son la presencia de ictus recurrente, el deterioro cognitivo y los eventos vasculares mayores. Este estudio dará respuesta a los principales interrogantes planteados hasta el momento en la prevención secundaria de los infartos lacunares, principalmente la utilidad de la antiagregación plaquetaria simple con aspirina frente a la doble antiagregación plaquetaria con clopidogrel más aspirina y la eficacia del control riguroso de la tensión arterial en estos pacientes.

BIBLIOGRAFÍA

1. Fisher CM: Lacunar infarcts. A review. Cerebrovasc Dis 1991; 1: 311-20.
2. Martí-Vilalta JL, Arboix A, Mohr JP. Lacunes. In: Mohr JP, Choi DW, Grotta JC, Weir B, Wolf PhA, eds. Stroke. Pathophysiology, diagnosis, and management. Churchill Livingstone, Philadelphia, 2004: 275-99.
3. Fisher CM. Lacunar strokes and infarcts: a review. Neurology 1982; 32: 871-76.
4. Arboix A, Martí-Vilalta JL. New concepts in lacunar stroke etiology: the constellation of small vessel arterial disease. Cerebrovasc Dis 2004; 17 (Suppl 1): 58-62.
5. Bamford JM, Sandercock P, Jones L, Warlow CP. The natural history of lacunar infarction: the Oxforshire Community Stroke Project. Stroke 1987; 18: 545-51.
6. Arboix A, Martí-Vilalta JL: Lacunar syndromes not due to lacunar infarcts. Cerebrovasc Dis 1992; 2: 287-92.
7. Bamford JM, Warlow CP: Evolution and testing of the lacunar hypothesis. Stroke 1988; 19: 1074-082.
8. Mori E, Tabuchi M, Yamadori A: Lacunar syndrome due to intracerebral hemorrhage. Stroke 1985; 16: 454-59.
9. Lodder J, Bamford J, Kappelle J, Boiten J. What causes false clinical prediction of small deep infarcts? Stroke 1994; 25: 86-91.
10. Stapf C, Hofmeister C, Hartmann A, Marx P, Mast H. Predictive value of clinical lacunar syndromes for lacunar infarcts on magnetic resonance brain imaging. Acta Neurol Scand 2000; 101: 13-8.
11. Fisher CM, Curry HB. Pure motor hemiplegia of vascular origin. Arch Neurol 1965; 13: 30-44.
12. Arboix A, Padilla I, Massons J, García-Eroles L, Comes E, Targa C. Clinical study of 222 patients with pure motor stroke. J Neurol Neurosurg Psychiatry 2001; 71: 239-42.
13. Chimowitz MI, Furlan AJ, Sila CA, Paranandi L, Beck GJ: Etiology of motor or sensory stroke: a prospective study of the predictive value of clinical and radiological features. Ann Neurol 1991; 30: 519-25.
14. Fisher CM. Pure sensory stroke involving face, arm and leg. Neurology 1965; 65; 76-80.
15. Arboix A, García-Plata C, García-Eroles L, Massons J, Comes E, Oliveres M, Targa C. Clinical study of 99 patients with pure sensory stroke. J Neurol 2005; 252: 156-62.
16. Gan R, Sacco RL, Kargman DE, Roberts JK, Boden-Albala B, Gu Q: Testing the validity of the lacunar hypothesis: The Northern Manhattan Stroke Study experience. Neurology 1997; 48: 1204-211.
17. Mohr JP, Kase CS, Meckler MD, Fisher CM. Sensorimotor stroke due to thalamocapsular ischemia. Arch Neurol 1977; 34 739-41.
18. Blecic S, Bogousslavsky J, van Melle G, Regli F. Isolated sensorimotor stroke: a reevaluation of clinical, topographic and etiological patterns. Cerebrovasc Dis 1993; 3: 357-63.
19. Arboix A, Oliveres M, García-Eroles L, Comes E, Balcells M, Targa C. Risk factors and clinical features of sensorimotor stroke. Cerebrovasc Dis 2003; 16: 448-51.
20. Staaf G, Samuelsson M, Lindgren A, Norrving B. Sensorimotor stroke; clinical features, MRI findings, and cardiac and vascular concomitants in 32 patients. Acta Neurol Scand 1998; 97: 93-8.
21. Fisher CM. Ataxic hemiparesis; a pathologic study. Arch Neurol 1978; 35: 126-28.
22. Arboix A. Hemiparesia atáxica: estudio de 23 pacientes. Med Clin (Barc) 2004; 122: 342-44.
23. Fisher CM. A lacunar stroke. The dysarthria-clumsy hand syndrome. Neurology 1967; 17: 614-17.
24. Arboix A, Bell Y, García-Eroles L, Massons J, Comes E, Balcells M, Targa C. Clinical study of 35 patients with dysarthria-clumsy hand syndrome. J Neurol Neurosurg Psychiatry 2004; 75: 231-34.
25. Arboix A, López-Grau M, Casasnovas C, García-Eroles L, Massons J, Balcells M. Clinical study of 39 patients with atypical lacunar syndrome. J Neurol Neurosurg Psychiatry 2006; 77: 381-84.
26. Appelros P, Samuelsson M, Lindell D. Lacunar infarcts: functional and cognitive outcomes at five years in relation to MRI findings. Cerebrovasc Dis 2005; 20: 34-40.
27. Arauz A, Murillo L, Cantu C, Barinagarrementeria F, Higuera J. Prospective study of single and multiple lacunar infarcts using magnetic resonance imaging: risk factors, recurrence, and outcome in 175 consecutive cases. Stroke 2003, 34: 2453-458.
28. De Jong G, Kessels F, Lodder J. Two types of lacunar infarcts. Further arguments from a study on prognosis. Stroke 2002; 33: 2072-076.
29. Norrving B. Long-term prognosis after lacunar infarction. Lancet Neurology 2003; 2: 238-45.
30. Arboix A, Font A, Garro C, García-Eroles L, Comes E, Massons J. Recurrent lacunar infarction following a previous lacunar stroke: a clinical study of 122 patients. J Neurol Neurosurg Psychiatry 2007; 78: 1392-394.
31. Snowdon DA, Greiner LH, Mortimer JA. Brain infarction and the clinical expression of Alzheimer disease. The Nun Study. JAMA 1997; 277: 813-17.

32. Tatemichi TK, Desmond DW, Prohovnik I, Cross DT, Gropen TI, Mohr JP, Stern Y. Confusion and memory loss from capsular genu infarction: a thalamocortical disconnection syndrome? Neurology 1992; 42: 1966-979.

33. Wen HM, Mok VCT, Fan YH, Lam WW, Tang WK, Wong A, Huang RX, Wong KS. Effect of white matter changes on cognitive impairment in patients with lacunar infarcts. Stroke 2004; 35: 1826-830.

34. Wardlaw JM. What causes lacunar stroke? J Neurol Neurosurg Psychiatry 2005; 76: 617-19.

35. Benavente O, White CL, Roldan AM. Small vessel strokes. Current Cardiology Reports 2005; 7: 23-8.

Capítulo 13. Prevención y consejo genético en el ictus de causa monogénica

I. Fernández-Cadenas, M. Mendioroz

Laboratorio de Investigación Neurovascular
Instituto de Investigación
Hospital Vall d'Hebron
Barcelona

Dirección para correspondencia
Hospital Vall d'Hebron
Dr. I. Fernández-Cadenas
israelcadenas@yahoo.es

1 Introducción a la genética

1.1 ¿Qué es un gen?

La genética es en nuestros días una pieza fundamental de la medicina y no sólo como técnica diagnóstica, sino cada vez más como herramienta en la búsqueda de nuevas estrategias terapéuticas. Además, la aparición de nuevas disciplinas, como la farmacogenética, está permitiendo asentar las bases para una medicina personalizada en la que cada paciente, dependiendo de sus características, podrá ser tratado de forma individualizada, con la finalidad de que se puedan administrar los fármacos y las dosis de una forma más adecuada.

Existen dos tipos de patologías con predisposición genética: las patologías multifactoriales o poligénicas y las monogénicas. Las patologías multifactoriales o poligénicas están influenciadas por multitud de genes, cada uno de ellos con riesgos relativos bajos y su acúmulo predispone a un mayor riesgo de sufrir la patología. Debido a esta multiplicidad de factores de riesgo genético, el estudio de este componente genético es muy complicado en estas enfermedades. Este tipo de patologías son las más comunes, como es el caso de la diabetes, la artritis reumatoide, las enfermedades cardiovasculares y, por supuesto, el ictus. Por el contrario, las patologías monogénicas son poco frecuentes. En este grupo de enfermedades monogénicas usualmente existe una mutación o grupo de mutaciones en un único gen que provocan una disfunción de la proteína codificada, lo que desencadena la patología. Es en este grupo de enfermedades en el que podemos realizar un diagnóstico y asesoramiento genético.

El DNA es la estructura básica del componente genético de los individuos, donde se encuentra codificada la información necesaria para la producción, principalmente, de las proteínas necesarias para el funcionamiento de los organismos pluricelulares. El DNA consiste en una secuencia de nucleótidos de cuatro tipos diferentes: adeninas, guaninas, citosinas y timinas. Tripletes de estos nucleótidos, conocidos como codones, son los que codifican de forma universal para cada uno de los veinte aminoácidos que forman parte de los seres vivos, y la combinación de estos veinte aminoácidos forma las proteínas.

Un gen es una secuencia de nucleótidos del DNA formada por una zona denominada promotor, que regula la expresión del gen, y unas zonas codificantes, exones, en los que se encuentra la información para la generación de la proteína. Entre los diferentes exones que forman parte de un gen se localizan los intrones, que son secuencias de DNA no codificantes, de las cuales se desconoce con exactitud su función. La información genética está duplicada, puesto que cada gen dispone de dos copias, una proveniente del gameto paterno y otra del gameto materno; el nombre que reciben estas copias es alelos.

El mecanismo de síntesis de una proteína (véase la figura 1) ocurre en tres fases principalmente. En la primera fase, denominada transcripción, se forma el RNA en el núcleo celular, utilizando como molde la estructura del DNA; en una segunda fase este RNA es procesado, y se eliminan los intrones del gen en un proceso denominado *splicing*; a este RNA

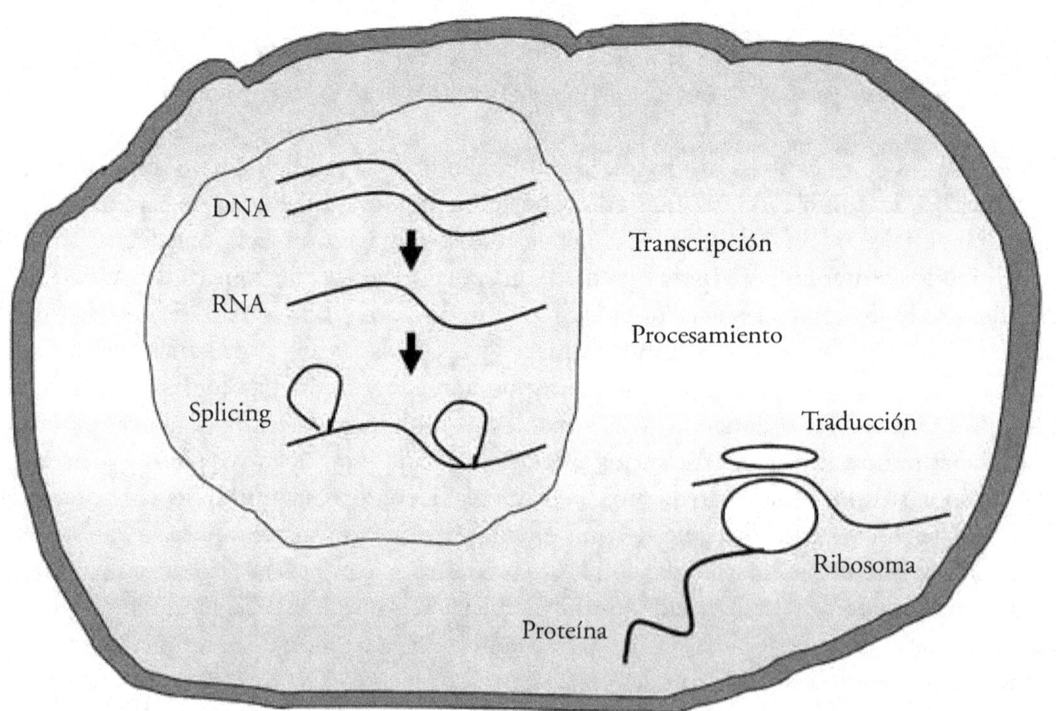

Figura 1. Proceso de síntesis proteica.

maduro se le denomina RNA mensajero o mRNA. En el citoplasma de la célula se desarrolla la tercera fase de la síntesis proteica. Mediante la acción de los ribosomas, la información codificada en el mRNA mensajero se traduce, formándose una cadena de aminoácidos que posteriormente dará lugar a la proteína codificada en el gen.

A las alteraciones en la secuencia nucleotídica del DNA se les denomina mutaciones. Una mutación es un cambio en la información genética (genotipo) de un ser vivo que puede producir un cambio de sus características fenotípicas y se puede transmitir a la descendencia o heredar. Existen tres tipos de mutaciones puntuales (de cambio de un único nucleótido):

a) Mutaciones *missense*: el cambio de nucleótido produce un cambio de un aminoácido por otro distinto en la proteína resultante.

b) Mutaciones *nonsense*: aparición de una señal de parada de traducción con el resultado de una proteína truncada y no funcional.

c) Mutaciones silenciosas: la mutación no produce un cambio de aminoácido.

Las mutaciones *nonsense* o «sin sentido» provocan que la proteína no sea funcional. Las mutaciones de cambio de sentido o *missense*, dependiendo de si el cambio de aminoácido es esencial para el funcionamiento de la proteína, provocan un cambio en la función proteica o no. Habitualmente, las mutaciones silenciosas no causan ningún cambio en la función de la proteína.

Otros tipos de mutaciones son las inserciones y las delecciones, adiciones o pérdidas de material genético, que normalmente son altamente deletéreas para la correcta función de la proteína afectada.

1.2 *Tipos de herencia*

La herencia genética consiste en la transmisión a las siguientes generaciones de las características fisiológicas de los ascendentes. El conjunto de todos los caracteres transmisibles, que vienen fijados en los genes, recibe el nombre de genotipo, y su manifestación exterior, el de fenotipo. Los tipos de herencia que destacamos son los que afectan a las principales enfermedades monogénicas causantes de ictus. La herencia autosómica hace referencia a la transmisión de los caracteres o genes localizados en los cromosomas no sexuales o autosómicos. La herencia ligada al sexo se refiere a la transmisión de los caracteres localizados en los cromosomas sexuales. En este tipo de herencia, las mutaciones en genes del cromosoma Y sólo podrán ser transmitidas de padres a hijos. Por otra parte, patologías asociadas al cromosoma X, como la enfermedad de Fabry, serán transmitidas tanto por el sexo masculino como por el femenino a sus descendientes.

Así mismo, la herencia genética puede ser dominante o recesiva. Una patología con una herencia dominante es aquello en que únicamente la presencia de un alelo con la mutación causante de la patología, es suficiente para que el descendiente presente la enfermedad. En cambio, en una patología recesiva, es necesario que los dos alelos del gen estén mutados para desarrollar la enfermedad. En el caso de las patologías autosómicas dominantes, como el CADASIL, si uno de los padres está afecto, cada uno de los hijos tendrán un 50 % de posibilidades de contraer la enfermedad.

Otro de los conceptos que se utilizarán durante la explicación de las enfermedades monogénicas causantes de ictus es el de penetrancia. Se denomina penetrancia genética a la proporción de individuos que, presentando una mutación patológica, expresan el fenotipo de la enfermedad.

El asesoramiento genético es un aspecto fundamental en el manejo de personas con trastornos de base genética y tiene implicaciones de carácter ético y social, además de las clínicas propias de toda consulta médica. El diagnóstico genético genera tensión, no sólo en el paciente, sino en toda la familia. Por lo tanto, es recomendable que cualquier procedimiento de realización de pruebas genéticas vaya acompañado por el oportuno asesoramiento, dado lo relevante de la información y su carácter predictivo en muchas ocasiones. Es importante determinar qué miembros de la familia tienen riesgo de heredar la enfermedad y cuál es la magnitud de ese riesgo. Durante el proceso de asesoramiento debe informarse detalladamente al paciente y a la familia del pronóstico y de la historia natural de la enfermedad. Es importante indicar que, según las recomendaciones del Consejo de Europa, el asesoramiento debe ser de carácter no directivo y respetar la autonomía del paciente en todo momento. Por otro lado, la Declaración Universal sobre el Genoma y Derechos Humanos establece que debe respetarse el derecho de toda persona a decidir ser informado o no de los resultados del examen genético o de sus consecuencias. Todos estos principios serán respetados en la consulta de asesoramiento genético.[1]

2   Las enfermedades monogénicas causantes de ictus

2.1   *CADASIL*

La arteriopatía cerebral autosómica dominante con infartos subcorticales y leucoencefalopatía (CADASIL) es un tipo de arteriopatía sistémica hereditaria caracterizada por migraña e infartos lacunares de repetición que evoluciona hacia la demencia vascular. Su prevalencia está establecida entre 2 y 4 de cada 100.000 personas.[2] A pesar de estar catalogada como enfermedad rara, es la causa más frecuente de ictus y demencia hereditaria.[3,4] CADASIL es una enfermedad degenerativa que conduce precozmente a un estado de dependencia: movilidad reducida entre los 56 y los 61 años, postración entre los 59 y los 69 años y muerte entre los 61 y los 74 años.[5] La calidad de vida de estos pacientes se encuentra disminuida no sólo debido a los infartos cerebrales recurrentes, sino también a otros síntomas discapacitantes, como son la migraña o los trastornos psiquiátricos.

La patología está causada por mutaciones en el gen *NOTCH3*, situado en el cromosoma 19.[6] Este gen codifica para un receptor de membrana de gran importancia durante el desarrollo embrionario; se asocia a procesos de diferenciación celular e inhibición de la muerte celular, y es necesario para el desarrollo neurológico y vascular.[7] En adultos, *NOTCH3* se expresa únicamente en células musculares lisas del tejido vascular arterial.[6]

El receptor Notch3 se localiza en la membrana extracelular de las células musculares lisas presentando una zona extracelular y otra zona intracelular. La gran mayoría de mutaciones descritas en CADASIL se localizan en el dominio extracelular y afectan a residuos de cisteína.[8] Se postula que la variación en el número de residuos de cisteína impediría la correcta formación del receptor Notch3.[9]

Una característica típica de esta patología, cuyas implicaciones todavía son desconocidas, es la aparición de depósitos de material granular, osmiófilo y electrodenso de contenido indeterminado (GOM),[10] que se pueden detectar mediante microscopia electrónica en biopsias de piel, uno de los métodos utilizados para el diagnóstico de CADASIL.

En la actualidad se desconoce el mecanismo molecular de esta enfermedad, es decir, la causa por la que las mutaciones en el gen *NOTCH3* originan el CADASIL y por qué otras proteínas intervienen y modulan el fenotipo de la enfermedad, hecho que dificulta el descubrimiento de tratamientos efectivos contra la patología. Clásicamente, existen **2 teorías** que pretenden explicar el mecanismo molecular de CADASIL.

La **primera hipótesis** establece que las mutaciones en *NOTCH3* implicarían una disfunción en el receptor, viéndose alterada su actividad y, por tanto, las vías metabólicas en las que participa.[11]

La **segunda hipótesis** establece que sería el acúmulo del receptor Notch3 mutado el causante del CADASIL. A favor de esta **segunda hipótesis** se encuentra la homología con la enfermedad de Alzheimer, en la que el acúmulo de una proteína (el péptido beta amiloide) está implicado en la demencia que acompaña a esta patología. Experimentalmente, esta teoría se reafirma por la presencia del receptor Notch3 en los GOM.[12]

En mayo de 2007 ha aparecido una **tercera hipótesis**[13] que relaciona las mutaciones en el receptor Notch3 con las características fenotípicas de la enfermedad (aparición de GOM y muerte programada [apoptosis] de las células musculares lisas). Mediante estudios masivos proteómicos, se observaron una serie de proteínas alteradas. Según los autores, las mutaciones de Notch3 provocarían estrés del retículo endoplasmático, lo que generaría especies reactivas de oxígeno que causarían una disfunción mitocondrial y la entrada en apoptosis de la célula.

2.1.1 *Prevención y asesoramiento genético en CADASIL*

No disponemos actualmente de ningún fármaco específico para el tratamiento de CADASIL, por lo que el manejo de los pacientes se hace siguiendo las recomendaciones generales para los diferentes síntomas. De todas formas, el tratamiento de estos pacientes tiene algunas peculiaridades.

En los episodios de migraña, los triptanes deberían evitarse, puesto que están relativamente contraindicados en pacientes con riesgo de enfermedades cerebrovasculares, por tanto, es preferible el uso de analgésicos simples asociados a antieméticos cuando sea necesario. Si se ha de iniciar un tratamiento profiláctico, la amitriptilina estaría en primera línea, mientras que el topiramato o los betabloqueantes deberían administrarse con cuidado, debido al riesgo que tienen de inducir sintomatología depresiva.

Se desconoce si la prevención primaria con fármacos antiagregantes es útil en esta población de pacientes y en el caso de sufrir un primer evento isquémico, se hará una prevención secundaria con dosis bajas de antiagregantes (AAS, clopidogrel). Se sabe que la anticoagulación está contraindicada en CADASIL porque puede favorecer la aparición de hemorragia cerebral.[14] Recientemente, se ha publicado el resultado de un ensayo clínico con donepezilo en ciento sesenta y ocho pacientes con CADASIL y deterioro cognitivo, que ha resultado negativo.[9,15] Aunque este fármaco no ha podido demostrar mejoría en la cognición general, se observó una mejoría en las funciones disejecutivas en los pacientes.

CADASIL tiene un patrón de transmisión autosómico dominante. Aunque la mayor parte de pacientes tienen un padre clínicamente afecto, la historia familiar puede parecer negativa a causa de un fallo en el reconocimiento de las características clínicas de la enfermedad. Cada descendiente de un afecto de CADASIL tiene un 50 % de posibilidades de heredar la mutación. En cuanto al diagnóstico presintomático, los individuos deben saber que el test genético detecta la existencia de la mutación, pero no es capaz de predecir la edad de aparición, severidad, tipo de síntomas y progresión de la enfermedad. Puesto que no se han descrito recomendaciones específicas para CADASIL, es aconsejable seguir las guías publicadas para el diagnóstico presintomático de la enfermedad de Huntington.[16] El diagnóstico prenatal es posible mediante el estudio del DNA extraído de células fetales obtenidas mediante amniocentesis, habitualmente entre las 15-18 semanas de gestación, una vez que se ha confirmado la presencia del alelo mutado en uno de los padres. También es posible realizar un diagnóstico preimplantacional.[17]

2.2   La enfermedad de Fabry

La enfermedad de Fabry (EF) está causada por el déficit de la enzima lisosomal α-galactosidasa A (α-Gal A), que cataliza la hidrólisis de residuos terminales no reductores de α-D-galactosa en los α-galactósidos. Este defecto conduce al depósito de globotriaosilceramida (GL-3) y otras sustancias lipídicas en diferentes células del organismo, entre ellas, las células endoteliales y musculares lisas vasculares, que origina una vasculopatía sistémica.[18] Hasta la fecha se han descrito más de trescientas mutaciones en el gen que codifica esta enzima *(GLA)*, localizado en el cromosoma Xq22 (OMIM # 300644, # 301500). Clásicamente se ha considerado que la EF presenta un patrón de transmisión recesivo ligado al sexo, aunque últimamente se ha planteado la posibilidad de que se trate de una enfermedad dominante de baja penetrancia ligada al X, debido a la alta proporción de portadoras que expresan la sintomatología de la EF.

La forma clásica de la enfermedad afecta a los varones y comienza en la infancia o adolescencia en forma de crisis de dolor neuropático severo, de inicio en las extremidades, y acroparestesias acompañadas de hipohidrosis, como consecuencia de una polineuropatía de fibra pequeña. Los angioqueratomas (lesiones vasculares cutáneas) en la región periumbilical y la córnea verticillata (opacidad corneal) son datos muy sugestivos de la enfermedad. En la forma clásica, los pacientes desarrollan un deterioro progresivo de la función renal que conduce a una insuficiencia renal terminal entre la tercera y quinta décadas de la vida. La mayor parte presentan en la edad adulta cardiopatía hipertrófica e isquémica junto con la enfermedad cerebrovascular, que constituye la principal causa de morbi-mortalidad.[18]

El ictus isquémico aparece en el 13 % de los pacientes, según datos del registro Fabry Outcome Survey (FOS)[19] a una edad media de 38,4 años en los varones y 40,3 años en las mujeres. Predominan los ictus lacunares en el territorio posterior y la recurrencia de eventos cerebrovasculares es elevada (76 % en varones, 60 % en mujeres).[20] Entre los mecanismos que se han relacionado con la aparición de ictus en la EF se encuentran el depósito vascular de GL-3, que conduciría a una disfunción endotelial y autonómica y una vasorreactividad alterada; defectos en las vías del óxido nítrico con aumento del estrés oxidativo y formación de peroxinitritos; elevación de factores endoteliales protrombóticos y de moléculas de adhesión leucocitaria.[21] Otros factores implicados serían la propia cardiopatía isquémica, en la que con frecuencia se producen arritmias que aumentarían el riesgo de padecer un ictus cardioembólico o la hipertensión nefrogénica. Recientemente se han descrito factores genéticos que actuarían modulando el fenotipo, como ciertos polimorfismos en genes de proteínas que participan en la regulación de la hemostasia o la inflamación: interleucina 6, la sintasa del óxido nítrico, el factor V de la coagulación y la proteína Z.[21]

Aunque la EF se considera infrecuente, Rolfs y colaboradores[22] encontraron recientemente, en una cohorte de 721 pacientes menores de 55 con ictus criptogénicos, 21 hombres y 7 mujeres con enfermedad de Fabry, lo que supone una prevalencia del 4,9 % en varones y 2,4 % en mujeres, pudiendo estar la EF, a la luz de estos resultados, infradiagnosticada.

La técnica de elección para el estudio de la vasculopatía cerebral es la resonancia magnética. Las lesiones sugestivas de la EF son la aparición de ictus lacunares, preferentemente en territorio vertebrobasilar; hiperintensidad de la sustancia blanca profunda y periventricular en las secuencias potenciadas en T2 y Flair, también de predominio en el territorio posterior (véase la figura 2); dolicoectasia de la arteria basilar y la aparición de una señal hiperintensa característica en los núcleos pulvinares talámicos en cortes axiales de las secuencias T1, considerado por algunos autores como un signo patognomónico de la enfermedad. Por otro lado, en el estudio dúplex de los troncos supraórticos se pone de manifiesto un aumento difuso del grosor íntima-media.

El diagnóstico definitivo se puede realizar mediante la demostración, con una técnica fluorimétrica, de una actividad enzimática baja (<30 % en varones, < 50 % en mujeres) en plasma, leucocitos o en cultivo de fibroblastos. En las mujeres, una actividad enzimática normal no descarta la enfermedad, por lo que el método más fiable para el diagnóstico es el estudio de las mutaciones, secuenciando de forma completa la región codificante del gen *GLA*.

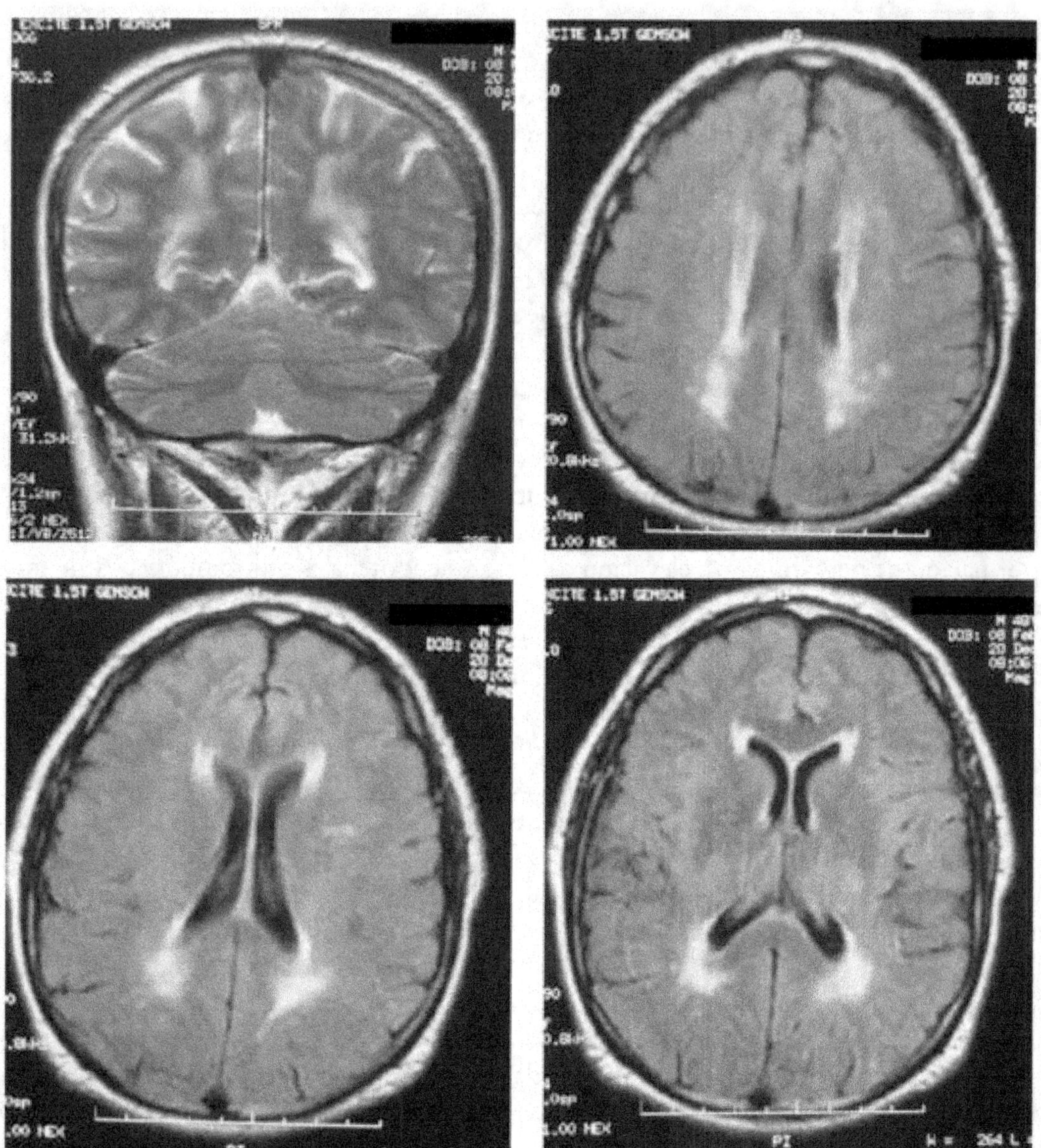

*Figura 2. Resonancia magnética craneal de un paciente con enfermedad de Fabry.
Secuencias potenciadas en T2 y FLAIR. Se observa la presencia de hiperintensidades confluentes
en la sustancia blanca profunda y periventricular de predominio posterior.*

2.2.1   Prevención y consejo genético en la enfermedad de Fabry

Afortunadamente, desde el año 2001 disponemos en Europa de una enzima recombinante, la agalsidasa, que se emplea para paliar la baja actividad endógena de la enzima αGal-A, comercializada por dos compañías farmacéuticas. Según la opinión de los expertos,[18,23] se recomienda iniciar el tratamiento enzimático sustitutivo (TES), tan pronto como sea posible en todos los varones y en las mujeres con un grado de enfermedad significativo. La prevención secundaria del ictus se debe realizar de la misma forma que en la población general. Desde el punto de vista neurológico, se ha demostrado la mejoría del dolor neuropático tras el tratamiento, pero todavía está por comprobar que el tratamiento modifique la evolución o gravedad de la enfermedad cerebrovascular en estos pacientes.

La EF tiene un patrón de transmisión ligado al cromosoma X. Por lo tanto, una mujer portadora tiene un riesgo del 50 % de transmitir la mutación en cada embarazo y un varón enfermo transmitirá la mutación a todas sus hijas. Una vez detectada la mutación responsable de la EF en un paciente, es recomendable realizar el estudio de los familiares en riesgo cuanto antes, especialmente de los varones, para iniciar el TES de forma precoz cuando proceda. Conociendo la mutación que afecta a cada familia, es posible realizar un diagnóstico prenatal en las mujeres portadoras que estén embarazadas y un diagnóstico genético preimplantacional.[24]

2.3 Enfermedad de Rendu-Osler-Weber

La enfermedad de Rendu-Osler-Weber o Hemorragia-Telangiectasia Hereditaria (HTH) es una enfermedad vascular genética caracterizada por la presencia de malformaciones arteriovenosas (MAV) viscerales y múltiples telangiectasias en la piel y las mucosas. Estas lesiones manifiestan una gran tendencia al sangrado ante traumatismos mínimos, especialmente en la mucosa nasal, siendo la epistaxis el signo más temprano de la enfermedad. La HTH se transmite con una herencia autosómica dominante y se han identificado varios genes responsables de la enfermedad: el gen *ENG* situado en el cromosoma 9q34.1, que codifica la proteína endoglina (HTH tipo 1), y el gen *ACVRL1* localizado en el cromosoma 12q11-q14, que codifica para el receptor Activina A (HTH tipo 2).[25] Ambas proteínas se expresan principalmente en las células endoteliales y participan en las vías de señalización del TGF-beta (factor de crecimiento transformante beta), péptido que controla la proliferación y diferenciación de múltiples tejidos. Un tercer locus ha sido identificado en el cromosoma 5q31.3-q32, aunque todavía no se ha descubierto el gen responsable de la patología. Las manifestaciones clínicas más frecuentes de la HTH son la epistaxis espontánea, y las telangiectasias cutáneas. La epistaxis aparece en torno a los 12 años de edad y con frecuencia es nocturna y recurrente. Las telangiectasias aparecen más tarde, alrededor de los 30 años, y afectan a la región central de la cara, labios, mucosa oral y manos. También pueden encontrarse telangiectasias en el tubo digestivo, especialmente en la mucosa gástrica y duodenal, ocasionando en el 25 % de los pacientes hemorragia digestiva, muchas veces de forma oculta. Estos sangrados son en ocasiones difíciles de tratar, puesto que los vasos anómalos tienen disminuida su capacidad contráctil y explican la presencia de anemia ferropénica en estos pacientes.[26] Otra característica de la HTH es el desarrollo de MAV pulmonares (33 % de los pacientes), cerebrales (11 %) y hepáticas (41-74 %). Como consecuencia del *shunt* sanguíneo a nivel pulmonar, se pueden dar complicaciones cerebrales, como el ictus isquémico por un mecanismo de embolia paradójica o abscesos cerebrales. Los pacientes con MAV pulmonares pueden tener, además, policitemia, cefalea, intolerancia al ejercicio e hipoxemia con cianosis.[27] Steele *et al.* describieron que en una serie de 58 pacientes, un 50 % referían episodios de migraña con aura.[28] Por otro lado, las MAV cerebrales pueden manifestarse como un ictus hemorrágico parenquimatoso. La prevalencia de estas malformaciones cerebrales, detectadas mediante resonancia magnética cerebral, es del 23 % según Fullbright *et al.*[29]

La HTH tiene una penetrancia casi completa que depende de la edad. Se ha calculado que hacia los 21 años el 80-90 % de los pacientes desarrollarán epistaxis y aproximadamente el mismo porcentaje presentará telangiectasias hacia los 30 años. Aunque no se ha podido establecer una clara correlación genotipo-fenotipo, parece ser que las MAV pulmonares serían más frecuentes en la HTH tipo 1. Las MAV espinales, más raras que las cerebrales, se han descrito únicamente en individuos con HTH tipo 2.

El diagnóstico se basa en los datos clínicos y la historia familiar, habiéndose establecido unos criterios diagnósticos de consenso en el año 2000[30] (véase la tabla 1). El diagnóstico molecular sirve para confirmar el diagnóstico clínico, detectar pacientes asintomáticos y posibilitar el diagnóstico prenatal. La secuenciación de los genes *ENG* y *ACVRL1* es capaz de detectar mutaciones en el 60-80 % de los pacientes que cumplen criterios clínicos.

2.3.1 Prevención y consejo genético en la enfermedad de Rendu-Osler-Weber

En el momento del diagnóstico es recomendable realizar una evaluación de la extensión de la enfermedad que incluya anamnesis dirigida, exploración física, estudio de anemia,

Criterios diagnósticos de la enfermedad Rendu-Osler (Shovlin, 2000)
1. Epistaxis: espontánea y recurrente, especialmente si es nocturna.
2. Telangiectasias: múltiples, de localización característica en labios, cavidad oral, nariz y dedos.
3. Malformaciones arteriovenosas: conexión directa entre el sistema arterial y venoso, de localización pulmonar, cerebral, hepática, espinal, gastrointestinal.
4. Historia familiar: un familiar de primer grado con diagnóstico de enfermedad de Rendu-Osler.
A. Enfermedad de Rendu-Osler-Weber definitiva: tres o más criterios presentes.
B. Enfermedad de Rendu-Osler-Weber posible: dos criterios presentes.
C. Enfermedad de Rendu-Osler-Weber improbable: menos de dos criterios presentes.

Tabla 1. Criterios diagnósticos de consenso para la enfermedad de Rendu-Osler-Weber
HHT Foundation International, Inc. (Shovlin, 2000).

pulsioximetría, ecocardiograma con contraste para la detección de MAV pulmonar, resonancia magnética cerebral con y sin gadolinio y ecografía abdominal. También el doppler transcraneal con estudio de *shunt* derecha-izquierda, en el que existe un paso de microburbujas con retraso superior al del foramen oval permeable nos debe hacer sospechar la existencia de este tipo de fístulas. Si el ecocardiograma es sugestivo de MAV debe realizarse una tomografía axial (TAC) con cortes finos (3-5mm) para definir el tamaño de la lesión. Cuando la arteria nutricia tiene un diámetro mayor de 3 mm se recomienda realizar una embolización percutánea de la MAV, especialmente para prevenir complicaciones cerebrales como los abscesos e ictus embólicos. Aquellos pacientes con sospecha o confirmación de MAV pulmonar deberán realizar profilaxis antibiótica cuando se sometan a procedimientos dentales u otros invasivos. Las MAV cerebrales mayores de 1 cm de diámetro deben tratarse mediante cirugía, embolectomía percutánea o radioterapia.[29] Los fármacos anticoagulantes y antiagregantes, así como los antiinflamatorios no esteroideos, deben evitarse en lo posible a no ser que su utilización sea absolutamente imprescindible.

La HTH se transmite con un patrón autonómico dominante. Las mutaciones *de novo* son raras, por lo que la mayoría de afectos tendrán uno de los dos padres afectados. Los hijos de un paciente tienen cada uno una probabilidad del 50 % de heredar el gen mutado. El diagnóstico presintomático es posible, siempre que se haya identificado previamente la mutación en esa familia, aunque es poco útil para predecir la edad de presentación, severidad, fenotipo y progresión de la enfermedad. Es recomendable informar previamente al paciente de las implicaciones que un diagnóstico tanto positivo como negativo puede tener en su vida y obtener un consentimiento informado. El diagnóstico prenatal puede realizarse mediante amniocentesis, entre las 15-18 semanas de gestación, o por biopsia de las vellosidades coriónicas a las 10-12 semanas.

3   Conclusiones

Con la excepción de la enfermedad de Fabry no existen tratamientos específicos para las enfermedades monogénicas causantes de ictus. Los fármacos y terapias que se utilizan tienen el objetivo de paliar la sintomatología o intentar prevenir el desarrollo de la enfermedad, pero no el de solucionar el problema directo que supone la disfunción o alteración de la proteína causante de la patología. Uno de los principales problemas para el desarrollo de fármacos eficaces consiste, principalmente, en el bajo número de pacientes que presentan estas enfermedades. Como consecuencia de este hecho, la inversión económica y de personal investigador, así como el interés social por la enfermedad es considerablemente más bajo que el de las otras enfermedades más comunes. De esta forma, el desarrollo de nuevos fármacos es más lento o prácticamente nulo. Si a este hecho le sumamos que, por ejemplo, en nuestro país existen escasos registros de pacientes que presentan patologías raras, como el CADASIL, la realización de ensayos clínicos con pacientes es tremendamente complicada. De esta forma, no se presenta únicamente el problema del escaso desarrollo de fármacos específicos, sino también la dificultad de probarlos en los pacientes afectos.

La situación del CADASIL es paradójica. A pesar de ser la principal patología de origen genético que cursa con ictus y hacer más de una década que se descubrió el gen responsable de la enfermedad, se desconoce totalmente el proceso metabólico por el cual las mutaciones en el gen *NOTCH3* causan el CADASIL. El desconocimiento del mecanismo molecular de una patología incrementa la dificultad en la búsqueda de un tratamiento eficaz con que combatirla. Por lo tanto, la investigación en CADASIL es básica para que en los próximos años se pueda desarrollar un tratamiento efectivo.

En el caso de la enfermedad de Rendu-Osler-Weber no existe tampoco ningún tratamiento directo para paliar la patología, aunque a diferencia del CADASIL, el mecanismo molecular causante de la enfermedad está establecido y, por tanto, el desarrollo de un fármaco, como, por ejemplo, una enzima recombinante de la endoglina, en principio debe ser más factible.

Para la enfermedad de Fabry, afortunadamente, sí que existe un tratamiento con una enzima recombinante. Este fármaco sustituye la baja o nula actividad de la enzima αGal-A endógena, aunque su efectividad en relación con la disminución en el número o en la gravedad del ictus todavía no se ha demostrado.

BIBLIOGRAFÍA

1. Report on the ethical, legal, economic and social implications of human genetics. European Parliament Temporary committee on Human Genetics and Other New Technologies in Modern Medicine (November 2001) (http://ec.europa.eu/research/biosociety/pdf/pe_genetics.pdf)
2. Razvi SS, Davidson R, Bone I, Muir KW. The prevalence of cerebral autosomal dominant arteriopathy with subcortical infarcts and leucoencephalopathy (CADASIL) in the west of Scotland. J.Neurol.Neurosurg.Psychiatry 2005; 739-41.
3. Dotti MT, Federico A, Mazzei R, Bianchi S, Scali O, Conforti FL, et al. The spectrum of Notch3 mutations in 28 Italian CADASIL families. J Neurol Neurosurg Psychiatry 2005; 76: 736-38.
4. Kalimo H, Ruchoux MM, Viitanen M, Kalaria RN. CADASIL: a common form of hereditary arteriopathy causing brain infarcts and dementia. Brain Pathol 2002; 12: 371-84.
5. Opherk C, Peters N, Herzog J, Luedtke R, Dichgans M. Long-term prognosis and causes of death in CADASIL: a retrospective study in 411 patients. Brain 2004; 2533-539.
6. Joutel A, Corpechot C, Ducros A, Vahedi K, Chabriat H, Mouton P, et al. Notch3 mutations in CADASIL, a hereditary adult-onset condition causing stroke and dementia. Nature 1996; 707-10.
7. Lindsell CE., Boulter J, DiSibio G, Gossler A, Weinmaster G. Expression patterns of Jagged, Delta1, Notch1, Notch2, and Notch3 genes identify ligand-receptor pairs that may function in neural development. Mol Cell Neurosci 1996; 8: 14-27.
8. Federico A, Bianchi, S, Dotti MT. The spectrum of mutations for CADASIL diagnosis. Neurol.Sci 2005: 117-24.
9. Dichgans M. Ludwig H, Müller-Höcker J, Messerschmidt A, Gasser T. Small in-frame deletions and missense mutations in CADASIL: 3D models predict misfolding of Notch3 EGF-like repeat domains. Eur.J.Hum.Genet. 2000; 280-85.
10. Bergmann, M. Ebke M, Yuan Y, Brück W, Mugler M, Schwendemann G. Cerebral autosomal dominant arteriopathy with subcortical infarcts and leukoencephalopathy (CADASIL): a morphological study of a German family. Acta Neuropathol.(Berl) 92.4 1996; 341-50.
11. Hirano M, Pavlakis SG. Mitochondrial myopathy, encephalopathy, lactic acidosis, and strokelike episodes (MELAS): current concepts. J Child Neurol 1999; 9: 4-13.
12. Ishiko, A. Shimizu A, Nagata E, Takahashi K, Tabira T, Suzuki N. Notch3 ectodomain is a major component of granular osmiophilic material (GOM) in CADASIL. Acta Neuropathol.(Berl) 2006; 112.3: 333-39.
13. Ihalainen S, Soliymani R, Iivanainen E, Mykkanen K, Sainio A, Poyhonen M, Elenius K, Jarvelainen H, Viitanen M, Kalimo H, and Baumann M. Proteome analysis of cultivated vascular smooth muscle cells from a CADASIL patient. Mol Med 2007; 13: 305-14.
14. Lesnik Oberstein SA, van den BR, van Buchem MA, van Houwelingen HC, Bakker E, Vollebregt E, et al.

Cerebral microbleeds in CADASIL. Neurology 2001; 57: 1066-070.

15. Dichgans M, Markus HS, Salloway S, Verkkoniemi A, Moline M, Wang Q et al. Donepezil in patients with subcortical vascular cognitive impairment: a randomised double-blind trial in CADASIL. Lancet Neurol, 2008; 7: 310-18.

16. Burson CM, Markey KR. Genetic counselling issues in predictive genetic testing for familial adult-onset neurologic disease. Semin Pediatr Neurol, 2001; 8: 177-86.

17. Konialis C, Hagnefelt B, Kokkali G, Pantos C, Pangalos C. Pregnancy following preimplantation genetic diagnosis of cerebral autosomal dominant arteriopathy with subcortical infarcts and leukoencephalopathy (CADASIL). Prenat Diagn 2007; 27: 1079-083.

18. Desnick RJ, Ioannou YA, Eng CM. Alpha-galactosidase A deficiency: Fabry disease. In: Scriver CR, Beaudet AL, Sly WS, Valle D, Kinzler KE, Vogelstein B (eds) The Metabolic and Molecular Bases of Inherited Diseases, 8 ed. McGraw-Hill, New York, pp 3733-774.

19. Ginsberg L, Manara R, Valentine AR, Kendall B, Burlina AP. Magnetic resonance imaging changes in Fabry disease. Acta Paediatr 95 Suppl 2006; 451: 57-62.

20. Mitsias P, Levine SR. Cerebrovascular complications of Fabry's disease. Ann Neurol 1996; 40: 8-17.

21. Moore DF, Kaneski CR, Askari H, Schiffmann R. The cerebral vasculopathy of Fabry disease. J Neurol Sci. 2007; 257: 258-63.

22. Rolfs A, Bottcher T, Zschiesxhe M, Morris P, Winchester B, Bauer P et al. Prevalence of Fabry disease in patients with cryptogenetic stroke: a prospective study. Lancet 2005; 366: 1794-796.

23. Desnick RJ, Brady R, Barranger J, Collins AJ, Germain DP, Goldman M, et al. Fabry disease, an under-recognized multisystemic disorder: expert recommendations for diagnosis, management, and enzyme replacement therapy. Ann Intern Med 2003; 338: 338-46.

24. Bennett RL, Hart KA, O Rourke E, Barranger JA, Johnson J, MacDermot KD, et al. Fabry disease in genetic counseling practice: recommendations of the National Society of Genetic Counselors. J Genet Couns 2002; 11: 121-46.

25. Berg JN, Gallione CJ, Stenzel TT, Johnson DW, Allen WP, Schwartz CE et al. The activin receptor-like kinase 1 gene: genomic structure and mutations in hereditary hemorrhagic telangiectasia type 2. Am J Hum Genet 1997; 61: 60-7.

26. Guttmacher AE, Marchuk DA, White RI Jr. Hereditary hemorrhagic telangiectasia. N Engl J Med 1995; 333: 918-24.

27. Kjeldsen AD, Brusgaard K, Poulsen L, Kruse T, Rasmussen K, Green A, et al. Mutations in the ALK-1 gene and the phenotype of hereditary hemorrhagic telangiectasia in two large Danish families. Am J Med Genet 2001; 98: 298-302.

28. Steele, JD, Nath P U, Burn J, Porteous MEM. An association between migrainous aura and hereditary haemorrhagic telangiectasia. Headache 1993; 33: 145-48.

29. Fulbright RK, Chaloupka JC, Putman CM, Sze GK, Merriam MM,. Lee, GK. MR of hereditary hemorrhagic telangiectasia: prevalence and spectrum of cerebrovascular malformations. Am. J. Neuroradiol. 1998; 19: 477-84.

30. Shovlin CL, Guttmacher AE, Buscarini E, Faughnan ME, Hyland RH, Westermann CJ et al. Diagnostic criteria for hereditary hemorrhagic telangiectasia (Rendu-Osler-Weber syndrome). Am J Med Genet 2000; 91: 66-7.

Capítulo 14. Diferencias en la prevención según la edad y el sexo del paciente

A. B. Perona, A. Gómez, T. Segura

Servicio de Neurología
Hospital General Universitario de Albacete
Albacete

Dirección para correspondencia
Hospital General Universitario
de Albacete
Dr. T. Segura
tseguram@meditex.es

1 Introducción

La prevención del ictus representa uno de los retos de la medicina moderna, ya que esta enfermedad es la principal causa de morbilidad y mortalidad en el mundo desarrollado. Lamentablemente, nuestros esfuerzos no pueden evitar la acción de su principal factor de riesgo: la edad avanzada sigue siendo la circunstancia que más condiciona la posibilidad de padecer un evento vascular cerebral. Pese a ello, hasta hace pocos años, no se habían realizado estudios encaminados a medir la importancia de las actividades de prevención del ictus de forma específica en la población más anciana. Además, para algunos tratamientos (como la endarterectomía carotídea) existe una carencia completa de evidencia sobre su beneficio en los pacientes más viejos, ya que los grandes ensayos clínicos diseñados para probar su eficacia prescindieron de ellos. En este capítulo se revisará someramente lo que se conoce sobre la prevención del ictus isquémico en la persona anciana y también en la población de sexo femenino, que como veremos, probablemente requiera algunas consideraciones especiales.

2 Peculiaridades del ictus isquémico según el sexo

El ictus isquémico es una causa importante de muerte e incapacidad en ambos sexos. Sin embargo, en los últimos años se ha revisado el papel concreto de esta enfermedad en la mujer y las diferencias que ofrecen las diferentes estrategias para prevenirla dependiendo del sexo del paciente. El ictus es más frecuente en hombres que en mujeres, pero en el mundo occidental en general, también en España, el ictus es la primera causa de muerte e incapacidad en la mujer, mientras que en el hombre permanece aún por detrás de las enfermedades coronarias. Además de por sus diferencias globales en cuanto a prevalencia, se ha documentado también que el tipo de ictus más frecuente, así como la importancia de los distintos factores de riesgo clásico, difieren entre ambos sexos.[1] No en vano, las mujeres se enfrentan a circunstancias propias, que pueden condicionar un riesgo vascular cerebral diferente: su exposición endógena y exógena (por terapia hormonal) a estrógenos y el desarrollo de estados de salud, como son el embarazo, el parto y el puerperio. Hay que añadir que las mujeres sufren con más frecuencia determinadas enfermedades, como la migraña, lupus eritematoso, síndrome antifosfolípido, arteritis de Takayasu o displasia fibromuscular, que aumentan considerablemente el riesgo de sufrir un ictus. Por este motivo, es probable que se explique por qué las mujeres sólo encabezan el riesgo de ictus isquémico frente a los hombres en el rango de edad que va de los treinta y cinco a los cuarenta y cuatro años.

En relación con el tipo de ictus, en la mujer existe una mayor frecuencia de isquemia de etiología cardioembólica. Por el contrario, parece probado que la exposición estrogénica de la mujer a lo largo de su período fértil condiciona una menor incidencia de ictus isquémico de etiología aterotrombótica, diferencia que tiende a igualarse con el paso de los años, después de la menopausia. Esta diferencia es debida a potenciales efectos antiaterogénicos[2] y neuroprotectores[3] atribuidos a los estrógenos, lo que ha motivado que se haya propuesto la utilización de terapia hormonal sustitutiva en las mujeres posmenopáusicas, con la idea de prolongar su estado de protección aterotrombotica. Sin embargo, los estudios diseñados sobre el tema no han conseguido demostrar el beneficio.[4] En un trabajo reciente, llevado a cabo por un grupo español,[5] se observó un descenso en el riesgo de ictus isquémico de etiología no cardioembólica en mujeres que presentaban una mayor exposición estrogénica, siempre y cuando la menarquía no hubiera sucedido a una edad muy precoz. Por el contrario, la utilización de estrógenos exógenos (anticonceptivos hormonales orales) se ha relacionado con un incremento del riesgo de ictus isquémico fundamentalmente en asociación con otros factores de riesgo concomitantes, como, por ejemplo, tabaquismo, hipertensión, hipercolesterolemia, diabetes, obesidad, migraña o mujeres mayores de treinta y cinco años. Otra circunstancia peculiar que recuerda que no todos los aspectos hormonales del ciclo femenino son beneficiosos desde el punto de vista vascular es el hecho de que durante el período fértil de la mujer, y durante el embarazo, parto y puerperio, exista un mayor riesgo de padecer determinados tipos de ictus, como los ligados a embolismos placentarios, angeítis reversible o trombosis venosa cerebral. En estas circunstancias, factores que aumentan el riesgo de padecerlo son: ser de raza negra, edad mayor de treinta y cinco años, fumadora, diabética, hipertensa, padecer cardiopatía estructural, migraña, trombofilia, infección posparto, preclampsia o eclampsia, tratarse de una gestación múltiple o requerir cesárea electiva. En cuanto a los factores de riesgo vascular clásicos, éstos también tienen una distribución diferente según la edad y el sexo: en pacientes jóvenes la influencia sobre el riego de ictus de la hipertensión, hipercolesterolemia u obesidad es mucho más potente en los varones, diferencias que van disminuyendo al aumentar la edad de ambos sexos.

2.1　*Prevención primaria de ictus isquémico según el sexo*

Aunque está sumamente demostrada la eficacia de la aspirina en la prevención secundaria del ictus isquémico, su uso en prevención primaria conlleva una mayor controversia. El *Physicians' Health Study* probó el efecto beneficioso global de la aspirina en la prevención primaria cardiovascular, pero no específicamente en la del ictus.[6] Sin embargo, los mismos investigadores de la Harvard School of Public Health concluyeron el *Women's Health Study* mostrando que en mujeres mayores de cuarenta y cinco años, el mismo fármaco, la conocida aspirina, no modificaba el riesgo de infarto de miocardio pero sí reducía muy apreciablemente el de ictus isquémico, sobre todo en pacientes hipertensas, diabéticas o dislipémicas.[7] Es posible que la farmacodinámica, y puede que toda la farmacología, del ácido acetilsalicílico difiera notablemente entre sexos. De hecho, algunos estudios realizados *in vitro* han demostrado que las plaquetas de pacientes sometidos a tratamiento con AAS se comportan de manera diferente dependiendo del sexo del paciente del que fueron extraídas. Sin embargo, es probable también que los resultados aparentemente tan contradictorios de estos dos estudios reflejen en parte la gran asimetría de riesgo vascular entre las poblaciones sobre las que se realizó. Esta confusión ha llevado a que las guías científicas se limiten a recomendar la profilaxis primaria cardiovascular con AAS en pacientes de riesgo (superior al 6 % en diez años) con independencia de su sexo. No existen evidencias científicas que permitan recomendar otros fármacos antiagregantes en prevención primaria, y, en general, tampoco las hay para hacer distinción por sexos en el tratamiento antitrombótico. En cuanto a la terapia hormonal sustitutiva (THS), pese a los beneficios potenciales teóricos, ninguno de los trabajos diseñados para probar la utilidad de los estrógenos en la prevención primaria del riesgo de ictus en mujeres obtuvo éxito, por lo que en la actualidad no se recomienda su uso. La endarterectomía carotídea (ECA), técnica de marcada eficacia en la prevención secundaria del ictus, tiene un papel mucho más marginal en su prevención primaria. Los grandes ensayos clínicos que cuestionaron su eficacia hallaron reducciones muy bajas de riesgo absoluto en el grupo ECA frente al de tratamiento médico, beneficio que se diluye si la tasa de riesgo perioperatorio supera el 3 %. Sin embargo, análisis *post hoc* de todos estos ensayos demostraron que sorprendentemente el beneficio desaparecía también cuando el paciente intervenido era mujer. Este hecho responde a la mayor cantidad de problemas quirúrgicos encontrados en la mujer, tanto en el estudio ACAS[8] como en el ACST.[9] En la actualidad, las recomendaciones de la mayoría de las sociedades neurológicas siguen el camino de evitar la cirugía salvo en casos muy seleccionados, de alto riesgo y con baja probabilidad de problemas intraoperatorios. Pese a que no se especifica, el hecho de ser mujer debería condicionar aún más la decisión quirúrgica como vemos a continuación.

2.2   Prevención secundaria de ictus isquémico según el sexo

No existen tampoco evidencias suficientes para hacer distinciones por sexos en las estrategias terapéuticas de prevención secundaria. Los estudios diseñados para probar la eficacia de la THS fracasaron, y no hay evidencias que permitan establecer diferencias en el tratamiento antitrombótico. Tan sólo en el resultado de la endarterectomía carotídea surgieron de nuevo diferencias. La ECA mostró una clara eficacia en la prevención de ictus recurrentes en pacientes que padecían estenosis superiores al 70 % del calibre de la luz. Sin embargo, el beneficio era más ajustado en caso de estenosis entre el 50 % y el 69 %, y los análisis *post hoc* parecieron mostrar que el beneficio se perdía si el paciente era mujer.[10] Este análisis confirma, como ya se mencionó para el caso de las estenosis asintomáticas, el estrecho margen que también existe para indicar ECA en pacientes con estenosis entre 50-69 %, lo que ha motivado que muchos neurólogos no se la planteen nunca en esta situación. Sin embargo, con las reservas derivadas de un análisis postrero, si el paciente, además, es una mujer, la decisión quirúrgica tendrá que tener unos motivos muy sólidos.

2.3   Prevención primaria del ictus en pacientes de edad avanzada

La edad es el factor de riesgo más importante para el ictus, con un riesgo que se duplica cada diez años a partir de los cincuenta y cinco años de edad.[11] Debido a que las enfermedades cerebrovasculares son muy frecuentes, cerca del 75 % de los ictus se presentan como un primer evento, la mejor estrategia terapéutica en esta enfermedad es, sin duda, una buena prevención primaria. A pesar de que en los últimos años se han publicado importantes estudios relacionados con la prevención primaria del ictus, debemos indicar que hay muy pocos que evalúen específicamente los pacientes de edad avanzada, tanto en aspectos de control y tratamiento de los factores de riesgo vascular como en el uso de fármacos antitrombóticos. No es posible asumir que los resultados globales de los estudios de prevención primaria del ictus en la población general sean extrapolables a la población más anciana, ya que en este sector está presente tanto el riesgo absoluto de ictus como el perfil de factores de riesgo, los cuales son muy distintos.[12] También la frecuencia relativa de los distintos subtipos de ictus es diferente en los ancianos, siendo la cardioembólica la etiología más común en los pacientes viejos. A continuación, se detallarán los elementos más importantes encaminados a la prevención primaria de los principales factores de riesgo estudiados en la población anciana.

2.3.1   Manejo de la hipertensión arterial en la prevención primaria del ictus en el anciano

La incidencia de hipertensión aumenta con la edad. El estudio Framingham encontró que incluso entre los pacientes que se encuentran normotensos a la edad de cincuenta y cinco años, un 90 % desarrollarán hipertensión a lo largo de su vida.[13] Más de dos terceras partes de las personas de sesenta y cinco años o más son hipertensos. Por este motivo no es sorprendente que la hipertensión arterial constituya el principal factor de riesgo vascular en el anciano, siendo el ictus la complicación vascular más presente a esta edad, sobre todo en el caso de la hipertensión no tratada. La cuestión de si es preciso modificar las pautas generales de tratamiento antihipertensivo en los ancianos surge de la posibilidad de que en estos pacientes exista algún tipo de deterioro de los mecanismos de autorregulación cerebral, dado que en un cerebro sano existe una respuesta fisiológica, que recibe el nombre de *autorregulación cerebral*, que permite mantener un flujo sanguíneo constante con independencia de las variaciones de la presión arterial sistémica. Hay evidencias de que la autorregulación cerebral no funciona correctamente tras un ictus, y se ha postulado que pudiera estar también alterada en los ancianos. Sin embargo, los grandes ensayos clínicos que han estudiado el beneficio del control de la TA como prevención primaria del ictus no han hallado diferencias significativas en la población con mayor edad con respecto a los resultados globales. Por este motivo, el documento oficial del *Seventh Report of the Joint National Committee on Prevention, Detection, Evaluation, and Treatment of High Blood Pressure* (JNC 7) recomendó que una tensión arterial mayor o igual 140/90 debía ser tratada en todos los pacientes, incluyendo aquellos que tuvieran una edad superior a los sesenta y cinco años.[14] Esta recomendación surge de la evidencia aportada por los grandes ensayos clínicos y los metaanálisis que ahora revisamos. El Programa de Hipertensión Sistólica en el Anciano (SHEP), primer estudio extenso llevado a cabo exclusivamente en personas mayores de sesenta y cinco años, comparó los diuréticos tiazídicos con o sin betabloqueantes frente al placebo, demostrando una reducción significativa de un 25 % a un 47 % de la aparición de ictus.[15] El ensayo clínico Hipertensión Sistólica en Europa (Syst-Eur)[16] aleatorizó a 4.695 pacientes con una edad entre sesenta o más años y con hipertensión sistólica aislada, para recibir un bloqueante de los canales de calcio o placebo, y encontró un 42 % de reducción del riesgo de ictus en el grupo con tratamiento activo. En el año 1999 se publicó un metaanálisis de los ensayos clínicos realizados hasta la fecha relacionados con el tratamiento de la hipertensión en pacientes mayores de ochenta años, que concluyó que existe una reducción del riesgo relativo de ictus fatales y no fatales de un 34 % en los pacientes tratados frente a los no tratados. En la mayoría de estos pacientes los medicamentos que se utilizaron fueron diuréticos o betabloqueantes.[17] Un metaanálisis posterior que incluía sesenta y un estudios prospectivos[16] y con casi un millón de participantes, encontró que el riesgo de ictus se incrementa en proporción logarítmica con el incremento de la tensión arterial, tanto sistólica como diastólica, en personas en edades comprendidas entre los setenta y ochenta y nueve años.[17,18] Recientemente ha sido publicado el resultado del estudio HYVET[19] *(Hipertension in the Very Elderly Trial)*, ensayo clínico multicéntrico, doble ciego, aleatorizado y controlado con placebo, que se llevó a cabo en pacientes hipertensos de ochenta años o más, con una tensión arterial sistólica superior a 160 mmHg. Se aleatorizaron 3.845 pacientes para recibir placebo o tratamiento activo con indapamida/perindopril, hallando un 30 % de reducción de la tasa de ictus fatal y no fatal (95 % intervalo de confianza, -1 a 51; p = 0,06) en el brazo activo. A pesar de que no se alcanzó una significación estadística, hubo una tendencia favorable muy clara y no se describieron efectos secundarios importantes en el grupo tratado, algo importante, ya que en el ensayo clínico sueco de pacientes ancianos con hipertensión (STOP-2)[20] el abandono del estudio debido a la medicación ocurrió en el 6 % de los tratados con clortalidona, en el 15 % de los tratados con nitrendipina (atribuido tal vez a edemas en extremidades inferiores), y en el 20 % de los tratados con enalapril (atribuido a la presencia de tos).

Como resumen de los estudios existentes acerca del beneficio del tratamiento de la hipertensión en la prevención primaria del ictus en la población anciana, podemos concluir que la HTA debe ser tratada también en pacientes de estas edades, aunque es probable que los márgenes de beneficio sean más estrechos cuanto mayor sea el paciente. Probablemente, el aumento de efectos secundarios y una peor tolerancia a los fármacos influya en este menor beneficio. La selección de un régimen específico debe ser cuidadosamente individualizada, pero sin duda la reducción de la hipertensión es más importante que el agente concreto utilizado para lograr este objetivo.

2.3.2 Manejo de la dislipemia en la prevención primaria del ictus en el anciano

Comparada con los pacientes más jóvenes, la prevalencia de hipercolesterolemia en los ancianos es menor[21] y, además, parece que la asociación positiva entre el colesterol total y el LDL-colesterol con el riesgo cardiovascular se atenúa con la edad, más en el hombre que en la mujer. No obstante, el tratamiento con estatinas también ha demostrado que reduce el riesgo de enfermedad coronaria y de ictus en los ensayos clínicos que involucraron a personas con una edad superior a ochenta años.[22]

El único ensayo clínico aleatorizado y controlado con placebo llevado a cabo exclusivamente en individuos con una edad entre setenta años o superior, es el estudio PROSPER,[23] el cual incluyó a 5.804 sujetos con presencia o no de enfermedad cardiovascular y comparó los efectos de la pravastatina con placebo en la prevención primaria y secundaria de nuevos eventos vasculares, como el infarto del miocardio e ictus o muerte de causa vascular. Este estudio encontró que en el grupo tratado con pravastatina se redujo la incidencia de eventos primarios (reducción del riesgo relativo de un 15 %) pero en el momento de realizar el análisis por separado de cardiopatía isquémica e ictus, se encontró una reducción en el riesgo de infarto del miocardio de un 19 %, pero no se encontró reducción alguna del riesgo de ictus isquémico en prevención primaria ni secundaria. Sin embargo, sí encontró una reducción de un 25 % de AITs. Se ha postulado que estos resultados pueden explicarse por una tasa de ictus isquémicos en el estudio menor a la esperada y por un período de seguimiento demasiado corto.[24] Muy pocos pacientes en el estudio PROSPER eran octogenarios, por lo que la pregunta de si la terapia con estatinas puede ser beneficiosa en las personas muy ancianas aún permanece sin respuesta, ya que a estas edades las escasas evidencias disponibles proceden de estudios observacionales que se centraron en la prevención coronaria.[25]

En relación con la tolerancia de las estatinas en estas edades, dosis moderadas parecen ser bien aceptadas, aunque el riesgo de efectos adversos serios es ligeramente mayor que en los más jóvenes. En los ensayos clínicos, los sujetos mayores de sesenta y cinco años tratados con atorvastatina (80 mg) o simvastatina (20 a 80 mg) parecen tener escasos efectos adversos.[26] Sin embargo, el margen de seguridad puede ser bajo en el paciente anciano, en el que existen varias situaciones comórbidas, las cuales incluyen una disminución de la función hepática y renal, por lo que se recomienda ser prudente en la dosis elegida y monitorizar los posibles efectos secundarios.

2.3.3 Manejo de la fibrilación auricular en la prevención primaria del ictus isquémico en el anciano

La prevalencia de fibrilación auricular aumenta con la edad, afectando al 5 % de la población de setenta años. Uno de cada cuatro ictus en octogenarios se deben a fibrilación auricular (FA).[27] Los ictus asociados a fibrilación auricular suelen ser más extensos y discapacitantes, y se ha comprobado que el control de la frecuencia cardíaca no parece reducir el porcentaje de ictus, por lo que la terapia antitrombótica constituye el pilar fundamental en la prevención del ictus debido a fibrilación auricular. Existe evidencia suficiente como para recomendar que todo enfermo en FA reciba tratamiento antitrombótico de uno u otro tipo. El primer metaanálisis realizado al respecto[28] encontró una reducción del riesgo de ictus de aproximadamente un 60 % con el uso de warfarina, y de aproximadamente un 20 % con el uso de aspirina. Igualmente, un segundo metaanálisis[29] encontró que la warfarina redujo el riesgo de ictus en aproximadamente un 45 % frente a la aspirina. En el año 2001, la Escuela Americana de Cardiología, la Asociación Americana del Corazón y la Sociedad Europea de Cardiología publicaron una guía que recomienda la anticoagulación oral en pacientes con fibrilación auricular y con una edad superior a sesenta años y que tengan historia o antecedentes de hipertensión, diabetes, enfermedad de las coronarias, afectación de la función sistólica del ventrículo izquierdo o la presencia de un tromboembolismo previo, así como para todos los pacientes mayores de setenta y cinco años.[30] En los pacientes en FA con edad inferior a setenta y cinco años existe un riesgo de isquemia cerebral bajo (1 % a 2 % por año) y la prevención con AAS parece suficiente.[31] Lamentablemente, a partir de esta edad no sólo aumenta el riesgo de ictus isquémico, sino que también lo hacen las complicaciones serias relacionadas con hemorragias durante el tratamiento anticoagulante. Por este motivo, en los pacientes muy ancianos la prevención primaria de la isquemia cerebral con anticoagulantes debe ser cuidadosa e individualmente sopesada, no sólo en el caso de que exista FA, sino ante cualquier otra fuente cardioembólica.

2.3.4 Antiagregantes en la prevención primaria del ictus en el anciano

La mayoría de los estudios que han evaluado el uso de antiagregantes en la prevención primaria del ictus se han centrado mayoritariamente en edades medias de la vida, por lo que es difícil establecer una recomendación acerca de su uso en la población más anciana. Las recomendaciones generales de utilización de la AAS en la prevención primaria de la isquemia cerebral y sus peculiaridades por sexos ya han sido mencionadas previamente en este mismo capítulo. No existen datos sólidos que hagan referencia al resto de fármacos antiagregantes en la población anciana.

2.4 Prevención secundaria del ictus en el paciente de edad avanzada

En el anciano, el riesgo de ictus recurrente tras un episodio de isquemia cerebral es muy alto, superior al 10 % al año del primer evento.[32] Por este motivo, en este estrato de la población es más importante aún si cabe, realizar una adecuada prevención secundaria. A continuación, comentaremos alguna de las estrategias más utilizadas en la prevención secundaria del ictus en el anciano.

2.4.1 Tratamiento de la hipertensión arterial en la prevención secundaria del ictus isquémico en el anciano

No hay trabajos que hayan estudiado específicamente el beneficio del tratamiento de la hipertensión arterial tras un ictus isquémico en la población anciana, por lo que sólo se pueden proporcionar datos globales, obtenidos en grandes ensayos clínicos que incluyeron pacientes con edades cercanas a los sesenta y cinco años. La HTA es, junto con la edad, el factor de riesgo de ictus más importante. Además, el ictus es la complicación vascular más frecuente en los pacientes hipertensos, representando el 57 % de los episodios vasculares de cualquier tipo en estos pacientes. Sin embargo, estos datos tan contundentes sólo hacen referencia al riesgo vascular general de los pacientes que aún no han sufrido un evento cerebral, pero hasta muy recientemente era poco lo conocido sobre el efecto positivo o no de reducir la TA en los pacientes que ya habían presentado un ictus. En el año 2001 se estableció, a partir de un estudio de prevención cardíaca[33] (HOPE: *Heart Outcome Prevention Evaluation*) y otro sobre el efecto del perindopril en la prevención secundaria del ictus[34] (PROGRESS: *Perindopril Protection Against Recurrent Stroke Study*), que disminuir la TA en los ictus más allá de la fase aguda reduce el riesgo de ictus recurrente y también el de deterioro cognitivo. La reducción absoluta del riesgo fue mayor en pacientes con descensos marcados de la TA, pero resultó independiente de la TA de la que se partía, y también del sexo, raza o subtipo de ictus. Estos dos ensayos clínicos utilizaron como fármacos base inhibidores de la enzima convertidora de angiotensina (ramipril en HOPE, perindopril sólo o en combinación con diurético en PROGRESS). En función de estos resultados, la mayoría de las guías oficiales de las sociedades científicas, incluyendo la Sociedad Española de Neurología y la Academia Americana de Neurología recomiendan en la actualidad el uso de IECAs o IECAs más diuréticos en la reducción de la TA tras el ictus.

2.4.2 Tratamiento de la dislipidemia en la prevención secundaria del ictus isquémico en el anciano

El papel de las dislipemias como factor de riesgo de ictus isquémico ha sido objeto de controversia durante largo tiempo. En los últimos años, varios trabajos han permitido conocer que la colesterolemia se correlaciona con el riesgo de ictus recurrente, pero como se ha mencionado en el caso del tratamiento antiHTA, no hay experiencia especifica en la población anciana.

2.4.3 Tratamiento con antiagregantes plaquetarios en la prevención secundaria del ictus isquémico en el anciano

La inhibición de la agregación plaquetaria constituye un concepto básico en la prevención secundaria del ictus isquémico. En un extenso metaanálisis[35] para evaluar el beneficio de la terapia antiagregante en pacientes de alto riesgo de eventos vasculares (esto incluyó 278 estudios que abarcaron a unos 135.000 pacientes), se encontró que este tratamiento reduce el riesgo relativo de ictus fatal o no fatal en un 22 %.

El AAS fue el primer antiagregante plaquetario que demostró su beneficio significativo en la prevención secundaria del ictus isquémico; en los ensayos clínicos se encontró una reducción del riesgo relativo combinado de infarto del miocardio o muerte vascular de un 13 %. Se recomiendan dosis de < 150 mg/día, ya que no existe evidencia definitiva de que una dosis más alta sea más eficaz en la prevención del ictus isquémico. Sin embargo, no existen recomendaciones específicas para los pacientes ancianos. Esta misma situación se repite en el caso de los otros fármacos antiagregantes disponibles en el mercado: ticlopidina, clopidogrel, triflusal y dipiridamol/aspirina.

2.4.4 Tratamiento con anticoagulantes en la prevención secundaria del ictus isquémico en el anciano

Los anticoagulantes orales (ACO) constituyen los medicamentos de primera elección en la prevención secundaria de los ictus de origen cardioembólico, por lo tanto, están indicados en pacientes que han sufrido un ictus y presentan fibrilación auricular, estenosis mitral, las prótesis valvulares, miocardiopatías dilatadas, infarto de miocardio reciente y en pacientes con síndrome del seno enfermo o prolapso de la válvula mitral, en estos dos últimos casos sólo en pacientes de alto riesgo. Otras indicaciones serían los estados protrombóticos, el infarto criptogénico recurrente, la presencia de un trombo en el ventrículo izquierdo, en pacientes de alto riesgo con foramen oval permeable y aneurisma del septo auricular.

La demostración de la efectividad del tratamiento anticoagulante en la prevención secundaria del ictus en pacientes con fibrilación auricular no reumática se inició con el Ensayo

Clínico Europeo de Fibrilación Auricular.[36] En este trabajo la edad media de los pacientes fue de setenta y un años. A la espera de que finalicen otros estudios que pretenden determinar la seguridad del tratamiento anticoagulante oral en los pacientes más ancianos (> 75 años), no hay indicaciones específicas de las sociedades científicas[37] acerca de la necesidad de variar las recomendaciones de anticoagulación en este estrato concreto de pacientes, pese a que es probable que en ellos el riesgo de complicaciones hemorrágicas sea más alto.

BIBLIOGRAFÍA

1. Di Carlo A, Lamassa M, Baldreschi M, Praucci G, Basile AM, Wolfe CD, Giround M, Rudd A, Ghetti A, Inzitari D. Sex differences in the clinical presentation, resource use, and 3-month outcome of acute stroke in Europe. Data from a Multicenter Multinational Hospital-Based Registry. Stroke 2003; 34: 1114-119.

2. Mendelsohn ME, Karas RH. The protective effects of estrogen on the cardiovascular system. N England J Med 1999; 340: 1801-811.

3. Alonso de Leciñana M, Egido JA. Estrogen as neuroprotectans against ischemic stroke. Cerebrovasc Dis 2006; 21(suppl 2): 48-53.

4. Brass LM. Hormone replacement therapy and stroke. Clinical trials review. Stroke 2004; 35(suppl 1): 2644-647.

5. Alonso de Leciñana M, Egido JA, Fernández C, Martínez-Vila E, Mostacero E, Morales A, Gil-Peralta A, Pareja A, Álvarez-Sabin J, Casado I. Pive Study Investigators of the Stroke Project of the Spanish Cerebrovascular Disease Study Group: Risk of ischemic stroke and lifetime estrogen exposure. Neurology 2007; 68: 33-8.

6. Peto R, Gray R, Collins R, Wheatley K, Hennekes C, Jamrozik K, *et al.* Randomized trial of prophylactic daily aspirin in British male doctors. BMJ 1988; 296: 313-16.

7. Ridker PM, Coo NR, Lee IM, Gordon D, Gaziano JM, Manson JE, Hennekens CH, Buring JE. A randomized trial of low-dose aspirin in the primary prevention of cardiovascular disease in women. N Engl J Med 2005; 352: 1293-304.

8. Endarterectomy for asymptomatic carotid artery stenosis. Executive Committee for the Asymptomatic Carotid Atherosclerosis Study. JAMA 1995; 273: 1421-414.

9. Rothwell PM, Goldstein LB. Carotid endarterectomy for asymptomatic carotid stenosis: asymptomatic carotid surgery trial. Stroke 2004; 35: 2425-427.

10. Bond R, Rerkasem K, Cuffe R, Rothwell PM: A systematic review of the associations between age and sex and the operative risks of carotid endartrectomy. Cerebrovasc Dis 2005; 20: 69-77.

11. Brown RD, Whisnant JP, Sicks JD, *et al.* Stroke incidence, prevalence, and survival: Secular trends in Rochester, Minnesota, through 1989. Stroke 1996; 27: 373-80.

12. Olindo S, Deschamps R, Chatot-Henry C, René-Corail P, Saint-Vil M, Fourniere P, May F, Smajda D. Acute stroke in the very elderly. Epidemiological features, stroke subtypes, management and outcome in Martinique, French West Indies. Stroke 2003; 34: 1593-597.

13. Vasan RS, Beiser A, Seshadri S, Larson MG, Kannel WB, D'Agostino RB, Levy D. Residual lifetime risk for developing hypertension in middle-aged women and men: the Framingham Heart Study. *JAMA* 2002; 287: 1003-010.

14. Chobanian AV, Bakris GL, Black HR, Cushman WC, Green LA, Izzo JL, Jr, Jones DW, Materson BJ, Oparil S, Wright JT Jr, Roccella EJ. The Seventh Report of the Joint National Committee on Prevention, Detection, Evaluation, and Treatment of High Blood Pressure: the JNC 7 Report. *JAMA* 2003; 289: 2560-571.

15. SHEP Cooperative Research Group. Prevention of stroke by antihypertensive drug treatment in older persons with isolated systolic hypertension: final results of the Systolic Hypertension in the Elderly Program (SHEP). *JAMA* 1991; 265: 3255-264.

16. Staessen JA, Fagard R, Thijs L, Celis H, Arabidze GG, Birkenhager WH, Bulpitt CJ, de Leeuw PW, Dollery CT, Fletcher AE. Randomised double-blind comparison of placebo and active treatment for older patients with isolated systolic hypertension. Lancet 1997; 350: 757-64.

17. Gueyffier F, Bulpit C, Boissel J P, Schron E, Ekbom T, Fagard R, Casiglia E, *et al.* For the INDIANA Group. Antihypertensive drugs in very old people: A subgroup meta-analysis of randomised controlled trials. Lancet 1999; 353: 793-96.

18. Prospective Studies Collaboration. Age-specific relevance of usual blood pressure to vascular mortality: a meta-analysis of individual data for one million adults in 61 prospective studies. Lancet 2002; 360: 1903-913.

19. Beckett NS, Peters R, Fletcher AE, Staessen JA, Liu L, for the HYVET Study Group. Treatment of hypertension in patients 80 years of age or older. N Engl J Med 2008 May 1; 358(18): 1958-960.

20. Hansson L, Lindholm LH, Ekbom T, Dahlof B, Lanke J, Schersten B, Wester PO, Hedner T, de Faire U. Randomised trial of old and new antihypertensive drugs in elderly patients: cardiovascular mortality and morbidity the Swedish Trial in Old Patients with Hypertension-2 study. Lancet 1999; 354: 1751-756.

21. Prospective studies Collaboration. Cholesterol, diastolic blood pressure and stroke: 13.000 strokes in 45.000 people in 45 prospective cohorts. Lancet 1995; 346: 1647-1653.

22. Anum EA, Adera T. Hypercholesterolemia and coronary heart disease in the elderly: a meta-analysis. Ann Epidemiol 2004; 14: 705-21.

23. Shepherd J, Blauw G, Murphy M, Bollen E, Buckley B, Cobbe S, Ford I, *et al.* on behalf of the PROSPER Study Group. Pravastatin in elderly individuals at risk of vascular disease (PROSPER): a randomised controlled trial. Lancet 2002; 360: 1623-630.

24. Shepherd J. Preventing the next event in the elderly: The PROSPER perspectiva. Atheroscler Suppl 2003; 4:17-22.

25. Foody JM, Rathore SS, Galusha D, Masoudi FA, Havranek EP, Radford MJ, Krumholz HM. Hydroxymethylglutaryl-CoA reductase inhibitors in older persons with acute myocardial infarction: evidence for an age-statin interaction. J Am Geriatr Soc 2006; 54: 421-30.

26. Lipka L, Sager P, Strony J, Yang B, Suresh R, Veltri E, Group. ES. Efficacy and safety of coadministration of ezetimibe and statins in elderly patients with primary hypercholesterolaemia. Drugs Aging 2004; 21: 1025-032.

27. Wolf PA, Abbott RD, Kannel WB. Atrial fibrillation as an independent risk factor for stroke: the Framingham Study. Stroke 1991; 22: 983-88.

28. Hart RG, Benavente O, McBride R, Pearce LA. Antithrombotic therapy to prevent stroke in patients with atrial fibrillation: a meta-analysis. Ann Intern Med 1999; 131: 492-501.

29. van Walraven C, Hart RG, Singer DE, Laupacis A, Connolly S, Petersen P, Koudstaal PJ, Chang Y, Hellemons B. Oral anticoagulants vs aspirin in nonvalvular atrial fibrillation: an individual patient meta-analysis. JAMA 2002; 288: 2441-448.

30. Fuster V, Ryden LE, Asinger RW, Cannom DS, Crijns HJ, Frye RL, *et al.* ACC/AHA/ESC Guidelines for the Management of Patients With Atrial Fibrillation: Executive Summary. A report of the American College of Cardiology/American Heart Association Task Force on Practice Guidelines and the European Society of Cardiology Committee for Practice Guidelines and Policy Conferences (Committee to Develop Guidelines for the Management of Patients With Atrial Fibrillation) Developed in Collaboration With the North American Society of Pacing and Electrophysiology. Circulation 2001; 104: 2118-150.

31. van Walraven C, Hart RG, Wells GA, Petersen P, Koudstaal PJ, Gullov AL, Hellemons BS, Koefed BG, Laupacis A. A clinical prediction rule to identify patients with atrial fibrillation and a low risk for stroke while taking aspirin. Arch Intern Med 2003; 163: 936-43.

32. Kaplan RC, Tirshchwell D L, Longstreth WT Jr, Manolio TA, Heckbert S R, *et al.* Vascular events, mortality, and preventive therapy following ischemic stroke in the elderly. Neurology 2005; 65: 835-842.

33. Bosch J, Yusuf S, Pogue J, Sleight P, Lonn E, Rangoonwala B, Davies R, Ostergren J, Probstfield J on behalf of the HOPE Investigators. Use of ramipril in preventing stroke: double-blind randomised trial. BMJ 2002; 324: 1-5.

34. PROGRESS Collaborative Group. Randomised trial of a perindopril-based blood-pressure-lowering regimen among 6105 individuals with previous stroke or transient ischaemic attack. Lancet 2001; 358: 1033-041.

35. Antithrombotic Triaslists' Collaboration. Collaborative meta-analysis of randomised trials os antiplatelet therapy for preventions of death, myorcardial infarction, and stroke in high risk patients. BMJ 2002; 324: 71-86.

36. European Atrial Fibrillation Study Group. Secundary prevention in non-rheumatic atrial fibrillation after transient ischaemic attack or minor stroke. Lancet 1993; 342: 1255-262.

37. Díez Tejedor E, Fuentes B, Gil Nuñez A, Gil Peralta A, Matias Guiu J, por el Comité ad hoc del Grupo de Estudio de Enfermedades Cerebrovasculares de la SEN. Guía para el tratamiento preventivo de la isquemia cerebral. Neurología 2002; 17(S3): 61-75.

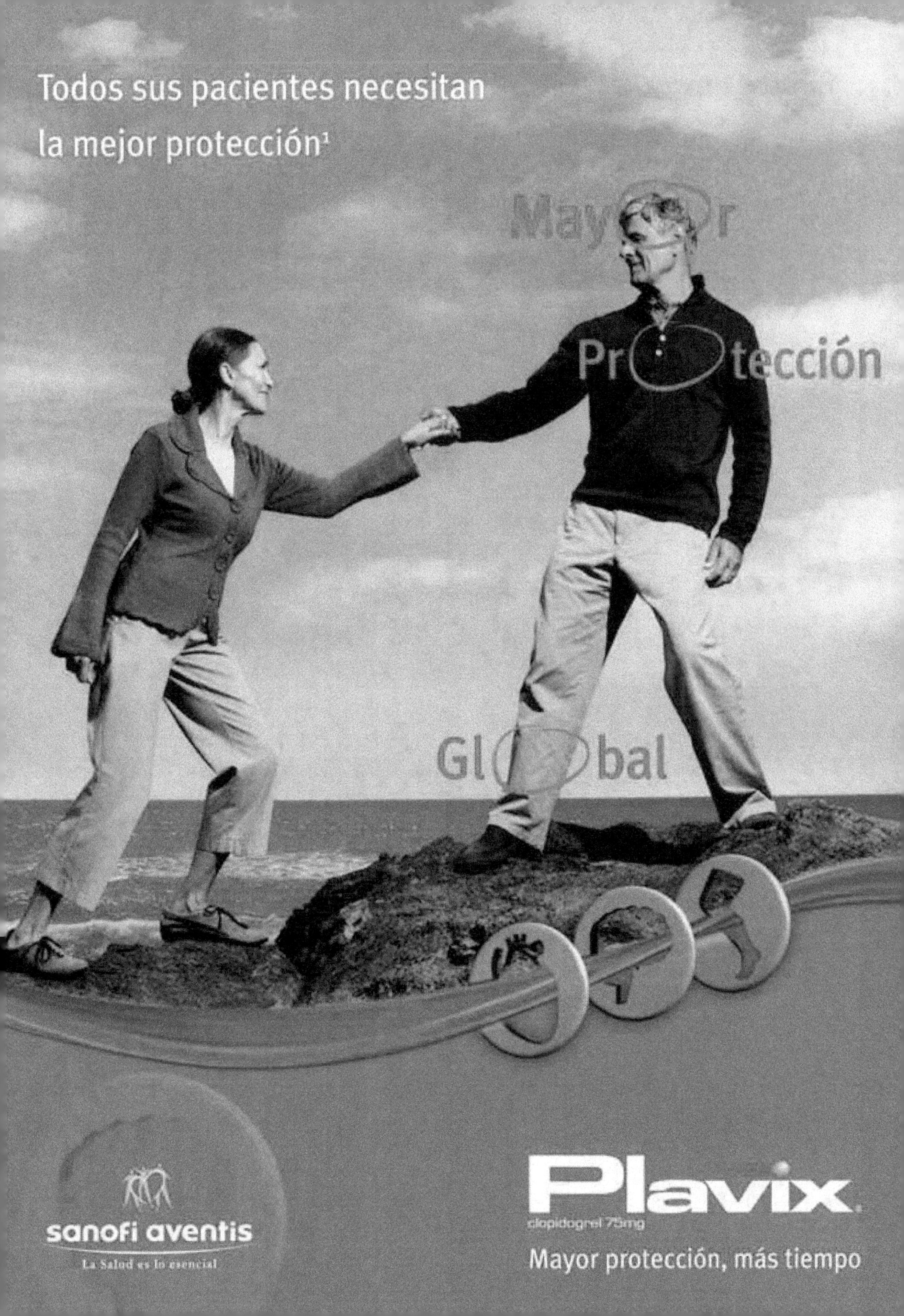

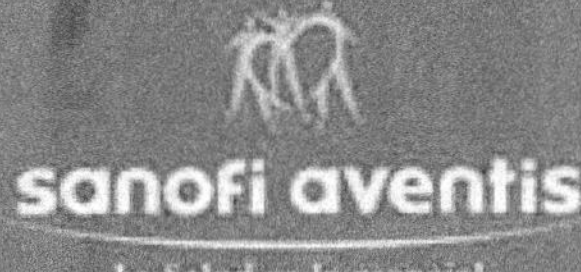

Todos sus pacientes necesitan
la mejor protección[1]

Mayor
Protección
Global

Plavix
clopidogrel 75mg

Mayor protección, más tiempo

sanofi aventis
La Salud es lo esencial

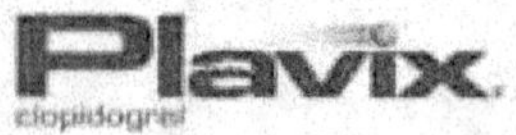

Plavix 75 mg comprimidos recubiertos con película. Cada comprimido recubierto con película contiene 75 mg de clopidogrel (como hidrogenosulfato). Excipientes: cada comprimido contiene 3 mg de lactosa y 3,3 mg de aceite de ricino hidrogenado. El comprimido es de color rosa, redondo, biconvexo, con el número «75» grabado en una de las caras y el número «1171» en la otra cara. **Indicaciones terapéuticas.** Clopidogrel está indicado en adultos para la prevención de acontecimientos aterotrombóticos en: - Pacientes que han sufrido recientemente un infarto agudo de miocardio (desde pocos días antes hasta un máximo de 35 días), un infarto cerebral (desde 7 días antes hasta un máximo de 6 meses después) o que padecen enfermedad arterial periférica establecida. - Pacientes que presentan un síndrome coronario agudo: - Síndrome coronario agudo sin elevación del segmento ST (angina inestable o infarto agudo de miocardio sin onda Q), incluyendo pacientes a los que se le ha colocado un stent después de una intervención coronaria percutánea, en combinación con ácido acetilsalicílico (AAS). - Pacientes con infarto agudo de miocardio con elevación del segmento ST, que son candidatos a terapia trombolítica, en combinación con AAS. **Posología y forma de administración.** Adultos y pacientes de edad avanzada. Clopidogrel se debe administrar como dosis única diaria de 75 mg con o sin alimentos. En pacientes con síndrome coronario agudo: - Síndrome coronario agudo sin elevación del segmento ST (angina inestable o infarto de miocardio sin onda Q): el tratamiento con clopidogrel se debe iniciar con una dosis única de carga de 300 mg y posteriormente se debe continuar con una dosis de 75 mg una vez al día (en combinación con entre 75 y 325 mg diarios de AAS). Debido a que dosis superiores de AAS se asocian con un mayor riesgo de hemorragia, se recomienda que la dosis de AAS no sea superior a 100 mg. La duración óptima del tratamiento no se ha establecido formalmente. Los datos clínicos apoyan su utilización hasta 12 meses y se ha observado un beneficio máximo a los 3 meses. - Infarto agudo de miocardio con elevación del segmento ST: clopidogrel se debe administrar como dosis única de 75 mg una vez al día, comenzando con una dosis de carga de 300 mg y en combinación con AAS, con o sin trombolíticos. En pacientes mayores de 75 años el tratamiento con clopidogrel se debe iniciar sin administrar dosis de carga. El tratamiento combinado se debe iniciar lo antes posible tras la aparición de los primeros síntomas y debe continuarse durante al menos cuatro semanas. En este contexto, no se ha estudiado el beneficio de la administración de clopidogrel en combinación con AAS durante más de cuatro semanas. *Pacientes pediátricos.* Aún no ha sido establecida la seguridad y eficacia de clopidogrel en niños y adolescentes. *Insuficiencia renal.* La experiencia terapéutica es limitada en pacientes con insuficiencia renal. *Insuficiencia hepática.* La experiencia terapéutica es limitada en pacientes con enfermedad hepática moderada que pueden presentar diátesis hemorrágica es limitada. **Contraindicaciones.** - Hipersensibilidad al principio activo o a alguno de los excipientes. - Insuficiencia hepática grave. - Hemorragia patológica activa, como por ejemplo úlcera péptica o hemorragia intracraneal. **Advertencias y precauciones especiales de empleo.** Debido al riesgo de hemorragia y de reacciones adversas hematológicas, en el caso de que durante el tratamiento aparezcan síntomas clínicos que sugieran hemorragia, se debe valorar la necesidad de realizar un hemograma y/o otras pruebas que se consideren apropiadas. Al igual que ocurre con otros medicamentos antiagregantes, clopidogrel se debe administrar con precaución en pacientes que presenten un riesgo elevado de hemorragia debido a traumatismo, cirugía o bien derivado de otras patologías, así como en pacientes a los que se administra clopidogrel junto con AAS, heparina, inhibidores de la glucoproteína IIb/IIIa o AINEs, incluidos los inhibidores de la COX-2. Los pacientes deben ser cuidadosamente vigilados con el fin de detectar cualquier signo de hemorragia, incluyendo hemorragia oculta, especialmente durante las primeras semanas de tratamiento y/o tras cirugía cardíaca invasiva o cirugía. No se recomienda la administración de clopidogrel junto con anticoagulantes orales debido a que puede aumentar la intensidad de las hemorragias. Si el paciente se va a someter a una intervención quirúrgica programada y temporalmente no se desea un efecto antiagregante, la administración de clopidogrel se debe suspender 7 días antes de la intervención. Antes de someterse a cualquier intervención quirúrgica y antes de iniciar cualquier otro tratamiento, los pacientes deben informar a su médico y a su odontólogo de que están tomando clopidogrel. Clopidogrel prolonga el tiempo de hemorragia y se debe administrar con precaución en pacientes que presenten lesiones propensas a sangrar (especialmente las gastrointestinales e intraoculares). Se debe advertir a los pacientes sobre la posibilidad de que las hemorragias sean más prolongadas cuando estén en tratamiento con clopidogrel (solo o en combinación con AAS), y que deben informar a su médico de cualquier hemorragia no habitual (tanto en localización como en duración). Muy raramente se han notificado casos de púrpura trombótica trombocitopénica (PTT) tras la administración de clopidogrel, en ocasiones tras una exposición corta. La PTT se caracteriza por trombocitopenia y anemia hemolítica microangiopática asociada con alteraciones neurológicas, disfunción renal y fiebre. Se trata de una enfermedad potencialmente mortal que requiere tratamiento inmediato incluida la necesidad de plasmaféresis. Debido a la falta de datos, no se recomienda la administración de clopidogrel durante los 7 días posteriores a sufrir un infarto cerebral isquémico agudo. La experiencia terapéutica con clopidogrel es limitada en pacientes con insuficiencia renal. Por tanto clopidogrel debe utilizarse con precaución en estos pacientes. La experiencia también es limitada en pacientes con insuficiencia hepática moderada que pueden sufrir diátesis hemorrágicas. Por tanto, clopidogrel se debe administrar con precaución a estos pacientes. Plavix contiene lactosa. Los pacientes con intolerancia hereditaria a galactosa, insuficiencia de lactasa de Lapp (insuficiencia observada en ciertas poblaciones de Laponia) o malabsorción de glucosa o galactosa no deben tomar este medicamento. Este medicamento contiene aceite de ricino hidrogenado que puede producir molestias de estómago y diarrea. **Interacción con otros medicamentos y otras formas de interacción.** *Anticoagulantes orales:* no se recomienda la administración concomitante de clopidogrel y anticoagulantes orales debido a que puede aumentar la intensidad de las hemorragias. *Inhibidores de la glucoproteína IIb/IIIa:* clopidogrel se debe administrar con precaución en pacientes con riesgo elevado de hemorragia debido a traumatismo, cirugía o bien derivado de otras patologías y en pacientes a los que se administra clopidogrel junto con inhibidores de la glucoproteína IIb/IIIa. *Ácido acetilsalicílico (AAS):* AAS no modificó la inhibición, mediada por clopidogrel, de la agregación plaquetaria inducida por ADP, pero clopidogrel potenció el efecto del AAS en la agregación plaquetaria inducida por colágeno. Sin embargo, la administración concomitante de 500 mg de AAS dos veces al día durante un día no prolongó significativamente el tiempo de sangría producido por la administración de clopidogrel. Es posible que se produzca una interacción farmacodinámica entre clopidogrel y AAS, que conlleve un aumento del riesgo de hemorragia. Por tanto, la administración concomitante de ambos medicamentos debe realizarse con precaución. No obstante, clopidogrel y AAS se han administrado de forma concomitante durante un período de hasta 1 año. *Heparina:* en un ensayo clínico realizado en individuos sanos, la administración de clopidogrel no requirió la modificación de la dosis de heparina ni alteró el efecto de ésta sobre la coagulación. La administración conjunta de heparina no tuvo ningún efecto sobre la inhibición de la agregación plaquetaria inducida por clopidogrel. Es posible que se produzca una interacción farmacodinámica entre clopidogrel y heparina, que conlleve un aumento del riesgo de hemorragia. Por tanto, la administración concomitante de ambos medicamentos debe realizarse con precaución. *Trombolíticos:* la seguridad de la administración concomitante de clopidogrel y agentes trombolíticos fibrino o no fibrino específicos y heparinas se estudió en pacientes que habían sufrido un infarto agudo de miocardio. La incidencia de hemorragia clínicamente relevantes fue similar a la observada cuando se administran concomitantemente agentes trombolíticos y heparina junto con AAS. *Antiinflamatorios no esteroideos (AINEs):* en un ensayo clínico realizado en voluntarios sanos, la administración concomitante de clopidogrel y naproxeno produjo un aumento de presencia de sangre oculta en heces. Sin embargo, debido a la falta de estudios sobre interacciones con otros AINEs, en la actualidad no está claro, si se produce un aumento del riesgo de hemorragia gastrointestinal con todos los AINEs. Por consiguiente, la administración de clopidogrel y AINEs, incluidos los inhibidores de la COX-2, debe realizarse con precaución. *Otros tratamientos concomitantes:* se han realizado diversos ensayos clínicos en los que se administró clopidogrel junto con otros medicamentos para investigar el potencial de interacción farmacocinético y farmacodinámico. No se observaron interacciones farmacodinámicas significativas al administrar de forma conjunta clopidogrel y atenolol, nifedipino o ambos. Además, la actividad farmacodinámica de clopidogrel no se vio significativamente influenciada por la administración concomitante de fenobarbital, cimetidina o estrógenos. Tras la administración conjunta con clopidogrel no se observaron cambios en la farmacocinética de digoxina o teofilina. Los antiácidos no modificaron la absorción de clopidogrel. Datos obtenidos a partir de estudios realizados con microsomas hepáticos humanos mostraron que el ácido carboxílico, metabolito de clopidogrel, podría inhibir la actividad del citocromo P450 2C9. Este hecho podría provocar potencialmente el aumento de los niveles plasmáticos de medicamentos, tales como fenitoína, tolbutamida y AINEs, que son metabolizados por el citocromo P450 2C9. Los datos obtenidos del ensayo CAPRIE indican que fenitoína y tolbutamida pueden administrarse junto con clopidogrel de forma segura. Aparte de las interacciones específicas anteriormente descritas, no se han realizado estudios de interacción entre clopidogrel y otros medicamentos frecuentemente administrados a pacientes con enfermedades aterotrombóticas. Sin embargo, los pacientes incluidos en ensayos clínicos con clopidogrel recibieron diversos medicamentos de forma concomitante, incluidos diuréticos, betabloqueantes, IECAs, antagonistas del calcio, fármacos hipolipemiantes, vasodilatadores coronarios, antidiabéticos (incluyendo insulina), antiepilépticos y antagonistas del GPIIb/IIIa, sin que exista evidencia de interacciones clínicas adversas relevantes. **Embarazo y lactancia.** Puesto que no se dispone de datos clínicos sobre exposición a clopidogrel durante el embarazo, como medida preventiva es preferible no administrar clopidogrel durante el embarazo. Los estudios en animales no muestran efectos dañinos directos o indirectos sobre el embarazo, desarrollo embriofetal, parto o desarrollo postnatal. Se desconoce si clopidogrel se excreta en la leche materna humana. Los estudios en animales han mostrado que clopidogrel se excreta en la leche materna. Como medida de precaución, se debe interrumpir la lactancia durante el tratamiento con Plavix. **Efectos sobre la capacidad para conducir y utilizar máquinas.** La influencia del clopidogrel sobre la capacidad para conducir y utilizar máquinas es nula o insignificante. **Reacciones adversas.** La seguridad de clopidogrel ha sido evaluada en más de 42.000 pacientes que han participado en los ensayos clínicos, de ellos más de 9.000 pacientes fueron tratados durante un año o más. Los efectos adversos clínicamente relevantes observados en los ensayos CAPRIE, CURE, CLARITY y COMMIT se exponen a continuación. En general, clopidogrel 75 mg/día fue comparable con AAS 325 mg/día en el ensayo CAPRIE, independientemente de la edad, sexo o raza. Además de la experiencia obtenida de los ensayos clínicos, se han notificado espontáneamente reacciones adversas. La hemorragia fue la reacción adversa más frecuente notificada en ambos ensayos clínicos así como durante la experiencia post-comercialización, en la que se notificó principalmente durante el primer mes de tratamiento. En el estudio CAPRIE, en pacientes tratados con clopidogrel o con AAS, la incidencia general de cualquier tipo de hemorragia fue de un 9,3%. La incidencia de casos graves fue de 1,4% para clopidogrel y 1,6% para AAS. En el estudio CURE, la incidencia de hemorragias graves para clopidogrel + AAS fue dependiente de la dosis de AAS (<100 mg: 2,6%; 100-200 mg: 3,5%; >200 mg: 4,9%) al igual que en el caso de administración de placebo + AAS (<100 mg: 2,0%, 100-200 mg: 2,3%; >200 mg: 4,0%). El riesgo de hemorragia (con riesgo para la vida, mayor, menor, otra) disminuyó a medida que avanzó el ensayo: 0-1 mes (clopidogrel: 9,6%; placebo: 6,6%), 1-3 meses (clopidogrel: 4,5%; placebo: 2,3%), 3-6 meses (clopidogrel: 3,8%; placebo: 1,6%), 6-9 meses (clopidogrel: 0,2%; placebo: 1,5%), 9-12 meses (clopidogrel: 1,9%; placebo: 1,0%). No se observó un mayor número de hemorragias graves con clopidogrel + AAS en las 7 días posteriores a una cirugía de bypass aorto-coronario, en pacientes que interrumpieron el tratamiento más de 5 días antes de la cirugía (4,4% clopidogrel + AAS vs 5,3% placebo + AAS). En los pacientes que siguieron con el tratamiento durante los 5 días previos al bypass aorto-coronario, el porcentaje de esta reacción adversa fue del 9,6% para clopidogrel + AAS, y del 6,3% para placebo + AAS. En el ensayo CLARITY se produjo un aumento general de hemorragias en el grupo de clopidogrel + AAS (17,4% vs. grupo placebo + AAS (12,9%). La incidencia de hemorragias graves fue similar entre los grupos (1,3 % vs 1,1% en los grupos clopidogrel + AAS y placebo + AAS, respectivamente). Esta situación también se cumplió en los distintos subgrupos de pacientes definidos por sus características basales, y el tipo de fibrinolítico o tratamiento con heparina. En el ensayo COMMIT, el índice general de hemorragias graves no cerebrales y hemorragias cerebrales fue bajo y similar en ambos grupos (0,6% versus 0,5% en los grupos clopidogrel + AAS y placebo + AAS, respectivamente). A continuación se incluyen las reacciones adversas observadas durante los ensayos clínicos o procedentes de notificaciones espontáneas. Su frecuencia se define utilizando la siguiente criterios: frecuentes (≥ 1/100 a < 1/10); poco frecuentes (≥1/1.000 a <1/100); raras (≥ 1/10.000 a <1/1.000); muy raras (< 1/10.000). Las reacciones adversas se enumeran en orden decreciente de gravedad dentro de cada intervalo de frecuencia. **Trastornos de la sangre y del sistema linfático.** Poco frecuentes: Trombocitopenia, leucopenia, eosinofilia. Raras: Neutropenia, incluyendo neutropenia grave. Muy raras: Púrpura trombótica trombocitopénica (PTT), anemia aplásica, pancitopenia, agranulocitosis, trombocitopenia grave, granulocitopenia, anemia. **Trastornos del sistema inmunológico.** Muy raras: Enfermedad del suero, reacciones anafilácticas. **Trastornos psiquiátricos.** Muy raras: Alucinaciones, confusión. **Trastornos del sistema nervioso.** Poco frecuentes: Hemorragia intracraneal (se han notificado algunos casos en los que se produjo muerte), cefalea, parestesias, mareo. Muy raras: Alteración del gusto. **Trastornos oculares.** Poco frecuentes: Hemorragia ocular (conjuntival, ocular, retiniana). **Trastornos del oído y del laberinto.** Raras: Vértigo. **Trastornos vasculares.** Frecuentes: Hematoma. Muy raras: Hemorragia grave, hemorragia de herida quirúrgica, vasculitis, hipotensión. **Trastornos respiratorios, torácicos y mediastínicos.** Frecuentes: Epistaxis. Muy raras: Hemorragia del tracto respiratorio (hemoptisis, hemorragia pulmonar), broncoespasmo, neumonitis intersticial. **Trastornos gastrointestinales.** Frecuentes: Hemorragia gastrointestinal, diarrea, dolor abdominal, dispepsia. Poco frecuentes: Úlcera gástrica y úlcera duodenal, gastritis, vómitos, náuseas, estreñimiento, flatulencia. Raras: Hemorragia retroperitoneal. Muy raras: Hemorragia gastrointestinal y retroperitoneal que puede producir la muerte, pancreatitis, colitis (incluyendo colitis ulcerosa o linfocítica), estomatitis. **Trastornos hepatobiliares.** Muy raras: Insuficiencia hepática aguda, hepatitis, resultados anormales en las pruebas de la función hepática. **Trastornos de la piel y del tejido subcutáneo.** Frecuentes: hematomas. Poco frecuentes: Erupción, prurito, hemorragia cutánea (púrpura). Muy raras: Dermatitis bullosa (necrolisis epidérmica tóxica, síndrome de Stevens-Johnson, eritema multiforme), angioedema, erupción eritematosa, urticaria, eczema, liquen plano. **Trastornos musculoesqueléticos y del tejido conjuntivo.** Muy raras: Hemorragia músculo-esquelética (hemartrosis), artritis, artralgia, mialgia. **Trastornos renales y urinarios.** Poco frecuentes: Hematuria. Muy raras: Glomerulonefritis, aumento de la creatinina sérica. **Trastornos generales y alteraciones en el lugar de administración.** Frecuentes: Sangrado en el lugar de inyección. Muy raras: Fiebre. **Exploraciones complementarias.** Poco frecuentes: Aumento del tiempo de sangría, disminución del recuento de neutrófilos, disminución del recuento de plaquetas. **Sobredosis.** La sobredosis por administración de clopidogrel puede provocar prolongación del tiempo de sangría y, en consecuencia, posibles complicaciones hemorrágicas. En caso de hemorragia se debe considerar la administración de un tratamiento adecuado. No se ha encontrado ningún antídoto contra la actividad farmacológica de clopidogrel. Si se requiere una corrección rápida de la prolongación del tiempo de sangría, la transfusión de plaquetas puede revertir los efectos de clopidogrel. **DATOS FARMACÉUTICOS. Lista de excipientes.** Núcleo: manitol (E421), macrogol 6.000, celulosa microcristalina, aceite de ricino hidrogenado, hidroxipropilcelulosa poco sustituida. Recubrimiento: hipromelosa (E464), lactosa, triacetina (E1518), dióxido de titanio (E171), óxido de hierro rojo (E172), cera carnauba. **Periodo de validez.** 3 años. **Precauciones especiales de conservación.** Este medicamento no requiere condiciones especiales de conservación. **Naturaleza y contenido del envase.** Estuches de cartón con 28 comprimidos recubiertos con película acondicionados en blister de PVC/PVDC/aluminio. **TITULAR DE LA AUTORIZACIÓN DE COMERCIALIZACIÓN.** Sanofi Pharma Bristol-Myers Squibb SNC, 174 Avenue de France, F-75013 París – Francia. **Presentaciones y Precio:** Envase con 28 comprimidos. PVP: 55,46 €. P.V.P.IVA: 57,68 €. **Representante del titular:** Sanofi-Aventis, S.A. Josep Pla, 2 08019 Barcelona. Con receta médica ordinaria. Aportación normal, previo visado de inspección. **CONSULTE LA FICHA TÉCNICA COMPLETA ANTES DE PRESCRIBIR ESTE MEDICAMENTO. Fecha de revisión:** Julio de 2008

1. CAPRIE Steering Committee, Lancet, 1996; 348: 1.329-1.339

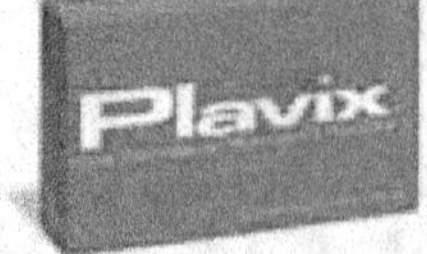